U0196966

Pediatric and Adolescent Oncofertility:
Best Practices and Emerging Technologies

儿童与青少年肿瘤生育学

——最佳实施方案和新兴技术

Pediatric and Adolescent Oncofertility：
Best Practices and Emerging Technologies

儿童与青少年肿瘤生育学

——最佳实施方案和新兴技术

原著主编　Teresa K. Woodruff
　　　　　Yasmin C. Gosiengfiao

主　　译　尚　鹬
副 主 译　张　岩

北京大学医学出版社

ERTONG YU QINGSHAONIAN ZHONGLIU SHENGYUXUE：ZUIJIA
SHISHI FANG'AN HE XINXING JISHU

图书在版编目（CIP）数据

儿童与青少年肿瘤生育学：最佳实施方案和新兴技
术/（美）特蕾莎·K·伍德拉夫（Teresa K. Woodruff），
（美）亚丝明·C·郭圣菲奥原著；尚鹍主译. —北京：
北京大学医学出版社，2020.11
书名原文：Pediatric and Adolescent
Oncofertility：Best Practices and Emerging
Technologies
ISBN 978-7-5659-2275-6

Ⅰ．①儿… Ⅱ．①特… ②亚… ③尚… Ⅲ．①儿童—
生殖器肿瘤—诊疗②青少年—生殖器肿瘤—诊疗 Ⅳ．
①R747

中国版本图书馆 CIP 数据核字（2020）第 202651 号

北京市版权局著作权合同登记号：图字：01-2019-7231

Translation from the English language edition：
Pediatric and Adolescent Oncofertility：Best Practices and Emerging Technologies
edited by Teresa K. Woodruff and Yasmin C. Gosiengfiao
Copyright © Springer International Publishing Switzerland 2017
This Springer imprint is published by Springer Nature
The registered company is Springer International Publishing AG

Simplified Chinese translation Copyright © 2020 by Peking University Medical Press.
All Rights Reserved.

儿童与青少年肿瘤生育学——最佳实施方案和新兴技术

主　　译：尚　鹍
出版发行：北京大学医学出版社
地　　址：（100083）北京市海淀区学院路 38 号　北京大学医学部院内
电　　话：发行部 010-82802230；图书邮购 010-82802495
网　　址：http://www.pumpress.com.cn
E - mail：booksale@bjmu.edu.cn
印　　刷：中煤（北京）印务有限公司
经　　销：新华书店
责任编辑：张李娜　　责任校对：靳新强　　责任印制：李　啸
开　　本：710 mm×1000 mm　1/16　印张：18.75　插页：2　字数：343 千字
版　　次：2020 年 11 月第 1 版　　2020 年 11 月第 1 次印刷
书　　号：ISBN 978-7-5659-2275-6
定　　价：115.00 元

译者名单

（按姓名拼音排序）

陈　亮　北京大学第一医院
黄　禾　北京大学第一医院
贾　苨　北京大学第一医院
邻艳荣　北京大学第一医院
李　昕　北京大学第一医院
钱溪琳　北京大学第一医院
单学敏　北京大学第一医院
尚　鹊　北京大学第一医院
史阳阳　北京大学第一医院
王　晟　北京大学第一医院
王玉琼　北京大学第一医院
席思思　北京大学第一医院
徐子衿　北京大学第一医院
杨海宁　北京大学第一医院
叶小云　北京大学第一医院
于　娇　北京大学第一医院
曾　桢　清华大学附属北京清华长庚医院
张　岩　北京大学第一医院

原著者名单

Teresa Almeida-Santos, MD, Ph.D Faculty of Medicine, University of Coimbra, Coimbra, Portugal

Portuguese Centre for Fertility Preservation, Reproductive Medicine Department, Coimbra Hospital and University Centre, Coimbra, Portugal

Leslie A. Appiah, MD Department of Obstetrics and Gynecology, University of Kentucky College of Medicine, Lexington, KY, USA

Norton Healthcare, Louisville, KY, USA

Mariângela Badalotti, MD, MSc, PhD Fertilitat Centro de Medicina Reprodutiva, Porto Alegre, RS, Brazil

Latin America Oncofertility Netowork – Oncofertility Consortium, Belo Horizonte, MG, Brazil

Linda Ballard, APRN, CPNP Aflac Cancer and Blood Disorders Center, Children's Healthcare of Atlanta, Atlanta, GA, USA

Janie Benoit, MD Pediatric & Adolescent Gynecology, Cincinnati Children's Hospital Medical Center, Cincinnati, OH, USA

Robert E. Brannigan, MD Department of Urology, Northwestern University, Feinberg School of Medicine, Galter Pavilion, Chicago, IL, USA

Lesley Breech, MD Pediatric and Adolescent Gynecology, Cincinnati Children's Hospital Medical Center, Cincinnati, OH, USA

Karen Burns, MD, MS Cancer and Blood Diseases Institute, Cincinnati Children's Hospital Medical Center, Cincinnati, OH, USA

João Pedro Junqueira Caetano, MD, MSc, PhD Pró-Criar Medicina Reprodutiva, Belo Horizonte, MG, Brazil

Medical Sciences Faculty, Belo Horizonte, MG, Brazil

Latin America Oncofertility Netowork – Oncofertility Consortium, Belo Horizonte, MG, Brazil

Lisa Campo-Engelstein, PhD Department of Obstetrics & Gynecology, Alden March Bioethics Institute, Albany Medical College, Albany, NY, USA

Jacira Ribeiro Campos, BSc, MSc, PhD Medical Schooll of Ribeirão Preto, University of São Paulo, Ribeirao Preto, SP, Brazil

Latin America Oncofertility Netowork – Oncofertility Consortium, Belo Horizonte, MG, Brazil

Maria Cristina Canavarro, PhD Faculty of Psychology and Educational Sciences, University of Coimbra, Coimbra, Portugal

Unit of Psychological Intervention, Maternity Dr. Daniel de Matos, Coimbra Hospital and University Centre, Coimbra, Portugal

Glenn M. Cannon, MD Department of Urology, University of Pittsburgh School of Medicine, Pittsburgh, PA, USA

Children's Hospital of Pittsburgh, University of Pittsburgh Medical Center, Pittsburgh, PA, USA

Maurício Barbour Chehin, MD, PhD Huntington Medicina Reprodutiva, Sao Paulo, SP, Brazil

Latin America Oncofertility Netowork – Oncofertility Consortium, Belo Horizonte, MG, Brazil

Diane Chen, PhD Division of Adolescent Medicine, Ann & Robert H. Lurie Children's Hospital of Chicago, Northwestern University Feinberg School of Medicine, Chicago, IL, USA

Brooke Cherven, MPH, RN, CPON Aflac Cancer and Blood Disorders Center, Children's Healthcare of Atlanta, Atlanta, GA, USA

Ricardo Marques de Azambuja, BSc, MSc, PhD Fertilitat Centro de Medicina Reprodutiva, Porto Alegre, RS, Brazil

Latin America Oncofertility Netowork – Oncofertility Consortium, Belo Horizonte, MG, Brazil

Bruno Ramalho de Carvalho, MD, MSc, PhD Latin America Oncofertility Netowork – Oncofertility Consortium, Belo Horizonte, MG, Brazil

Ana Carolina Japur de Sá Rosa e Silva, MD, MSc, PhD Medical Schooll of Ribeirão Preto, University of São Paulo, Ribeirao Preto, SP, Brazil

Latin America Oncofertility Netowork – Oncofertility Consortium, Belo Horizonte, MG, Brazil

Fernando Marcos dos Reis, MD, MSc, PhD Federal University of Minas Gerais, Belo Horizonte, MG, Brazil

Latin America Oncofertility Netowork – Oncofertility Consortium, Belo Horizonte, MG, Brazil

Courtney A. Finlayson, MD Division of Endocrinology, Department of Pediatrics, Ann and Robert H. Lurie Children's Hospital of Chicago, Chicago, IL, USA

Kathrin Gassei, PhD Department of Obstetrics, Gynecology and Reproductive Sciences, Magee-Womens Research Institute, University of Pittsburgh School of Medicine, Pittsburgh, PA, USA

Veronica Gomez-Lobo, MD Department of Women and Infant Services, Department of Surgery, MedStar Washington Hospital Center, Children's National Medical Center, Washington, DC, USA

Yasmin Gosiengfiao, MD Hematology, Oncology & Stem Cell Transplantation, Ann & Robert H. Lurie Children's Hospital of Chicago, Chicago, IL, USA

Daniel M. Green, MD Department Epidemiology and Cancer Control, Memphis, TN, USA

Division of Cancer Survivorship, Department of Oncology, St. Jude Children's Research Hospital, Memphis, TN, USA

Holly Hoefgen, MD Pediatric & Adolescent Gynecology, Cincinnati Children's Hospital Medical Center, Cincinnati, OH, USA

Jason Jarin, MD Department of Women and Infant Services, Department of Surgery, MedStar Washington Hospital Center, Children's National Medical Center, Washington, DC, USA

Emilie Johnson, MD, MPH Division of Urology Chicago, Department of Urology and Center for Healthcare Studies, Ann & Robert H. Lurie Children's Hospital of Chicago, Northwestern University, Feinberg School of Medicine, Chicago, IL, USA

James A. Kashanian, MD Weill Cornell Medicine – Urology, Weill Cornell Medical Center, New York, NY, USA

Monica M. Laronda, PhD Obstetrics and Gynecology, Northwestern University, Feinberg School of Medicine, Chicago, IL, USA

Jennifer Levine, MD, MSW Obstetrics and Gynecology, Northwestern University, Feinberg School of Medicine, Chicago, IL, USA

Barbara Lockart, DNP, APN/AC-PC, CPON Solid Tumors & Fertility Preservation, Ann & Robert H. Lurie Childrens Hospital of Chicago, Chicago, IL, USA

Joaquim Lopes, MD Cenafert, Salvador, BA, Brazil

Latin America Oncofertility Netowork – Oncofertility Consortium, Belo Horizonte, MG, Brazil

Ricardo Mello Marinho, MD, MSc, PhD Pró-Criar Medicina Reprodutiva, Belo Horizonte, MG, Brazil

Medical Sciences Faculty, Belo Horizonte, MG, Brazil

Latin America Oncofertility Netowork – Oncofertility Consortium, Belo Horizonte, MG, Brazil

Lillian Meacham, MD Aflac Cancer Center/Children's Healthcare of Atlanta, Pediatrics Emory University, Atlanta, GA, USA

Lillian R. Meacham, MD Department of Pediatrics, Emory University School of Medicine, Atlanta, GA, USA

Aflac Cancer Center/Children's Healthcare of Atlanta, Atlanta, GA, USA

Cláudia Melo, MSc Faculty of Psychology and Educational Sciences, University of Coimbra, Coimbra, Portugal

Unit of Psychological Intervention, Maternity Dr. Daniel de Matos, Coimbra Hospital and University Centre, Coimbra, Portugal

Yoko Miyoshi, MD Department of Pediatrics, Osaka University Graduate School of Medicine, Osaka, Japan

Steven F. Mullen, PhD Cook Regentec, The Brown School Location, Bloomington, IN, USA

Simone França Nery, MD, MSc, PhD Federal University of Minas Gerais, Belo Horizonte, MG, Brazil

Kyle E. Orwig, PhD Department of Obstetrics, Gynecology and Reproductive Sciences, Magee-Womens Research Institute, University of Pittsburgh School of Medicine, Pittsburgh, PA, USA

Magee-Womens Research Institute, Pittsburgh, PA, USA

Álvaro Petracco, MD, PhD Fertilitat Centro de Medicina Reprodutiva, Porto Alegre, RS, Brazil

Latin America Oncofertility Netowork – Oncofertility Consortium, Belo Horizonte, MG, Brazil

Gwen Quinn, PhD Obstetrics and Gynecology, Northwestern University, Feinberg School of Medicine, Chicago, IL, USA

H. Lee Moffitt Cancer Center & Research Institute, University of South Florida, Tampa, FL, USA

Chad Ritenour, MD Division of Men's Health/Infertility and General Urology, Department of Urology Emory University, Atlanta, GA, USA

Jhenifer Kliemchen Rodrigues, BSc, MSc, PhD In Vitro Consultoria, Belo Horizonte, MG, Brazil

Latin America Oncofertility Netowork – Oncofertility Consortium, Belo Horizonte, MG, Brazil

Erin Rowell, MD Obstetrics and Gynecology, Northwestern University, Feinberg School of Medicine, Chicago, IL, USA

Matthew B. Schabath, PhD Obstetrics and Gynecology, Northwestern University, Feinberg School of Medicine, Chicago, IL, USA

H. Lee Moffitt Cancer Center & Research Institute, University of South Florida, Tampa, FL, USA

Peter H. Shaw, MD Department of Pediatrics, University of Pittsburgh School of Medicine, Pittsburgh, PA, USA

Children's Hospital of Pittsburgh, University of Pittsburgh Medical Center, Pittsburgh, PA, USA

Kathleen Shea, MS, CPNP Obstetrics and Gynecology, Northwestern University, Feinberg School of Medicine, Chicago, IL, USA

Sylvia T. Singer, MD UCSF Benioff Children's Hospital Oakland, Oakland, CA, USA

Nao Suzuki, MD, PhD Department of Obstetrics and Gynecology, St. Marianna University School of Medicine, Kawasaki, Japan

Christina Tamargo Obstetrics and Gynecology, Northwestern University, Feinberg School of Medicine, Chicago, IL, USA

H. Lee Moffitt Cancer Center & Research Institute, University of South Florida, Tampa, FL, USA

Alison Y. Ting, PhD Division of Reproductive & Developmental Sciences, Oregon National Primate Research Center, Oregon Health & Science University, Beaverton, OR, USA

Susan T. Vadaparampi, PhD Obstetrics and Gynecology, Northwestern University, Feinberg School of Medicine, Chicago, IL, USA

H. Lee Moffitt Cancer Center & Research Institute, University of South Florida, Tampa, FL, USA

Terri L. Woodard, MD Department of Gynecologic Oncology and Reproductive Medicine, The University of Texas MD Anderson Cancer Center, Houston, TX, USA

Teresa K. Woodruff, PhD Obstetrics and Gynecology, Northwestern University, Feinberg School of Medicine, Chicago, IL, USA

Mary B. Zelinski, PhD Division of Reproductive & Developmental Sciences, Oregon National Primate Research Center, Oregon Health & Science University, Beaverton, OR, USA

Department of Obstetrics & Gynecology, Oregon Health & Science University, Portland, OR, USA

中文版序（一）

　　肿瘤生育学和生育力保存是近年来生殖医学领域发展非常活跃的方向。肿瘤治疗的进步提高了患者的长期生存率，但很多种肿瘤治疗的方法会导致患者生育力受损甚至丧失。辅助生殖领域研究和技术的不断进步，产生了冷冻卵子、冷冻卵巢、冷冻精子、冷冻睾丸等多种可以保存生育力的方法，为肿瘤患者癌症治疗后生育后代提供了可能。国内国外都有报道，实施这些技术切实帮助很多肿瘤患者在肿瘤治疗结束，生育能力丧失后，完成了生儿育女的愿望。

　　尽管生育力保存的研究和临床实践都取得了飞速的进步，但生育力保存的理念和相关知识的普及度还远没有达到理想状态。调查研究显示，很多肿瘤科医生不了解生育力保存技术，没有将患者及时转诊给生殖科医生，使患者错过了实施生育力保存的最佳时机。在儿童和青少年肿瘤患者中这种情况更为普遍。医生、家长在患者治疗过程中往往只注重肿瘤是否能够治愈，鲜少关注孩子未来的生育问题。长期生存的儿童和青少年肿瘤患者，成年后常会面临生育力丧失的窘境，为生活带来严重困扰。因此，需要推广生育力保存的概念和知识，不仅覆盖成人肿瘤科医生，也要覆盖儿童肿瘤科医生。

　　肿瘤生育学（oncofertility）是美国西北大学 Woodruff 教授于 2006 年首先提出的概念。她是该领域全球知名的学者，主编的肿瘤生育学系列丛书值得对肿瘤生育学感兴趣的肿瘤科医生和生殖科医生学习借鉴。尚䴖和张岩两位医生翻译的这本 Woodruff 和 Gosiengfiao 教授主编的 *Pediatric and Adolescent Oncofertility：Best Practices and Emerging Technologies* 在介绍肿瘤生育学基本知识的同时，着重介绍了儿童和青少年肿瘤患者生育力保存的方法和特殊性，内容权威，涵盖广泛，可以作为肿瘤生育学，特别是儿童和青少年肿瘤生育力保存方向的入门级读物。

　　推荐肿瘤科医生，特别是儿童肿瘤科医生阅读本书，也推荐有志于生育力保存的生殖科医生阅读学习，为患者肿瘤治疗后完成生育提供最大可能。

面对癌症早发高发的趋势，建立生育力保存的流程和措施，对于提高我国人口出生率，提升人口整体健康水平具有重要的战略意义。希望更多的临床科研人员关注并加入生育力保存研究和实践工作，提高我国生育力保存的水平。

乔 杰

2020 年 10 月

中文版序（二）

　　一直以来，恶性肿瘤都是人类寿命的重要杀手。对恶性肿瘤的治疗也一直是医学领域的研究重点。我们生活在科技飞速发展的年代，肿瘤治疗也在飞速进步。很多恶性肿瘤患者经过治疗可以长期生存。治愈肿瘤不再是神话。当能否生存不再是问题时，生活质量是否满意就成为了重要的关注点。我们治愈的肿瘤患者，越来越关注自己治疗后头发还能不能长出来，能不能正常地工作、正常参加社交活动。没有完成生育的患者会关注自己还能不能再生育。前面几个问题，对于肿瘤科医生，可以充满信心地告诉患者：可以；头发能长出来，工作可以正常，社交活动可以照旧。然而，生育却是肿瘤科医生难以解决的问题，丧失生育能力常常是肿瘤治愈的代价。手术破坏生殖器官，放疗、化疗损伤性腺。患者获得了长期生存，但没有办法生育后代，这个问题在年轻患者中尤为突出。青少年患者还可能付出不能正常出现青春期发育的代价。

　　生活在这个时代的年轻肿瘤患者是幸运的，科技的进步产生了生殖医学，生殖医学和肿瘤学结合诞生了肿瘤生育学，这一交叉领域为肿瘤患者完成肿瘤治疗获得长期生存后生育后代提供了可能。在肿瘤治疗的同时保存患者的生育能力，让我们的肿瘤患者仍能够成为幸福的父亲和母亲，这是肿瘤科医生最愿意看到的情景，作为妇产科医生，我更是希望我的患者都能圆自己的母亲梦。

　　四年前，我和我的两名学生，尚鹃和张岩在北京大学医学出版社的支持下翻译了 Gracia 和 Woodruff 教授主编的 *Oncofertility Medical Practice：Clinical Issues and Implementation*，开启了我们团队对肿瘤生育学领域的关注。今天，这两位年轻教授又带领团队翻译了 Woodruff 和 Gosiengfiao 教授主编的 *Pediatric and Adolescent Oncofertility：Best Practices and Emerging Technologies*。她们把视角从成年肿瘤患者扩展到了儿童和青少年肿瘤患者。这一人群的生育问题一直不是关注的重点，但是我们在临床中经常会遇到儿童或青少年时期接受过肿瘤治疗而无法生育的年轻女性。这常使她们的小家庭痛苦万分。如果她们能够在肿瘤治疗的同时接受生育力保存的措施，这样的悲剧可能就不会发生。肿瘤患者最先寻求帮助的往往是肿瘤科医生，这就要求肿瘤科医生能够有生育力保存的意识，能够向患者介绍肿瘤治疗可能引起的生育问题、儿童的生长发育问题，能够建议患者去找生殖科医生就诊，减少未来的遗憾。

　　肿瘤生育学在我国还属于起步阶段，希望这本书的出版能够让更多的肿瘤科医生关注到患者的生育问题，即使自己的患者还是孩子，也要关注他们未来的生活质量，和生殖科医生建立流畅的转诊流程。肿瘤科医生和生殖科医生一起为患者未来的生活质量提供保证。

　　推荐肿瘤科医生，特别是儿童肿瘤科医生阅读这本书，为自己的患者提供最大福祉。

　　希望更多的医护人员加入到肿瘤患者生育力保存的工作中，为提高肿瘤患者生活质量共同努力！

廖秦平

2020 年 10 月

译者前言

四年前，在北京大学医学出版社的支持和帮助下，我们的团队完成了 Gracia 和 Woodruff 两位教授主编的 *Oncofertility Medical Practice：Clinical Issues and Implementation* 一书的翻译出版工作。今天，我们翻译的美国西北大学 Woodruff 和 Gosiengfiao 两位教授主编的 *Pediatric and Adolescent Oncofertility：Best Practices and Emerging Technologies* 也和大家见面了。

这是 Woodruff 教授肿瘤生育学系列丛书中的第五本，将肿瘤生育学的关注点聚焦到了儿童和青少年，这一距离真正生育还有一段距离的一个庞大而特殊的群体。这本书延续了该系列的一贯风格，简明扼要，内容丰富。不长的篇幅介绍了恶性肿瘤对生育力的影响、生育力保存的方法和最新进展等肿瘤生育学的基本知识，着重讲解了肿瘤治疗对儿童生殖内分泌功能，特别是对青春期发育的影响，以及对儿童实施生育力保存的特殊注意事项，这些诊治儿童肿瘤患者需要学习了解的特殊内容。除了理论知识，书中还介绍了葡萄牙、日本、巴西开展儿童生育力保存的现状，读者可以对几个国家的实施方案进行比较和分析借鉴。简而言之，这本书从理论到实践，简要而全面地介绍了儿童和青少年生育力保存的研究和实践现状。我相信有兴趣开展儿童生育力保存工作的读者一定能从这本书中有所收获，也希望这本书为我国生育力保存，特别是儿童生育力保存工作的开展起到一定推动作用。

当生殖科医生在临床中遇到因为儿童期恶性肿瘤的治疗，生育功能大为减退，甚至丧失的患者时，一定会希望时光倒流，在肿瘤治疗前能够为患者保留生育能力，减少其成年后的遗憾。然而和成人肿瘤患者相比，儿童肿瘤患者的生育力保存工作涉及面更复杂，技术难度更大，开展起来更为困难。需要肿瘤科医生、生殖科医生、儿科医生多方面通力协作，还需要心理、护理多方面支持，才有可能完成。希望这本书能够被多个学科的医生阅读，促进多学科协作，为儿童肿瘤患者带来福祉。

肿瘤生育学是近年来蓬勃发展的交叉学科，本书中有些观点和数据已经有了新的变化。同时由于文化、法律等因素的差异，本书中有些章节涉及的内容，如代孕、供精、赠卵，以及性少数人群、性别焦虑症患者生育力保存，可能和我国国情有一定差异，请读者甄别阅读。

　　最后，感谢我的导师廖秦平教授对翻译工作的指导，感谢张岩教授对我的支持帮助，感谢参与翻译的各位同道的辛苦与努力，感谢张李娜编辑字斟句酌的修改！翻译不足与欠妥之处，还望读者不吝指正，在此致谢！

尚　鹏

2020 年 **9** 月

原著前言

我们很高兴与 Springer 出版社合作出版了肿瘤生育学系列丛书中的第五本，现在这一新兴领域包括了儿童和青少年患者。自从我们的第一本书《肿瘤生育学——癌症生存者的生育力保存》（*Oncofertility：Fertility Preservation for Cancer Survivors*，Woodruff 和 Snyder 主编，2007）出版以来，成年男性和女性癌症患者可以选择的生育力保存方案显著增加。第二本书《肿瘤生育学——伦理、法律、社会和医学观点》（*Oncofertility：Ethical，Legal，Social and Medical Perspectives*，Woodruff、Zoloth、Campo-Engelstein 和 Rodriguez 主编，2010）讲解了复杂的问题，并在全球范围内围绕癌症患者在各种环境下可能和需要的问题建立了广泛的对话。然后我们把注意力转向了关于医学实践的权威书籍《肿瘤生育学临床实践——临床问题和解决方案》（*Oncofertility Medical Practice：Clinical Issues and Implementation*．Gracia 和 Woodruff 主编，2012）。它不仅提供了关于临床决策的新信息，还包括伦理申请及知情同意流程和文件。由于肿瘤生育学是跨多个领域的交叉学科，需要创建出一种跨学科、跨患者群体交流复杂问题的方法，这催生了非常热门的《肿瘤生育学沟通——跨学科共享信息和建立联系》（*Oncofertility Communication：Sharing Information and Building Relationships Across Disciplines*，Woodruff、Clayman 和 Waimey 主编，2014）一书。这些书已经或正在被翻译成多种语言，而且在很多方面，这些书已经覆盖了这一领域的知识层面。但是，显而易见，这一领域里与儿童和青少年癌症患者相关的新问题需要重新审视，以展示该领域的热点、差距、当前解决方案以及未来几年相关研究给该领域带来的变化。我很高兴芝加哥 Ann&Robert H. Lurie 儿童医院血液、肿瘤和干细胞移植科主治医师，西北大学芬伯格医学院儿科助理教授 Yasmin Gosiengfiao 博士和我一起组建了一支杰出的作者团队，我们征集各种不同的主题，以尽可能保证读者获得最新知识。

本书的章节以必读内容——Leslie Appiah 博士和 Dan Green 博士概

述的"癌症治疗相关的生育风险"为开篇。如果您的时间仅够读一章，那么您可以阅读本章。之后是我们邀请的儿童和青少年妇科及男科专家撰写的章节，包括可选择的生育力保存方案、性功能、新的研究进展和生育力储备评估方法。我们讨论了很多肿瘤生育学的问题，这本书首次涵盖了性发育异常和性少数群体的生育管理，以及 β-地中海贫血患者生育问题这一全新领域。儿科医生，特别是儿科内分泌医生在当代这个领域搜索这些信息是困难的，同时还要考虑知情选择、批准流程、年龄、伦理和其他核心问题。

最后，我们提供了关于生育力保存咨询，该领域的伦理规范、保险和补偿问题的信息。同时相关章节也展示了我们的全球肿瘤生育学网络平台（Global Oncofertility Network）上的内容。

这个项目得到了 Leandra Stevenson 的大力支持，主编们感谢她确保项目及时完成。

我们希望您能喜欢《儿童与青少年肿瘤生育学——最佳实施方案和新兴技术》，希望您能告诉我们您的想法。

Chicago，IL，USA   Teresa K. Woodruff，PhD
Chicago，IL，USA   Yasmin Gosiengfiao，MD

（尚 鹊 译 张 岩 审校）

目　　录

第1章 癌症治疗相关的生育风险

Leslie A. Appiah，Daniel M. Green

贾 芃 译 尚 鹊 审校

概述

癌症治疗的进步很大程度上改善了儿童恶性肿瘤的预后，5 年生存率可以高达 75%～80%。由于这些治疗的进步，1/25 的癌症生存者可以活到生育年龄[1]。然而 8%～12% 的女性生存者及 1/3 的男性生存者会面临生育难题[2-3]。性腺损伤的主要表现有激素缺乏导致的青春期异常，生育能力和性功能的减退，心理疾病，以及女性患者面临的绝经相关问题，包括心脏功能紊乱、骨质疏松和认知障碍等。生育力保存的常规方案有精子、卵子和胚胎冷冻保存。还有一些处于研究阶段的方案，如睾丸冷冻、卵巢冷冻及未成熟卵子的冷冻[4-5]。多数方案具有创伤性并且花费昂贵，而女性的常规方案还需要在癌症治疗前至少 2 周开始干预[6]。治疗前风险评估有助于决定和实施合适的生育力保存方案。确定可以在癌症治疗前或者治疗中保护卵巢的药物，可以降低采取有创又昂贵的生育力保存方案的必要性，同时还可以保存癌症治疗后的内分泌功能。

风险评估

应该在治疗开始前进行治疗后生育力损伤的风险评估，以达到最佳的生育力保存结局。手术治疗、放疗及化疗均不同程度地损伤生育力（表 1.1）。配子形成和激素生成均会受到治疗的影响，对男性患者而言，两者受干扰程度不同，对女性患者则两者密切相关。男性和女性生育力损伤的危险因素有所不同。

表 1.1 癌症治疗对男性生育力的影响

治疗		对精子形成和转运的影响	生育风险
手术	切除双侧睾丸	生成障碍	100%
	切除单侧睾丸		低
	损伤下丘脑、垂体促性腺激素生成区域		低——可以由外源性促性腺激素刺激精子形成
	腹膜后淋巴结切除	转运障碍	多样——逆向射精，精子产生不受影响
放疗	睾丸接受放射线照射	生成障碍	睾丸受到辐射剂量＞7.5 Gy，几乎无法生育
	下丘脑、垂体促性腺激素生成区域接受放射线照射		剂量-效应关系不清，剂量＜30 Gy 不影响生成
化疗	烷化剂	生成障碍	环磷酰胺等效剂量（CED）：＜4 g/m² ——无精子症风险＜15% ＞4 g/m² ——无精子或少精子症风险＞50%

男性

睾丸手术可以影响精子形成和激素生成，也可以干扰精子的转运[7]。下丘脑促性腺激素释放激素区域损伤和（或）垂体前叶促性腺激素的生成区域受损，也会导致精子形成和性激素生成障碍[8]。转运障碍可能源于自主神经系统损伤造成对尿道括约肌和（或）血管扩张的控制力受损，其常继发于腹膜外淋巴结切除术或前列腺切除术[9]。

睾丸组织对放疗极敏感，极小剂量的直接照射即可对精子形成产生显著影响（图1.1）。未成熟干细胞及精原细胞最为敏感。睾丸受辐射会在治疗后的 2～3 周出现精母细胞数量明显减少伴射出精子数量减少，持续约 10 周。无精子症通常在治疗后 18 周出现[10]。精子形成与激素生成相比，更低剂量睾丸直接照射即会造成严重损伤。而两者都可因下丘脑、垂体区域受到大剂量放疗而受损。

化疗对精子形成的影响取决于化疗药物类型。非烷化剂化疗通常在治疗结束后 12 周即可恢复正常精子量[11]。而烷化剂则极易损伤精子形成，且对生育力影响持久，此类药物有氮芥、丙卡巴肼、环磷酰胺、异环磷酰胺、丙丁酸氮芥、白消安[12]。环磷酰胺等效剂量小于 4 g/m² 时，

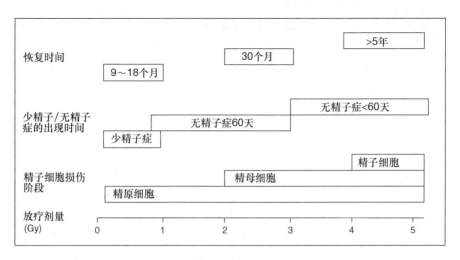

图 1.1　单剂放疗后的精子形成。 *Howell. Spermatogenesis after cancer treatment：damage and recovery（J Natl Cancer Inst Monogr 2005；34：12-17）*

约有 10% 的风险会发生无精子症，而如果超过这个剂量，则仅有 1/4 的患者可以保持正常的精子浓度[13]。

女性

卵巢肿瘤手术会减少卵泡数目，从而损伤生育力及激素生成。对于尚未完成生育的早期低级别卵巢肿瘤女性患者，实施保留生育功能的手术是标准的治疗方案。手术方式包括对低度恶性潜能肿瘤（交界性肿瘤）行肿物切除术，以及对恶性肿瘤者行单侧附件切除术[14-16]。如仅行肿物切除术且未进行术后放化疗，则剩余卵巢通常可以代偿功能。非妇科恶性肿瘤的盆腔手术也会对卵巢功能造成不良影响，主要原因是细胞因子的产生和粘连形成，可以导致卵泡形成障碍、排卵障碍及输卵管阻塞[17-18]。

所有的化疗药物都会通过损伤 DNA 影响成熟卵泡，继而发生细胞凋亡及暂时性闭经[19]。如果原始卵泡池未受影响，在肿瘤治疗结束后卵泡形成及月经来潮可以恢复。环磷酰胺、白消安及氮芥等烷化剂和铂类等重金属会对原始卵泡产生不良影响，减少储备池内卵泡数量[20]。因而接受这些治疗的患者尽管也会因剩余卵泡细胞的成熟而恢复月经，但是继而会出现卵泡加速形成和凋亡，伴原发性卵巢功能不全[21]。

放疗对卵巢的损伤取决于剂量。特别注意的是，低龄是避免放疗后不孕的保护性因素，因为接受放疗时原始卵泡池数目较大。放疗剂量大于 2 Gy 会导致 50％的卵泡丢失，定义为 LD50[22-23]。成年人接受大于等于 15 Gy，或者青春期前接受大于等于 6 Gy 的放疗剂量会导致不孕。当盆腔放疗剂量大于 30 Gy 时会对子宫造成不可逆损伤[24]。下丘脑和垂体射线暴露剂量大于 30 Gy 时会影响促性腺激素的生成，从而卵泡生成减少，导致雌激素生成减少及不孕[22]。

化疗的风险分层主要依据高性腺毒性的烷化剂的累积剂量。烷化剂剂量（alkylating agent dose，AAD）及环磷酰胺等效剂量（cyclophosphamide equivalent dose，CED）风险分层系统可用于计算风险。计算 AAD，需将每种烷化剂根据累积剂量分为 3 个等级（表 1.2），量由少到多分别计 1、2、3 分，之后将每种药物的分值相加得出[25]。如果获得 3 分或者 4 分则不孕风险增加，妊娠的相对概率分别降至 0.72 和 0.65[26]。CED 由环磷酰胺、异环磷酰胺、丙卡巴肼、丙丁酸氮芥、卡莫司汀、洛莫司汀、美法仑、塞替派、氮芥及白消安的环磷酰胺等效剂量相加得出[27]（图 1.2）。CED＞7.5 g/m² 与提早绝经相关，相对危险度为 4.19（95％为 2.18～8.08）。

表 1.2 风险评估：烷化剂剂量（AAD）（Green. J Clin Oncol. 27：2677-2685）

烷化剂累积剂量的三级分布			
	累积剂量分层		
烷化剂	第一等级	第二等级	第三等级
卡莫司汀（mg/m²）	1～300	301～529	530～3370
白消安（mg/m²）	1～317	318～509	510～6845
洛莫司汀（mg/m²）	1～361	362～610	611～3139
丙丁酸氮芥（mg/m²）	1～165	166～634	635～3349
肠外环磷酰胺（mg/m²）	1～3704	3705～9200	9201～58 648
口服环磷酰胺（mg/m²）	1～4722	4723～10 636	10 637～143 802
异环磷酰胺（mg/m²）	1～16 771	16 772～55 758	55 759～192 391
美法仑（mg/m²）	1～39	40～137	138～574
氮芥（mg/m²）	1～44	45～64	65～336
丙卡巴肼（mg/m²）	1～4200	4201～7000	7001～58 680
鞘内塞替派（mg）	1～80	81～320	321～914
塞替派（mg/m²）	1～77	78～220	221～3749

注：第一等级 1 分，第二等级 2 分，第三等级 3 分

AAD 来源于测定药物剂量分布的特定试验队列人群的药物分布数据，而 CED 则基于实际药物剂量，具有不同于试验人群的广泛适应性[27]。应在肿瘤治疗前进行计算烷化剂的风险分层，从而指导实施生育

力保护措施。然而肿瘤治疗药物可能会在疗程中更换，这种情况下，应在治疗后重新计算累积剂量和评估风险。

环磷酰胺等效剂量（mg/m²）=1.0（累积环磷酰胺剂量（mg/m²））+0.244（累积异环磷酰胺剂量（mg/m²）+0.857（累积丙卡巴肼剂量（mg/m²））+14.286（累积丙丁酸氮芥剂量（mg/m²）+15.0（累积卡莫司汀剂量（mg/m²））+16.0（累积洛莫司汀剂量（mg/m²））+40（累积美法仑剂量（mg/m²））+50（累积塞替派剂量（mg/m²））+100（累积氮芥剂量（mg/m²））+8.823（累积白消安剂量（mg/m²））

图 1.2　环磷酰胺等效剂量计算

风险最低化

　　目前有几种药物被认为具有生育力保存潜能，或者可以对抗放化疗引起的损伤（表 1.3）。促性腺激素释放激素激动剂（gonadotropin-releasing hormone agonist，GnRHa）被研究最多，但结论存在争议。另有一些有前景的新药尚处于评估阶段，包括伊马替尼、骨髓间充质干细胞（bone marrow-derived mesenchymal stem cell，BMMSC）、鞘氨醇-1-磷酸（sphingosine-1-phosphate，S1P）、他莫昔芬、粒细胞集落刺激因子（granulocyte colony-stimulating factor，G-CSF）及 AS101。GnRHa、他莫昔芬及 G-CSF 是目前仅有的应用于人体的药物。其他药物则在啮齿类或灵长类动物中表现出一定作用，然而是否会影响化疗效果，以及是否会造成 DNA 细胞系的永久损伤继发胎儿丢失和畸形这两个方向的顾虑依然存在，尚需进一步研究明确对人体的有效性和安全性。

表 1.3　癌症治疗中潜在保存生育力的药物

癌症治疗中潜在保存生育力的药物	对卵巢的作用机制	认为有保存效果的研究	认为没有保存效果的研究	与细胞毒性治疗的相互作用
GnRH 激动剂	对卵巢的直接影响尚不明确，抑制下丘脑-垂体-卵巢轴可能令卵巢静止	啮齿类：Meirow 等（2004），Li 等（2013）灵长类：Ataya 等（1995）人类：Badawy 等（2009），Severrisdottir 等（2009），Del Mastro 等（2011），Demeestere 等（2013）	人类：Gerber 等（2011），Munster 等[28]，Elgindy 等（2013），Demeestere 等（2013）	无相互作用

表 1.3　癌症治疗中潜在保存生育力的药物（续表）

癌症治疗中潜在保存生育力的药物	对卵巢的作用机制	认为有保存效果的研究	认为没有保存效果的研究	与细胞毒性治疗的相互作用
伊马替尼	抑制 c-Abl 激酶凋亡通路	啮齿类：Gonfolini 等（2009）	啮齿类：Kerr 等[29]	可能影响化疗药物的凋亡作用
骨髓间充质干细胞	组织分化，血管形成，抗凋亡	啮齿类：Kilic 等（2004），Fu 等[30]，兔类：Abd-Allah 等[31]	NTD	可能导致顺铂化疗耐药
S1P	抑制鞘磷脂凋亡通路	啮齿类：Morita 等[32]，Jurisicova 等（2009），Hancke 等[33]，Kaya 等[34]，灵长类：Zelinski 等[35]，人类异种移植：Zelinski 等[35]	啮齿类：Kaya 等[34]	可能影响化疗药物的凋亡作用
他莫昔芬	抗凋亡作用，通过 IGF-1 轴的抗氧化作用，可能抑制下丘脑-垂体-卵巢轴	啮齿类：Ting 等[36]，Mahran 等[37]	人类：Sverrisdottir 等[38]	辅助治疗，不干扰治疗药物
AS101	抑制 PI3K/PTEN Akt 卵泡激活通路，抑制凋亡	啮齿类：Kalich-Philosoph 等[39]	NTD	不干扰治疗药物，可能与治疗药物协同增效
粒细胞集落刺激因子（G-CSF）	不明确：可能是血管生成，抗凋亡	啮齿类：Skaznik-Wikiel 等[40]	NTD	不干扰治疗药物

GnRHa

GnRHa 是目前研究最多的生育力保存药物，然而结论仍存在争议[41-43]。原因包括研究终点没有预测远期卵巢功能的指标，如月经恢复情况，卵泡刺激素（follicle-stimulating hormone，FSH）及雌二醇水平，以及缺乏妊娠结局相关数据。其他原因还有，不同研究使用的 GnRHa 治疗方案不同，且随访时间短，随机研究少[28,44]。近期一项前瞻性研究纳入了 257 例患者，研究终点包括了妊娠结局及生存结局，结果显示接受戈舍瑞林辅助治疗的激素受体阴性的乳腺癌患者妊娠结局更好[45]。荟萃分析显示 GnRHa 治疗对于乳腺癌患者有卵巢保护作用，但目前还不能将 GnRHa 作为卵巢保护剂推广至其他恶性肿瘤[42]。因此，其他药物的有效性也在研究中。

伊马替尼

伊马替尼是竞争性酪氨酸激酶抑制剂，可用于癌症治疗。化疗诱发 c-Abl 介导的肿瘤抑制蛋白 p63（与 p53 同源）上调，进而诱发凋亡。啮齿类动物研究显示，如果在铂类前给药，伊马替尼可以有效抑制 c-Abl 介导的上调，从而阻断细胞凋亡。如果在大鼠进行铂类治疗前先给予伊马替尼，则原始卵泡丢失减少，可正常繁育后代[46-47]。然而，在另外两个独立鼠系的实验中，伊马替尼却没有显示出保护作用[29]。此外，有学者提出其可能影响卵母细胞基因，导致胚胎早期死亡及出现非整倍体胚胎。还有学者担心伊马替尼及铂类治疗过的卵母细胞不出现凋亡，从而庇护了 DNA 损伤，导致流产和出生缺陷[48-49]。此外，伊马替尼是否会因为上调铂类对其他细胞的作用，从而减弱对原发肿瘤细胞的靶向作用也令人担忧[50]。

骨髓间充质干细胞

骨髓间充质干细胞（bone marrow-derived mesenchymal stem cell，MSC）由于具有自我更新能力及多潜能性，被用于治疗多种疾病[51-52]。例如，干细胞成功用于脊髓、肾及心肌损伤后的组织修复[53-54]。干细胞治疗急性组织损伤的原理可能是与组织整合、分化以替代受损细胞，以

7

及促进血管生成和抗凋亡有关。还没有明确证据表明成年人 MSC 可以分化成卵泡细胞,然而已经在啮齿类动物中进行了几项实验,评估 MSC 在化疗中的卵巢保护作用。Kilic 等在大鼠体内的研究发现,MSC 可以保护原始卵泡及初级卵泡,他们发现 MSC 倾向于向受损卵泡细胞迁移,并通过减少程序化细胞凋亡修复卵巢组织[55]。与此相似,Fu 等发现环磷酰胺治疗后的啮齿类动物,在接受 MSC 治疗数周后出现卵泡数目增加,FSH 及雌二醇水平会趋向正常[30]。他们还在体外实验中发现 MSC 可以产生血管生成因子及抗凋亡细胞因子,如血管内皮细胞生长因子(VEGF)、胰岛素样生长因子(IGF-1)及肝细胞生长因子(HGF)。这两项研究都未评价对后代的影响。Abd-Allah 等在兔类的研究进一步证实了 MSC 的卵巢保护作用,并在体内实验证实了细胞因子的产生[31]。尽管 MSC 作为卵巢保护药物显示出一定有效性,但研究亦显示给啮齿类动物进行血管内 MSC 注射可以诱发肿瘤细胞对铂类的耐药性[56]。因此,将 MSC 作为卵巢保护剂给灵长类动物及人类使用,其给药途径、剂量及有效性有待研究。

鞘氨醇-1-磷酸(S1P)

体内有多条细胞凋亡通路,卵泡细胞凋亡旁路是其中之一。在这条通路中,鞘磷脂降解为具有凋亡前效能的神经酰胺。神经酰胺继而降解为鞘氨醇,再水解为鞘氨醇-1-磷酸。S1P 可以调节细胞增殖过程,包括细胞生长及细胞分化,并且抑制凋亡[33]。实验发现,在小鼠进行体内异种移植卵巢组织同时给予 S1P 治疗后,血管密度增加,血管生成增加,卵泡凋亡减少。然而对化疗前的小鼠使用 S1P 治疗的证据尚不充分,仅有一些对达卡巴嗪化疗的研究显示了 S1P 的有效保护作用[33],而对环磷酰胺化疗,S1P 并未显示出保护作用[34]。与此相反,放疗前使用 S1P,在大鼠、灵长类及异种移植卵巢组织中都显示出对原始卵泡及初级卵泡具有剂量依赖的保护作用[32,34-35]。对于接受局部放疗的公鼠,放疗前使用 S1P 也可以在精子形成早期阶段起保护作用[57]。S1P 的局限性在于其必须注射入组织内,而不能全身使用,因此限制了临床应用。但这种局部治疗的优点在于它大大减小了对其他组织癌症治疗的干扰。然而相关研究并不充分。最后,与对其他生育力保存药物的担忧相同,S1P 抑制卵泡凋亡可能会导致遗传受损的 DNA 传代。但是小鼠及灵长类动物放疗前进行 S1P 治疗的后代研究显示，并未出现 DNA 损伤的遗传，也未发现后代畸形[58]。

他莫昔芬

他莫昔芬是一种选择性雌激素受体调节剂（SERM），同时具有激动-拮抗作用，用于激素敏感的乳腺癌辅助治疗。啮齿类动物研究显示，环磷酰胺化疗前使用他莫昔芬对卵巢具有保护作用[36]。大鼠放疗前使用他莫昔芬也具有保护作用，可以减少原始卵泡的丢失，提高 AMH[37]。评估他莫昔芬作为卵巢保护剂的有效性的人类试验，由于试验设计及使用不同试验终点，结论存在争议[59]。此外，其假定机制尚不确切。研究表明，他莫昔芬的保护机制可能与其雌激素激动特性产生的抗凋亡及抗氧化相关[60-61]。也可能是由于 IGF-1 的转录和翻译增加，从而增加卵巢颗粒细胞 FSH 受体表达，增强 FSH 效果。最后，他莫昔芬的拮抗效果与 GnRHa 类似，对下丘脑 - 垂体 - 卵巢轴降调节，使卵巢沉默，从而起到保护作用。尚待设计良好的人类研究来评估他莫昔芬在放、化疗中的卵巢保护作用。

AS101

AS101 是碲元素为基础的免疫调节剂，可以抑制 PI3K/PTEN/Akt 通路，有抗凋亡和抗炎特性[62-63]。AS101 可以对抗环磷酰胺化疗对小鼠造血功能的损伤，并且不影响治疗效果[64-67]。另有小鼠和人类试验发现其与环磷酰胺具有抗肿瘤的协同效果[64,67-69]。小鼠性腺保护研究也显示 AS101 可以对抗化疗诱发的卵泡损伤，还能减少精子 DNA 损伤，且不影响肿瘤治疗[39,70]。其作用机制为抑制化疗过程中休眠原始卵泡的激活和丢失，并且减少生长卵泡的颗粒细胞凋亡。AS101 可以全身用药。需要人类试验进一步评估其性腺保护作用。

粒细胞集落刺激因子（G-CSF）

G-CSF 是一种具有生长因子及细胞因子特性的多肽，可以刺激骨髓产生粒细胞及干细胞，促进缺血后新血管生成[71-72]。小鼠实验中，

G-CSF 可以抑制微血管损伤，明显减少烷化剂环磷酰胺及白消安诱发的原始卵泡细胞破坏[40]。此外，次代繁殖研究显示 G-CSF 对后代无影响。G-CSF 在小鼠模型中显示可以对抗铂类的影响，使卵泡数目增加，AMH 水平提高[73]。通过促进新血管生成，G-CSF 减少化疗相关的血管减少及相应的局部缺血导致的卵泡丢失[20]。其对卵泡的直接作用尚不清楚，可能与其抗凋亡机制相关[74-75]。G-CSF 相对于其他药物的优势在于，它目前已用于乳腺癌患者及自体骨髓移植患者以对抗化疗诱发的粒细胞减少，结果显示其并不影响化疗效果[76]。尚待进一步研究明确其确切作用机制，以及评估人类化疗期间使用 G-CSF 的合适时机及剂量。

未来生育力保存药物应该会针对不同癌症治疗个体化定制使用。为了这个目标，证实药物安全性和有效性的啮齿类动物和灵长类动物实验应转化为人体研究。目前因其他指征用于人体的药物，应进行前瞻性研究来更好地评价其作为生育力保存药物的意义。为了更充分地研究这些治疗，应从 GnRHa 的研究中吸取经验教训：研究终点要准确定义，生育和生存结局都要监测。准确的研究终点需要包括治疗后卵泡数目，以及可信且可重复的卵巢储备标志物。最后也是最重要的，治疗必须保证其用于癌症治疗过程中不会影响治疗效果，也不会使 DNA 损伤传代导致胎儿丢失或畸形。鉴定成功的生育力保存药物将会给生育力保存及癌症治疗后激素功能重建提供更多选择。

结论

改善生存者的生活质量是我们肿瘤生育学专家的共同目标。就像要保护患者的心、肺、肾及循环功能一样，我们也应该保护他们的生育力和性功能。如果不进行保护，我们会留下一个相当大的没有能力完成最基本最原始人类需要的群体。在癌症治疗前进行风险评估可以对大部分面临生育风险的患者进行分层伤害识别。生育力保存药物的进展降低了生育损伤风险，也降低了有创、昂贵又费时的生育力保存治疗的必要性。如综合两种降低风险的治疗策略并进行标准化，将会给患者提供最佳治疗，也有助于我们达到全面及时治疗的金标准。

参考文献

1. American Cancer Society. Cancer treatment and survivorship facts & figures. Atlanta, Georgia; 2014.
2. Geenen MM, Cardous-Ubbink MC, Kremer LCM, van den Bos C, van der Pal HJH, Heinen RC, et al. Medical assessment of adverse health outcomes in long-term survivors of childhood cancer. J Am Med Assoc. 2007;297(24):2705–15.
3. Rendtorff R, Hohmann C, Reinmuth S, Muller A, Dittrich R, Beyer M, et al. Hormone and sperm analyses after chemo- and radiotherapy in childhood and adolescence. Klin Padiatr. 2010;222(3):145–9.
4. Ayensu-Coker L, Bauman D, Lindheim SR, Breech L. Fertility preservation in pediatric, adolescent and young adult female cancer patients. Pediatr Endocrinol Rev. 2012;10(1):174–87.
5. Osterberg EC, Ramasamy R, Masson P, Brannigan RE. Current practices in fertility preservation in male cancer patients. Urol Ann. 2014;6(1):13–7.
6. Coyne K, Purdy M, O'Leary K, Yaklic JL, Lindheim SR, Appiah LA. Challenges and considerations in optimizing ovarian stimulation protocols in oncofertility patients. Front Public Health. 2014;2:246.
7. Djaladat H. Organ-sparing surgery for testicular tumours. Curr Opin Urol. 2015;25(2):116–20.
8. Ntali G, Karavitaki N. Efficacy and complications of pituitary irradiation. Endocrinol Metab Clin N Am. 2015;44(1):117–26.
9. Pettus JA, Carver BS, Masterson T, Stasi J, Sheinfeld J. Preservation of ejaculation in patients undergoing nerve-sparing postchemotherapy retroperitoneal lymph node dissection for metastatic testicular cancer. Urology. 2009;73(2):328–31.
10. Meistrich ML. Effects of chemotherapy and radiotherapy on spermatogenesis in humans. Fertil Steril. 2013;100(5):1180–6.
11. Meistrich ML, Wilson G, Mathur K, Fuller LM, Rodriguez MA, McLaughlin P, et al. Rapid recovery of spermatogenesis after mitoxantrone, vincristine, vinblastine, and prednisone chemotherapy for hodgkin's disease. J Clin Oncol. 1997;15(12):3488–95.
12. Howell SJ, Shalet SM. Spermatogenesis after cancer treatment: damage and recovery. J Natl Cancer Inst Monogr. 2005;34:12–7.
13. Green DM, Liu W, Kutteh WH, Ke RW, Shelton KC, Sklar CA, et al. Cumulative alkylating agent exposure and semen parameters in adult survivors of childhood cancer: a report from the St Jude Lifetime Cohort Study. Lancet Oncol. 2014;15(11):1215–23.
14. Zhang M, Jiang W, Li G, Xu C. Ovarian masses in children and adolescents – an analysis of 521 clinical cases. J Pediatr Adolesc Gynecol. 2014;27(3):e73–7.
15. Cass DL, Hawkins E, Brandt ML, Chintagumpala M, Bloss RS, Milewicz AL, et al. Surgery for ovarian masses in infants, children, and adolescents: 102 consecutive patients treated in a 15-year period. J Pediatr Surg. 2001;36(5):693–9.
16. Grigsby TJ, Kent EE, Montoya MJ, Sender LS, Morris RA, Ziogas A, et al. Attitudes toward cancer clinical trial participation in young adults with a history of cancer and a healthy college student sample: a preliminary investigation. J Adolesc Young Adult Oncol. 2014;3(1):20–7.
17. diZerega GS. The peritoneum and its response to surgical injury. Prog Clin Biol Res. 1990;358:1–11.
18. Practice Committee of the American Society for Reproductive Medicine, Society of Reproductive Surgeons. Pathogenesis, consequences, and control of peritoneal adhesions in gynecologic surgery. Fertil Steril. 2007;88(1):21–6.
19. Meirow D, Nugent D. The effects of radiotherapy and chemotherapy on female reproduction. Hum Reprod Update. 2001;7(6):535–43.

20. Meirow D, Dor J, Kaufman B, Shrim A, Rabinovici J, Schiff E, et al. Cortical fibrosis and blood-vessels damage in human ovaries exposed to chemotherapy. Potential mechanisms of ovarian injury. Hum Reprod. 2007;22(6):1626–33.

21. Larsen EC, Muller J, Rechnitzer C, Schmiegelow K, Andersen AN. Diminished ovarian reserve in female childhood cancer survivors with regular menstrual cycles and basal fsh < 10 iu/i. Hum Reprod. 2003;18(2):417–22.

22. Green DM, Kawashima T, Stovall M, Leisenring W, Sklar CA, Mertens AC, et al. Fertility of female survivors of childhood cancer: a report from the childhood cancer survivor study. J Clin Oncol. 2009;27(16):2677–85.

23. Wallace WHB, Thomson AB, Saran F, Kelsey TW. Predicting age of ovarian failure after radiation to a field that includes the ovaries. Int J Radiat Oncol Biol Phys. 2005;62(3):738–44.

24. Larsen EC, Schmiegelow K, Rechnitzer C, Loft A, Muller J, Andersen AN. Radiotherapy at a young age reduces uterine volume of childhood cancer survivors. Acta Obstet Gynecol Scand. 2004;83(1):96–102.

25. Tucker MA, Dangio GJ, Boice JD, Strong LC, Li FP, Stovall M, et al. Bone sarcomas linked to radiotherapy and chemotherapy in children. N Engl J Med. 1987;317(10):588–93.

26. Green DM, Nolan VG, Srivastava DK, Leisenring W, Neglia JP, Sklar CA, et al. Quantifying alkylating agent exposure: evaluation of the cyclophosphamide equivalent dose-a report from the childhood cancer survivor study. J Clin Oncol. 2011;29(15):9547.

27. Green DM, Nolan VG, Goodman PJ, Whitton JA, Srivastava D, Leisenring WM, et al. The cyclophosphamide equivalent dose as an approach for quantifying alkylating agent exposure: a report from the childhood cancer survivor study. Pediatr Blood Cancer. 2014;61(1):53–67.

28. Munster PN, Moore AP, Ismail-Khan R, Cox CE, Lacevic M, Gross-King M, et al. Randomized trial using gonadotropin-releasing hormone agonist triptorelin for the preservation of ovarian function during (neo)adjuvant chemotherapy for breast cancer. J Clin Oncol. 2012;30(5):533–8.

29. Kerr JB, Hutt KJ, Cook M, Speed TP, Strasser A, Findlay JK, et al. Cisplatin-induced primordial follicle oocyte killing and loss of fertility are not prevented by imatinib. Nat Med. 2012;18(8):1170–2. author reply 2–4.

30. Fu X, He Y, Xie C, Liu W. Bone marrow mesenchymal stem cell transplantation improves ovarian function and structure in rats with chemotherapy-induced ovarian damage. Cytotherapy. 2008;10(4):353–63.

31. Abd-Allah SH, Shalaby SM, Pasha HF, El-Shal AS, Raafat N, Shabrawy SM, et al. Mechanistic action of mesenchymal stem cell injection in the treatment of chemically induced ovarian failure in rabbits. Cytotherapy. 2013;15(1):64–75.

32. Morita Y, Perez GI, Paris F, Miranda SR, Ehleiter D, Haimovitz-Friedman A, et al. Oocyte apoptosis is suppressed by disruption of the acid sphingomyelinase gene or by sphingosine-1-phosphate therapy. Nat Med. 2000;6(10):1109–14.

33. Hancke K, Strauch O, Kissel C, Gobel H, Schafer W, Denschlag D. Sphingosine 1-phosphate protects ovaries from chemotherapy-induced damage in vivo. Fertil Steril. 2007;87(1):172–7.

34. Kaya H, Desdicioglu R, Sezik M, Ulukaya E, Ozkaya O, Yimaztepe A, et al. Does sphingosine-1-phosphate have a protective effect on cyclophosphamide- and irradiation-induced ovarian damage in the rat model? Fertil Steril. 2008;89(3):732–5.

35. Zelinski MB, Murphy MK, Lawson MS, Jurisicova A, Pau KYF, Toscano NP, et al. In vivo delivery of fty720 prevents radiation-induced ovarian failure and infertility in adult female nonhuman primates. Fertil Steril. 2011;95(4):1440–U289.

36. Ting AY, Petroff BK. Tamoxifen decreases ovarian follicular loss from experimental toxicant dmba and chemotherapy agents cyclophosphamide and doxorubicin in the rat. J Assist Reprod Genet. 2010;27(11):591–7.

37. Mahran YF, El-Demerdash E, Nada AS, Ali AA, Abdel-Naim AB. Insights into the protective mechanisms of tamoxifen in radiotherapy-induced ovarian follicular loss: impact on insulin-like growth factor 1. Endocrinology. 2013;154(10):3888–99.

38. Sverrisdottir A, Nystedt M, Johansson H, Fornander T. Adjuvant goserelin and ovarian pres-

ervation in chemotherapy treated patients with early breast cancer: results from a randomized trial. Breast Cancer Res Treat. 2009;117(3):561–7.

39. Kalich-Philosoph L, Roness H, Carmely A, Fishel-Bartal M, Ligumsky H, Paglin S, et al. Cyclophosphamide triggers follicle activation and "burnout"; as101 prevents follicle loss and preserves fertility. Sci Transl Med. 2013;5(185):185ra62.
40. Skaznik-Wikiel ME, McGuire MM, Sukhwani M, Donohue J, Chu TJ, Krivak TC, et al. Granulocyte colony-stimulating factor with or without stem cell factor extends time to premature ovarian insufficiency in female mice treated with alkylating chemotherapy. Fertil Steril. 2013;99(7):2045–54.
41. Turner NH, Partridge A, Sanna G, Di Leo A, Biganzoli L. Utility of gonadotropin-releasing hormone agonists for fertility preservation in young breast cancer patients: the benefit remains uncertain. Ann Oncol. 2013;24(9):2224–35.
42. Del Mastro L, Ceppi M, Poggio F, Bighin C, Peccatori F, Demeestere I, et al. Gonadotropin-releasing hormone analogues for the prevention of chemotherapy-induced premature ovarian failure in cancer women: systematic review and meta-analysis of randomized trials. Cancer Treat Rev. 2014;40(5):675–83.
43. Oktay K, Sonmezer M, Oktem O, Fox K, Emons G, Bang H. Absence of conclusive evidence for the safety and efficacy of gonadotropin-releasing hormone analogue treatment in protecting against chemotherapy-induced gonadal injury. Oncologist. 2007;12(9):1055–66.
44. Loibl S, Gerber B. Gonadotropin-releasing hormone analogue for premenopausal women with breast cancer. JAMA. 2011;306(16):1760. author reply -1.
45. Moore HC, Unger JM, Phillips KA, Boyle F, Hitre E, Porter D, et al. Goserelin for ovarian protection during breast-cancer adjuvant chemotherapy. N Engl J Med. 2015;372(10):923–32.
46. Gonfloni S, Di Tella L, Caldarola S, Cannata SM, Klinger FG, Di Bartolomeo C, et al. Inhibition of the c-abl-tap63 pathway protects mouse oocytes from chemotherapy-induced death. Nat Med. 2009;15(10):1179–85.
47. Morgan S, Lopes F, Gourley C, Anderson RA, Spears N. Cisplatin and doxorubicin induce distinct mechanisms of ovarian follicle loss; imatinib provides selective protection only against cisplatin. PLoS One. 2013;8(7):e70117.
48. Cherry SM, Hunt PA, Hassold TJ. Cisplatin disrupts mammalian spermatogenesis, but does not affect recombination or chromosome segregation. Mutat Res Genet Toxicol Environ Mutagen. 2004;564(2):115–28.
49. Woodruff TK. Preserving fertility during cancer treatment. Nat Med. 2009;15(10):1124–5.
50. Wang-Rodriguez J, Lopez JP, Altuna X, Chu TS, Weisman RA, Ongkeko WM. Sti-571 (gleevec) potentiates the effect of cisplatin in inhibiting the proliferation of head and neck squamous cell carcinoma in vitro. Laryngoscope. 2006;116(8):1409–16.
51. Prockop DJ. Marrow stromal cells as stem cells for nonhematopoietic tissues. Science. 1997;276(5309):71–4.
52. Dawn B, Stein AB, Urbanek K, Rota M, Whang B, Rastaldo R, et al. Cardiac stem cells delivered intravascularly traverse the vessel barrier, regenerate infarcted myocardium, and improve cardiac function. Proc Natl Acad Sci U S A. 2005;102(10):3766–71.
53. Eliopoulos N, Zhao J, Forner K, Birman E, Young YK, Bouchentouf M. Erythropoietin gene-enhanced marrow mesenchymal stromal cells decrease cisplatin-induced kidney injury and improve survival of allogeneic mice. Mol Ther. 2011;19(11):2072–83.
54. Villanueva PD, Sanz-Ruiz R, Garcia AN, Santos MEF, Sanchez PL, Fernandez-Aviles F. Functional multipotency of stem cells: what do we need from them in the heart? Stem Cells Int. 2012;2012:817364.
55. Kilic S, Pinarli F, Ozogul C, Tasdemir N, Naz Sarac G, Delibasi T. Protection from cyclophosphamide-induced ovarian damage with bone marrow-derived mesenchymal stem cells during puberty. Gynecol Endocrinol. 2014;30(2):135–40.
56. Roodhart JML, Daenen LGM, Stigter ECA, Prins HJ, Gerrits J, Houthuijzen JM, et al. Mesenchymal stem cells induce resistance to chemotherapy through the release of platinum-induced fatty acids. Cancer Cell. 2011;20(3):370–83.
57. Otala M, Suomalainen L, Pentikainen MO, Kovanen P, Tenhunen M, Erkkila K, et al.

Protection from radiation-induced male germ cell loss by sphingosine-1-phosphate. Biol Reprod. 2004;70(3):759–67.

58. Paris F, Perez GI, Fuks Z, Haimovitz-Friedman A, Nguyen H, Bose M, et al. Sphingosine 1-phosphate preserves fertility in irradiated female mice without propagating genomic damage in offspring. Nat Med. 2002;8(9):901–2.

59. Rose DP, Davis TE. Effects of adjuvant chemohormonal therapy on the ovarian and adrenal-function of breast-cancer patients. Cancer Res. 1980;40(11):4043–7.

60. Dubey RK, Tyurina YY, Tyurin VA, Gillespie DG, Branch RA, Jackson EK, et al. Estrogen and tamoxifen metabolites protect smooth muscle cell membrane phospholipids against peroxidation and inhibit cell growth. Circ Res. 1999;84(2):229–39.

61. Nathan L, Chaudhuri G. Antioxidant and prooxidant actions of estrogens: potential physiological and clinical implications. Semin Reprod Endocrinol. 1998;16(4):309–14.

62. Hayun M, Naor Y, Weil M, Albeck M, Peled A, Don J, et al. The immunomodulator as101 induces growth arrest and apoptosis in multiple myeloma: association with the akt/survivin pathway. Biochem Pharmacol. 2006;72(11):1423–31.

63. Indenbaum V, Bin H, Makarovsky D, Weil M, Shulman LM, Albeck M, et al. In vitro and in vivo activity of as101 against west nile virus (wnv). Virus Res. 2012;166(1–2):68–76.

64. Kalechman Y, Albeck M, Oron M, Sobelman D, Gurwith M, Horwith G, et al. Protective and restorative role of as101 in combination with chemotherapy. Cancer Res. 1991;51(5):1499–503.

65. Kalechman Y, Albeck M, Sotnikbarkai I, Sredni B. As101 protection of bone-marrow stromal cells function from adverse-effects of cyclophosphamide treatment in vivo or asta-z in vitro. Exp Hematol. 1992;20(6):728.

66. Kalechman Y, Sotnikbarkai I, Albeck M, Sredni B. The protective role of as101 in combination with cytotoxic drugs acting by various mechanisms of action. J Immunol. 1993;150(8):A131.

67. Sredni B, Weil M, Khomenok G, Lebenthal I, Teitz S, Mardor Y, et al. Ammonium trichloro(dioxoethylene-o, o')tellurate (as101) sensitizes tumors to chemotherapy by inhibiting the tumor interleukin 10 autocrine loop. Cancer Res. 2004;64(5):1843–52.

68. Kalechman Y, Rushkin G, Nerubay J, Albeck M, Sredni B. Effect of the immunomodulator as101 on chemotherapy-induced multilineage myelosuppression, thrombocytopenia, and anemia in mice. Exp Hematol. 1995;23(13):1358–66.

69. Sredni B, Tichler T, Shani A, Catane R, Kaufman B, Strassmann G, et al. Predominance of th1 response in tumor bearing mice and cancer patients treated with as101. J Natl Cancer Inst. 1996;88(18):1276–84.

70. Carmely A, Meirow D, Peretz A, Albeck M, Bartoov B, Sredni B. Protective effect of the immunomodulator as101 against cyclophosphamide-induced testicular damage in mice. Hum Reprod. 2009;24(6):1322–9.

71. Demetri GD, Griffin JD. Granulocyte colony-stimulating factor and its receptor. Blood. 1991;78(11):2791–808.

72. Bussolino F, Wang JM, Defilippi P, Turrini F, Sanavio F, Edgell CJS, et al. Granulocyte-colony and granulocyte-macrophage-colony stimulating factors induce human-endothelial cells to migrate and proliferate. Nature. 1989;337(6206):471–3.

73. Akdemir A, Zeybek B, Akman L, Ergenoglu AM, Yeniel AO, Erbas O, et al. Granulocyte-colony stimulating factor decreases the extent of ovarian damage caused by cisplatin in an experimental rat model. J Gynecol Oncol. 2014;25(4):328–33.

74. Solaroglu I, Tsubokawa T, Cahill J, Zhang JH. Anti-apoptotic effect of granulocyte-colony stimulating factor after focal cerebral ischemia in the rat. Neuroscience. 2006;143(4):965–74.

75. Harada M, Qin YJ, Takano H, Minamino T, Zou YZ, Toko H, et al. G-csf prevents cardiac remodeling after myocardial infarction by activating the jak-stat pathway in cardiomyocytes. Nat Med. 2005;11(3):305–11.

76. Smith TJ, Khatcheressian J, Lyman GH, Ozer H, Armitage JO, Balducci L, et al. 2006 update of recommendations for the use of white blood cell growth factors: an evidence-based clinical practice guideline. J Clin Oncol. 2006;24(19):3187–205.

第 2 章　儿童和青春期女性肿瘤患者的生育力保存方案

Kathleen Shea，Jennifer Levine

贾　芃　译　尚　鹄　审校

概述

　　已经证实保存繁育生物学后代的能力是癌症生存者生活质量的重要部分[1-2]。随着生殖技术的进步，年轻癌症患者实现生育力保存愈加可行[3]。卫生保健提供者也应该熟知儿童和青春期女性癌症患者生育力保存的指征和方案[4]。肿瘤类型、年龄、青春期发育情况、疾病诊断时的严重程度及治疗方式都是决定生育力保存方式时需要考虑的内容[5]。高危患者包括接受大剂量烷化剂化疗和盆腔放疗导致卵巢衰竭的患者，脑部放疗影响下丘脑-垂体-性腺轴的患者，以及接受生育器官手术切除的患者。同时接受烷化剂化疗联合盆腔放疗，或全身放疗的患者，以及治疗时年龄较高的患者也是不孕的高危人群[6]。本章节会初步介绍目前针对儿童及青春期女性癌症患者的生育力保存方案。

保护卵巢功能

卵巢移位

　　卵巢移位，也称为卵巢固定术，指通过手术方式将卵巢移至放射野外，通过减少射线暴露来降低卵巢早衰率[7]。膀胱、阴道、子宫或软组织横纹肌肉瘤，以及盆腔骨肉瘤，如尤因肉瘤，是儿童患者进行卵巢移位的主要指征，可以通过腹腔镜手术或开腹手术术中同时进行。由于卵巢能够迁移回盆腔，手术的最佳时机是正好在放疗前。如果位置恰当，可以将射线暴露量降低 90％～95％。然而，应告知患者由于射线散射，卵巢不一定能一直受到保护，就此而言手术未必成功。成功与否取决于一些其他因素，如患者年龄、放疗剂量、散射程度、卵巢屏蔽与否，以及是否同时使用性腺毒性的化疗药[8]。

由于移位后卵巢距离输卵管不再是最佳位置，有必要采取一些辅助措施以促进自然妊娠及辅助生殖[9]。辅助生殖的过程中可以采取经腹监测卵泡及取卵。与经阴道超声引导下取卵相比，经腹取卵获卵数偏少，但是在受精率、胚胎数目、胚胎质量及妊娠率方面二者并无差异[10]。尽管患者对卵巢移位有较好的耐受性，仍存在一些潜在的副作用，包括盆腔痛、卵巢坏死及卵巢扭转[11]。在缺乏成年患者远期结果数据的情况下，现有研究证实卵巢移位对保护内分泌功能有效，尽管其作为保存生育力的方法成功率较低[8]。美国临床肿瘤学会（American Society of Clinical Oncology，ASCO）2013 年的指南推荐，成年患者因癌症治疗进行盆腔放疗时，要商议是否进行卵巢移位[12]。而对于儿童患者，ASCO 推荐提供该方法目前的研究信息，有些研究推荐应在癌症确诊时进行多学科会诊，讨论是否应进行卵巢移位[8]。

卵巢抑制

在化疗过程中保护卵巢的策略包括使用促性腺激素释放激素类似物。尽管广泛应用，这一方法的有效性仍存在争议：ASCO 认为目前支持促性腺激素释放激素类似物可以进行生育力保存的证据不充分[12]。在 ASCO 发布指南之后，有研究发现，乳腺癌化疗期间使用戈舍瑞林进行卵巢抑制可以对抗卵巢衰竭，降低早绝经风险，改善生育结局[13]。该方案对不同诊断和年龄的儿童人群的有效性仍需要设计良好的研究进一步评估。

辅助生殖内分泌

胚胎及卵子冷冻

胚胎及卵子冷冻是青春期后卵巢衰竭高危人群生育力保存的标准方案[12]。2012 年美国生殖医学会（American Society for Reproductive Medicine，ASRM）将卵子冷冻标定为非实验方法[14]。而胚胎冷冻则是一项成熟的生育力保存手段，在美国普通人群中，每胚胎移植周期的活产率达到 30％～40％，而卵子冷冻的活产率仅略低于此[15]。此外，有充足的证据表明，年轻女性玻璃化冷冻/解冻后的卵子与新鲜卵子相比，体外受精/单精子卵细胞质内注射（in vitro fertiliztion/intracytoplasmic sperm injection，IVF/ICSI）的受精率和妊娠率相近[14]。尽管数据有限，但与普通人群进行传统 IVF/ICSI 相比，冷冻卵子并不增加后代染色体异常、出生缺陷及发育障碍的风险[14]。

胚胎冷冻和卵子冷冻都需要每日注射促性腺激素，进行控制性卵巢刺激（controlled ovarian stimulation，COS），通常在月经周期第 3 天开始，平均 10～12 天。COS 的潜在风险有轻度/重度卵巢过度刺激综合征和腹腔内出血。在卵巢刺激过程中，0.4％～2％的女性会出现重度卵巢过度刺激综合征[16]。之后由单剂的人绒毛膜促性腺激素诱发排卵，扳机后 34～36 小时可以进行镇静下经阴道取卵。目前发展出了更灵活的方案，卵巢刺激不受制于月经周期，从而治疗延迟时间更短，开始更早[17-20]。随机（$n=35$）与传统（$n=93$）启动 COS 周期相比，获卵总数/成熟卵数、卵子成熟率、成熟卵输出率及受精率均无明显差异[19]。尽管此过程可以在 2～3 周内完成，可是对于急需尽早开始治疗的恶性肿瘤患者而言依然是漫长的等待。

在可以延后治疗开始时间的患者群中，年轻的青春期患者、没有伴侣的患者、不想使用供精的患者，和（或）因为宗教信仰和伦理排斥胚胎冷冻的患者更倾向于卵子冷冻[21-22]。而对于希望留存胚胎的患者，获得的卵子会用其伴侣或供者的精子进行体外受精，继而冻存。推荐进行单精子卵细胞质内注射（ICSI）以抵消受精失败的风险。玻璃化冷冻等新的冷冻技术已经显示出比慢速冷冻更高的复苏率、受精率、种植率和妊娠率[23-26]。

尽管这些操作在技术上具有可行性，但在实际临床应用中依然存在障碍。认同青春期女性患者应该在诊断癌症的同时转诊去生殖学专家的临床医生中，仅有少数真正转诊[27]。如前所述，完成胚胎或卵子冷冻的实际时间常超出患者与医生愿意接受的治疗延误时间[28]。卵子及胚胎冷冻的费用，以及未来体外受精周期的费用对很多患者来说都相当昂贵。在美国，通常一个周期费用为 7000 美元到 15 000 美元不等[29]。许多保险公司不承担生育力保存的费用，因为癌症患者不符合他们对不孕患者的承保标准，即试孕超过 1 年以上未孕[30]。

卵巢组织冷冻及移植

卵巢组织冷冻是当下热门的试验性手段之一，指手术切除全部或部分卵巢皮质，将这些含有成千上万原始卵泡的组织切成条状冷冻保存。这种方法不需要激素刺激，因此是青春期前或不容许延误治疗的青春期女孩仅有的生育力保存方式[31-32]。当肿瘤治疗完成，有生育需求的时候，卵巢组织可以解冻后进行原位（即在卵巢所在位置）或异位移植（即其他位置）。移植后，卵巢内的卵泡可以在恰当的刺激下发育成熟。通过卵巢原位移植获得活产的病例已有约 40 例报道，这些病例切除卵巢时均已处于青春期后[5,33]。尚无青春期前女性进行卵巢组织冷冻的活产病例，但是有 1 例已经进入青春期但月经尚未来潮的女性进行卵巢组织冷冻，后期进行自体移植获得活产的病例报道。这名患者患有镰状细胞病，在骨髓干细胞移植前进行清髓性预处理后，发生了原发性卵巢衰竭[33]。

由于其尚处于研究阶段，卵巢冷冻需要在具有伦理委员会（IRB）认证的有癌症复发随访资质的临床中心进行[12]。获取卵巢组织需要在麻醉下进行手术，在其他评估性或治疗性手术的同时进行是最理想的方式[34]。从卵巢组织中获取的未成熟卵泡的成熟化依然是重要的研究领域。能成功进行未成熟卵体外成熟化将会降低卵巢组织自体移植的必要性[35]，也同时避免了移植卵巢携带肿瘤细胞再种植的风险[36]。

卵巢储备的评估

生殖问题对于所有患者而言都将在治疗后及整个生存期持续存在。在接受癌症治疗后发生急性卵巢衰竭（acute ovarian failure，AOF）的患者表现为青春期不启动，或持续性闭经，及青春期女性 FSH 持续升高至绝经水平。此类患者应转诊至内分泌学专家考虑进行激素替代治疗。确定哪些患者出现卵巢储备功能下降以至于发生急性卵巢衰竭，即过早绝经（premature menopause，PM），仍然是难以达到的目标。儿童癌症组织（The Children's Oncology Group，COG）目前推荐对接受性腺毒性治疗的患者进行筛查，内容包括 Tanner 分期，青春期及月经生育史。目前指南推荐从 13 岁起筛查卵泡刺激素（FSH）、黄体生成素（LH）及雌激素水平[37]。然而这些检测方法并不准确，仅仅在卵巢储备已经严重衰竭的情况下才会表现出异常。早卵泡期 FSH、窦卵泡产物抗苗勒管激素（AMH）及超声评估窦卵泡数是目前生殖内分泌学界用于评估生育力及卵巢反应力的主要手段[38]，也是评估剩余卵巢储备功能更有效的替代手段。改善评估方式对更准确地进行儿童及青春期癌症生存者治疗结束后的生育方案咨询至关重要。

治疗后的生育方案

供卵及供胚

发生急性卵巢衰竭的患者，如果子宫没有因为癌症治疗（如放疗）而受损伤，可以考虑选择供卵或者供胚。来自其他女性的卵子（匿名或非匿名），可以与患者伴侣的精子或者供精进行体外受精，然后移植至患者子宫。供卵者要接受 IVF 周期的卵巢刺激药物，而受者则通过激素调节周期以准备接受胚胎移植。如果成功受孕，则继续激素治疗至孕 12 周以后。没有卵巢的女性可以通过使用外源性激素受孕[39]。双方均存在异常的不孕不育夫妇，不孕的单身女性以及存在遗传疾病的夫妇，也可以考虑供胚。IVF 周期会产生一些未使用的胚胎。这些胚胎一部分被销毁，一部分贡献给科学研究，另有一部分供给其他女性用于受孕。接受供胚的女性应进行充分的咨询，告知其潜在的供者与受者的复杂关系，以及不同地区关于妊娠期及产后后代归属权的相关法律。成功率取决于供者的年龄、冷冻时的胚胎质量以及移植胚胎数[39]。

治疗后的生育力保存

许多在儿童期或者青春期接受性腺毒性药物治疗的患者，在治疗后依然保有一定生育能力，但存在发生过早绝经的风险[40]。和这些患者就其婚育计划进行充分沟通具有重要意义。到目前为止，仍不可能确定特定个体剩余的生殖窗持续时间，因此对于尚无法确定生育时间的患者而言，治疗结束后进行冻卵或冻胚很有吸引力。近期有证据表明，即使发生卵巢早衰的患者也可以通过辅助生殖技术，如 IVF/ICSI 怀孕[41]。

代孕

代孕是指女性为他人，即预定婴儿的父母妊娠分娩婴儿。对于没有子宫的女性、子宫受损伤或者有瘢痕的女性，以及其他原因所致不能耐受足月妊娠的女性而言，代孕是一种选择。这一过程中需要供胚者或者准母亲而非代孕者完成 IVF 周期。而代孕者需要进行身体和心理方面的筛查。准父母双方需要进行基因、身体和心理评估，还需要接受当地相关法律和代孕合同咨询[42]。

领养

患者如果无法拥有生物学上的后代，也可以考虑通过领养组建家庭。癌症患者存在的困难更多，比如需要出具额外的健康状况医学证明，还需要有 5 年的无治疗等待期[43]。拟进行领养的个人以及夫妇需要了解领养相关的多种情况，如国内还是国际领养，公开还是机密领养，对领养儿的接受度（如婴儿、大孩子、双生子及身体羸弱的孩子）。许多机构和国家对领养有年龄、收入及婚姻状况的要求。生物学母亲在挑选领养者时会有种族和（或）宗教偏好。领养机构和律师可以引导领养者完成整个领养过程。美国国内领养的费用税后通常为 29 000～49 000 美元，而国际领养则为 17 000～28 000 美元。美国国内收入署（IRS）为领养家庭提供了联邦税贷款（最高 13 400 美元）。另有一些地区设有福利院儿童的领养流程，可能花费更少。

生育力保存的途径

确保儿童及青春期癌症患者及家庭可以进行生育力保存的第一步也是最重要的步骤是，告知其生育风险，并把生育力保存方案纳入标准治疗流程。这是多个文件已经指出的内容，然而目前尚未实现[44-46]。尽管 ASCO 的指南建议，肿瘤学专家应该与患者讨论生育风险及生育力保存策略，并将患者转诊至生殖内分泌学专家，然而其中大半并未实行。难以实施的常见障碍有对转诊缺乏相应知识和恰当的培训，认为患者不应因为此类原因延误治疗，以及因为并未提及所以认为患者对生育问题并无兴趣[47]。女性肿瘤医生、对生育力保存持有积极态度以及被患者咨询过生育力保存问题的肿瘤学专家更倾向于将患者转诊至生殖专家[48]。2013 年 ASCO 更新了相关指南，建议除了肿瘤学专家，其他相关医疗人员，包括护士、心理学专家及非医疗人员都应该作为向患者宣传生育力保存相关信息的候选人[12]。

越来越多的机构正在开展生育项目，指导向患者讲解其生育风险和可选择方法时所包含的必需要素，从而更有效地帮助患者。此外，还设立了及时向生殖内分泌转诊的工作流程和相关基础设施。其核心理念在于制定机构政策，以显示支持生育力保存的承诺，并设立小组保证提供这些服务，为患者及其家庭以及医务工作者开发学习资源，并与生殖内分泌学专家发展紧密的合作关系[49-51]。LIVESTRONG 等项目为经济方面符合条件的患者提供药品，并与美国各地的机构签订服务合同，对癌症患者降低收费（http://www.livestrong.org/we-can-help/fertility-services）。

伦理问题

如前所述，生育力保存方案的选择依然存在许多问题。尽管在性腺毒性方面已有诸多研究，想要在患者开始癌症治疗前评估其急性卵巢衰竭或过早绝经的风险依然很困难。由于各种生育力冷冻保存技术对儿童肿瘤人群的总体有效性证据有限，医生、患者及家属不得不在情绪低落的时期，在信息有限的情况下对这种昂贵又有创伤的操作做出决定[52]。考虑到目前保险公司尚未常规将这类操作纳入承保范围，也有一些顾虑认为一部分人能负担费用从而接受治疗是社会经济资源分配不公的体现[22]。

对于儿童患者而言，很少会被问及某些"不合时宜"的问题（如婚育计划）相关的操作意愿。而患者去世后，已经保存的卵巢组织、卵子及胚胎如何处置也是一大问题。当患者是未满 18 岁的儿童，尚无法律权利决定这些组织的处置方法时，这一问题尤其突出。尽管有机制称只有患者成年且同意的情况下可以使用其储存的组织，但是依然存在异议[52]。当供精者也有一定意愿和需求时，胚胎的情况就更为复杂。如果患者可以通过性交或辅助生殖怀孕，而并不需要使用这些储存组织的时候，这些未使用的组织、卵子及胚胎的处理还会引发道德和宗教冲突。

前景

体细胞来源配子繁殖

对于青春期前女孩及不能因卵子冷冻而延误治疗的青春期和成年女性而言，卵巢组织冷冻后进行原位或异位移植是当下唯一可行的生育力保存方法。卵泡的体外培养尚处于研究阶段。由于卵子的发育和成熟涉及许多复杂系统，实现这一目标面临重重挑战。研究者们正在探索如何将目前的培育体系应用于冻-融卵泡的生长发育，以在临床上用于保存了卵巢组织的患者。这将会减少再移植手术的必要性，也会降低卵巢组织携带的潜在病灶移植入健康女性的风险。当前，这一方法还为不能延误治疗的患者提供了新选择[53-55]。

保险覆盖生育力保存费用

如前所述，因为多数癌症患者不符合保险公司对于不孕的定义，即试孕1年未孕，通常大多数保险公司不涵盖生育力保存的费用。所以有人提出，考虑到癌症患者为医源性不孕，当其想要进行生育力保存相关治疗时，应设定不同的符合标准[56]。

结论

随着对儿童和青春期肿瘤患者生育力保存重视程度的提高，以及辅助生殖技术的发展，癌症生存者完成其婚育目标的可能性已经增加，并将持续提高。想要完全实现这一目标，需要进一步降低风险，建立机构相关流程，及时识别高危患者，将相关专家的转诊流程化，支持医疗保险覆盖生育力保存项目，并不断推进相关研究，提高生育力保存方法的有效性。

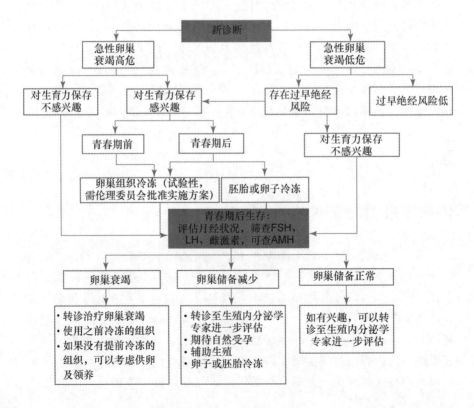

参考文献

1. Jeruss JS, Woodruff TK. Preservation of fertility in patients with cancer. N Engl J Med. 2009;360(9):902–11. doi:10.1056/NEJMra0801454. PubMed PMID: 19246362; PMCID: 2927217.
2. Schover LR. Psychosocial aspects of infertility and decisions about reproduction in young cancer survivors: a review. Med Pediatr Oncol. 1999;33(1):53–9.
3. Ginsberg JP. New advances in fertility preservation for pediatric cancer patients. Curr Opin Pediatr. 2011;23(1):9–13. doi:10.1097/MOP.0b013e3283420fb6. PubMed PMID: 21157350; PMCID: 3095100.
4. Caserta D, Ralli E, Matteucci E, Marci R, Moscarini M. Fertility preservation in female cancer patients: an emerging challenge for physicians. Panminerva Med. 2014;56(1):85–95.
5. Anderson RA, Mitchell RT, Kelsey TW, Spears N, Telfer EE, Wallace WH. Cancer treatment and gonadal function: experimental and established strategies for fertility preservation in children and young adults. Lancet Diabetes Endocrinol. 2015;3(7):556–67. doi:10.1016/S2213-8587(15)00039-X.
6. Levine JM, Kelvin JF, Quinn GP, Gracia CR. Infertility in reproductive-age female cancer survivors. Cancer. 2015;121(10):1532–9. doi:10.1002/cncr.29181.
7. Terenziani M, Piva L, Meazza C, Gandola L, Cefalo G, Merola M. Oophoropexy: a relevant role in preservation of ovarian function after pelvic irradiation. Fertil Steril. 2009;91(3):935 e15–6. doi:10.1016/j.fertnstert.2008.09.029.
8. Irtan S, Orbach D, Helfre S, Sarnacki S. Ovarian transposition in prepubescent and adolescent girls with cancer. Lancet Oncol. 2013;14(13):e601–8. doi:10.1016/S1470-2045(13)70288-2.
9. Noyes N, Knopman JM, Long K, Coletta JM, Abu-Rustum NR. Fertility considerations in the management of gynecologic malignancies. Gynecol Oncol. 2011;120(3):326–33. doi:10.1016/j.ygyno.2010.09.012.
10. Barton SE, Politch JA, Benson CB, Ginsburg ES, Gargiulo AR. Transabdominal follicular aspiration for oocyte retrieval in patients with ovaries inaccessible by transvaginal ultrasound. Fertil Steril. 2011;95(5):1773–6. doi:10.1016/j.fertnstert.2011.01.006.
11. Gomez-Hidalgo NR, Darin MC, Dalton H, Jhingran A, Fleming N, Brown J, Ramirez PT. Ovarian torsion after laparoscopic ovarian transposition in patients with gynecologic cancer: a report of two cases. J Minim Invasive Gynecol. 2015;22(4):687–90. doi:10.1016/j.jmig.2015.02.009.
12. Loren AW, Mangu PB, Beck LN, Brennan L, Magdalinski AJ, Partridge AH, Quinn G, Wallace WH, Oktay K, American Society of Clinical Oncology. Fertility preservation for patients with cancer: American Society of Clinical Oncology clinical practice guideline update. J Clin Oncol Off J Am Soc Clin Oncol. 2013;31(19):2500–10. doi:10.1200/JCO.2013.49.2678.
13. Moore HC, Unger JM, Phillips KA, Boyle F, Hitre E, Porter D, Francis PA, Goldstein LJ, Gomez HL, Vallejos CS, Partridge AH, Dakhil SR, Garcia AA, Gralow J, Lombard JM, Forbes JF, Martino S, Barlow WE, Fabian CJ, Minasian L, Meyskens Jr FL, Gelber RD, Hortobagyi GN, Albain KS, Investigators PS. Goserelin for ovarian protection during breast-cancer adjuvant chemotherapy. N Engl J Med. 2015;372(10):923–32. doi:10.1056/NEJMoa1413204. PubMed PMID: 25738668; PMCID: 4405231.
14. Practice Committees of American Society for Reproductive Medicine, Society for Assisted Reproductive Technology. Mature oocyte cryopreservation: a guideline. Fertil Steril. 2013;99(1):37–43. doi:10.1016/j.fertnstert.2012.09.028.
15. Practice Committee of American Society for Reproductive Medicine. Fertility preservation in patients undergoing gonadotoxic therapy or gonadectomy: a committee opinion. Fertil Steril. 2013;100(5):1214–23. doi:10.1016/j.fertnstert.2013.08.012.
16. Practice Committee of American Society for Reproductive Medicine. Ovarian hyperstimulation syndrome. Fertil Steril. 2008;90(5 Suppl):S188–93. doi:10.1016/j.fertnstert.2008.08.034.

17. Sonmezer M, Turkcuoglu I, Coskun U, Oktay K. Random-start controlled ovarian hyperstimulation for emergency fertility preservation in letrozole cycles. Fertil Steril. 2011;95(6):2125.e9–11. doi:10.1016/j.fertnstert.2011.01.030.

18. Keskin U, Ercan CM, Yilmaz A, Babacan A, Korkmaz C, Duru NK, Ergun A. Random-start controlled ovarian hyperstimulation with letrozole for fertility preservation in cancer patients: case series and review of literature. JPMA J Pak Med Assoc. 2014;64(7):830–2.

19. Cakmak H, Katz A, Cedars MI, Rosen MP. Effective method for emergency fertility preservation: random-start controlled ovarian stimulation. Fertil Steril. 2013;100(6):1673–80. doi:10.1016/j.fertnstert.2013.07.1992.

20. Kim JH, Kim SK, Lee HJ, Lee JR, Jee BC, Suh CS, Kim SH. Efficacy of random-start controlled ovarian stimulation in cancer patients. J Korean Med Sci. 2015;30(3):290–5. doi:10.3346/jkms.2015.30.3.290. PubMed PMID: 25729252; PMCID: 4330484.

21. Noyes N, Knopman JM, Melzer K, Fino ME, Friedman B, Westphal LM. Oocyte cryopreservation as a fertility preservation measure for cancer patients. Reprod Biomed Online. 2011;23(3):323–33. doi:10.1016/j.rbmo.2010.11.011.

22. Ayensu-Coker L, Essig E, Breech LL, Lindheim S. Ethical quandaries in gamete-embryo cryopreservation related to oncofertility. J Law Med Ethics J Am Soc Law Med Ethics. 2013;41(3):711–9. doi:10.1111/jlme.12081.

23. Martinez-Burgos M, Herrero L, Megias D, Salvanes R, Montoya MC, Cobo AC, Garcia-Velasco JA. Vitrification versus slow freezing of oocytes: effects on morphologic appearance, meiotic spindle configuration, and DNA damage. Fertil Steril. 2011;95(1):374–7. doi:10.1016/j.fertnstert.2010.07.1089.

24. Cao YX, Xing Q, Li L, Cong L, Zhang ZG, Wei ZL, Zhou P. Comparison of survival and embryonic development in human oocytes cryopreserved by slow-freezing and vitrification. Fertil Steril. 2009;92(4):1306–11. doi:10.1016/j.fertnstert.2008.08.069.

25. Smith GD, Serafini PC, Fioravanti J, Yadid I, Coslovsky M, Hassun P, Alegretti JR, Motta EL. Prospective randomized comparison of human oocyte cryopreservation with slow-rate freezing or vitrification. Fertil Steril. 2010;94(6):2088–95. doi:10.1016/j.fertnstert.2009.12.065.

26. Fadini R, Brambillasca F, Renzini MM, Merola M, Comi R, De Ponti E, Dal Canto MB. Human oocyte cryopreservation: comparison between slow and ultrarapid methods. Reprod Biomed Online. 2009;19(2):171–80.

27. Kohler TS, Kondapalli LA, Shah A, Chan S, Woodruff TK, Brannigan RE. Results from the survey for preservation of adolescent reproduction (SPARE) study: gender disparity in delivery of fertility preservation message to adolescents with cancer. J Assist Reprod Genet. 2011;28(3):269–77. doi:10.1007/s10815-010-9504-6. PubMed PMID: 21110080; PMCID: 3082660.

28. Burns KC, Boudreau C, Panepinto JA. Attitudes regarding fertility preservation in female adolescent cancer patients. J Pediatr Hematol Oncol. 2006;28(6):350–4.

29. Hirshfeld-Cytron J, Grobman WA, Milad MP. Fertility preservation for social indications: a cost-based decision analysis. Fertil Steril. 2012;97(3):665–70. doi:10.1016/j.fertnstert.2011.12.029.

30. Basco D, Campo-Engelstein L, Rodriguez S. Insuring against infertility: expanding state infertility mandates to include fertility preservation technology for cancer patients. J Law Med Ethics J Am Soc Law Med Ethics. 2010;38(4):832–9. doi:10.1111/j.1748-720X.2010.00536.x. PubMed PMID: 21105946; PMCID: 3097090.

31. Gracia CR, Chang J, Kondapalli L, Prewitt M, Carlson CA, Mattei P, Jeffers S, Ginsberg JP. Ovarian tissue cryopreservation for fertility preservation in cancer patients: successful establishment and feasibility of a multidisciplinary collaboration. J Assist Reprod Genet. 2012;29(6):495–502. doi:10.1007/s10815-012-9753-7. PubMed PMID: 22466745; PMCID: 3370042.

32. Kim SS. Fertility preservation in female cancer patients: current developments and future directions. Fertil Steril. 2006;85(1):1–11. doi:10.1016/j.fertnstert.2005.04.071.

33. Demeestere I, Simon P, Dedeken L, Moffa F, Tsepelidis S, Brachet C, Delbaere A, Devreker F, Ferster A. Live birth after autograft of ovarian tissue cryopreserved during childhood. Hum Reprod. 2015. doi:10.1093/humrep/dev128.

34. Babayev SN, Arslan E, Kogan S, Moy F, Oktay K. Evaluation of ovarian and testicular tissue cryopreservation in children undergoing gonadotoxic therapies. J Assist Reprod Genet. 2013;30(1):3–9. doi:10.1007/s10815-012-9909-5. PubMed PMID: 23242649; PMCID: 3553347.

35. Smitz J, Dolmans MM, Donnez J, Fortune JE, Hovatta O, Jewgenow K, Picton HM, Plancha C, Shea LD, Stouffer RL, Telfer EE, Woodruff TK, Zelinski MB. Current achievements and future research directions in ovarian tissue culture, in vitro follicle development and transplantation: implications for fertility preservation. Hum Reprod Update. 2010;16(4):395–414. doi:10.1093/humupd/dmp056. PubMed PMID: 20124287; PMCID: 2880913.

36. Dolmans MM, Marinescu C, Saussoy P, Van Langendonckt A, Amorim C, Donnez J. Reimplantation of cryopreserved ovarian tissue from patients with acute lymphoblastic leukemia is potentially unsafe. Blood. 2010;116(16):2908–14. doi:10.1182/blood-2010-01-265751.

37. Metzger ML, Meacham LR, Patterson B, Casillas JS, Constine LS, Hijiya N, Kenney LB, Leonard M, Lockart BA, Likes W, Green DM. Female reproductive health after childhood, adolescent, and young adult cancers: guidelines for the assessment and management of female reproductive complications. J Clin Oncol Off J Am Soc Clin Oncol. 2013;31(9):1239–47. doi:10.1200/JCO.2012.43.5511.

38. Practice Committee of the American Society for Reproductive Medicine. Testing and interpreting measures of ovarian reserve: a committee opinion. Fertil Steril. 2012;98(6):1407–15. doi:10.1016/j.fertnstert.2012.09.036.

39. American Society for Reproductive Medicine. [Cited 2015 August 7th]. Available from: https://www.asrm.org/BOOKLET_Third-party_Reproduction/.

40. Sklar CA, Mertens AC, Mitby P, Whitton J, Stovall M, Kasper C, Mulder J, Green D, Nicholson HS, Yasui Y, Robison LL. Premature menopause in survivors of childhood cancer: a report from the childhood cancer survivor study. J Natl Cancer Inst. 2006;98(13):890–6. doi:10.1093/jnci/djj243.

41. Barton SE, Najita JS, Ginsburg ES, Leisenring WM, Stovall M, Weathers RE, Sklar CA, Robison LL, Diller L. Infertility, infertility treatment, and achievement of pregnancy in female survivors of childhood cancer: a report from the Childhood Cancer Survivor Study cohort. Lancet Oncol. 2013;14(9):873–81. doi:10.1016/S1470-2045(13)70251-1. PubMed PMID: 23856401; PMCID: 3845882.

42. Armour KL. An overview of surrogacy around the world: trends, questions and ethical issues. Nurs Women Health. 2012;16(3):231–6. doi:10.1111/j.1751-486X.2012.01734.x.

43. Quinn GP, Zebrack BJ, Sehovic I, Bowman ML, Vadaparampil ST. Adoption and cancer survivors: findings from a learning activity for oncology nurses. Cancer. 2015. doi:10.1002/cncr.29322.

44. Shnorhavorian M, Harlan LC, Smith AW, Keegan TH, Lynch CF, Prasad PK, Cress RD, Wu XC, Hamilton AS, Parsons HM, Keel G, Charlesworth SE, Schwartz SM, AHSC Group. Fertility preservation knowledge, counseling, and actions among adolescent and young adult patients with cancer: a population-based study. Cancer. 2015. doi:10.1002/cncr.29328.

45. Quinn GP, Block RG, Clayman ML, Kelvin J, Arvey SR, Lee JH, Reinecke J, Sehovic I, Jacobsen PB, Reed D, Gonzalez L, Vadaparampil ST, Laronga C, Lee MC, Pow-Sang J, Eggly S, Franklin A, Shah B, Fulp WJ, Hayes-Lattin B. If you did not document it, it did not happen: rates of documentation of discussion of infertility risk in adolescent and young adult oncology patients' medical records. J Oncol Pract Am Soc Clin Oncol. 2015;11(2):137–44. doi:10.1200/JOP.2014.000786.

46. Bastings L, Baysal O, Beerendonk CC, Braat DD, Nelen WL. Referral for fertility preservation counselling in female cancer patients. Hum Reprod. 2014;29(10):2228–37. doi:10.1093/humrep/deu186.

47. Quinn GP, Vadaparampil ST, King L, Miree CA, Wilson C, Raj O, Watson J, Lopez A, Albrecht TL. Impact of physicians' personal discomfort and patient prognosis on discussion of fertility preservation with young cancer patients. Patient Educ Couns. 2009;77(3):338–43. doi:10.1016/j.pec.2009.09.007.

48. Quinn GP, Vadaparampil ST, Lee JH, Jacobsen PB, Bepler G, Lancaster J, Keefe DL, Albrecht

TL. Physician referral for fertility preservation in oncology patients: a national study of practice behaviors. J Clin Oncol Off J Am Soc Clin Oncol. 2009;27(35):5952–7. doi:10.1200/JCO.2009.23.0250.

49. Kim J, Kim KH, Mersereau JE. Building a successful fertility preservation program at a major cancer center. J Gynecol Oncol. 2014;25(2):148–54. doi:10.3802/jgo.2014.25.2.148. PubMed PMID: 24761219; PMCID: 3996265.

50. Reinecke JD, Kelvin JF, Arvey SR, Quinn GP, Levine J, Beck LN, Miller A. Implementing a systematic approach to meeting patients' cancer and fertility needs: a review of the Fertile Hope Centers of Excellence program. J Oncol Pract Am Soc Clin Oncol. 2012;8(5):303–8. doi:10.1200/JOP.2011.000452. PubMed PMID: 23277768; PMCID: 3439231.

51. Oncorfertility Consortium. Implementation of a fertility preservation program [cited 2015 August 8th]. Available from: http://oncofertility.northwestern.edu/implementation-fertility-preservation-program.

52. Stegmann BJ. Unique ethical and legal implications of fertility preservation research in the pediatric population. Fertil Steril. 2010;93(4):1037–9. doi:10.1016/j.fertnstert.2009.11.047.

53. Telfer EE, Zelinski MB. Ovarian follicle culture: advances and challenges for human and nonhuman primates. Fertil Steril. 2013;99(6):1523–33. doi:10.1016/j.fertnstert.2013.03.043. PubMed PMID: 23635350; PMCID: 3929501.

54. Shea LD, Woodruff TK, Shikanov A. Bioengineering the ovarian follicle microenvironment. Annu Rev Biomed Eng. 2014;16:29–52. doi:10.1146/annurev-bioeng-071813-105131. PubMed PMID: 24849592; PMCID: 4231138.

55. De Vos M, Smitz J, Woodruff TK. Fertility preservation in women with cancer. Lancet. 2014;384(9950):1302–10. doi:10.1016/S0140-6736(14)60834-5. PubMed PMID: 25283571; PMCID: 4270060.

56. Campo-Engelstein L. Consistency in insurance coverage for iatrogenic conditions resulting from cancer treatment including fertility preservation. J Clin Oncol Off J Am Soc Clin Oncol. 2010;28(8):1284–6. doi:10.1200/JCO.2009.25.6883. PubMed PMID: 20142588; PMCID: 2834493.

第3章　卵巢储备功能评估

Yasmin Gosiengfiao，Veronica Gomez-Lobo

于　娇　译　尚　鹊　审校

背景

　　女性癌症生存者面临着生育力下降及绝经提前的风险。生育力指生育后代的能力[1-3]。相反，不孕指的是超过 1 年规律无保护性生活仍无法获得临床妊娠[4]。因此，评估生育力最好的方法就是其是否能正常妊娠。然而以妊娠作为评估手段具有局限性，对儿童肿瘤患者，要等到其长大成人，同时开始尝试妊娠。即使是成年女性，也不是所有人都尝试妊娠，因此，需要其他替代手段去评估化疗、放疗或者手术对生育力的影响。

　　大多数癌症生存者由于治疗对卵巢/睾丸的直接效应而出现不孕。人类最初的卵泡数在妊娠 5 个月时建立，此时女性胎儿大约有 1000 万个原始卵泡。随着胎儿在宫内生长及出生后长大，卵泡数（卵巢储备）逐渐减少，在月经初潮时已降至约 50 万，然后持续下降，直到低至一个特定的阈值，发生绝经[5]。女性卵巢储备这一概念是指女性生育的潜能，即卵细胞的数量以及质量。放射线及其他性腺毒性药物可能是通过加速卵细胞消耗过程而影响卵细胞数量[2,6-8]。治疗对具体患者卵巢储备功能产生的效应受到很多因素影响，包括接受性腺毒性治疗时的年龄、治疗的类型和剂量、遗传因素、既往疾病和既往不孕因素。特别需要注意，即使在更年期（或月经停止）之前，卵泡的数量和（或）质量仍可能会阻碍妊娠[9]。卵巢储备功能低下或精子生成降低都可能导致不孕，其他不孕原因还包括输卵管、子宫、宫颈因素。因此，对卵巢/睾丸储备功能的评估并不能完全评估生育潜能。

评估卵巢储备功能

评估卵巢储备功能（ovarian reserve，OR）有几项指标。然而，应该注意到，涉及这些评估指标的研究多是以正常卵子老化和寻求不孕治疗的女性为研究对象，因此，可否以这些指标来预测健康女性的卵细胞质量、数量及生育力存在争议。并且更重要的是，这些用于筛查卵巢储备功能下降的指标仅对于绝经前或发生卵巢功能下降前的女性才能体现其价值[6]。因此，对于正在使用性腺毒性药物的年轻女性来说，这些评估指标的意义可能不够理想[10]。

月经周期

2006 年，美国妇产科学会（American College of Obstetrics and Gynecology，ACOG）以及美国儿科学会（American Academy of Pediatrics，AAP）发布了一个委员会意见，指出月经周期是一项重要的标志，强调月经的重要性[11]。在过去的两个世纪，西方国家女性月经初潮平均年龄迅速提前，但自 20 世纪 50 年代以来，发达国家女性的月经初潮年龄一直维持稳定。年轻女性的正常月经周期包括以下特点：月经初潮中位年龄为 12 岁，月经周期范围 21～45 天，平均为 32 天，经期一般持续 7 天。原发性闭经指满 15 岁仍未来月经，继发性闭经指停经超过半年[11]。早绝经指 40 岁以前绝经，美国平均绝经年龄为 51 岁。童年时期患过恶性肿瘤的成年女性较普通人群绝经年龄提前，出现卵巢早衰的概率增高[3]。

最初用来评估癌症生存者的生育力及卵巢功能的方法就是看月经是否来潮。然而，闭经的常见原因很多，包括妊娠、多囊卵巢综合征、解剖问题（子宫瘢痕）、中枢促性腺激素释放激素脉冲分泌机制紊乱。中枢性紊乱通常指低促性腺激素性功能减退症，常由以下原因导致：体重明显下降、过量运动、饮食或睡眠习惯的过多改变、严重应激[11]。例如，一名年轻的癌症生存者发生闭经，可能是由于治疗应激引起的下丘脑紊乱或者接受性腺毒性药物治疗后发生卵巢功能减退。此外，女性即使出现卵巢储备功能减退，仍然可能有规律月经（类似绝经前的情况）。因此，通过月经的存在来评估卵巢储备功能的方法并不可靠，需要有其他的指标来评估。

窦卵泡计数以及卵巢体积

成年女性的窦卵泡计数及卵巢体积通常采用经阴道超声测量。这两个指标都会随着女性年龄增长而下降，都是接受体外受精治疗的女性卵巢刺激后获卵数的良好预测指标。窦卵泡计数（antral follicle count, AFC）指的是月经周期中早卵泡期双侧卵巢中观察到的小卵泡（2～9 mm）数量[6]。AFC 在不同的周期及不同的观察者间具有良好的一致性，因此，有望成为卵巢储备功能的筛查指标。重复检查都显示 AFC 少（总数3～6 个）与卵巢刺激后低反应相关，但不是预测妊娠失败的有效指标[6]。卵巢体积通常与卵泡数量相关，但有一些研究认为这一指标在不同周期间具有差异[6]。尽管通过三维超声可以最大化减少不同观察者之间的差异，但其无法预测卵巢储备功能下降[6]。儿童可以采用经腹彩超测量 AFC 及卵巢体积，但需要技术熟练的影像科医师，并且，没有在这个年龄组进行的很好的相关研究。因此，AFC 可能帮助预测卵巢储备功能下降，但对肿瘤患者和儿童还应深入研究。

内分泌激素

反映成年女性卵巢储备功能的生化指标包括基础检测，如卵泡刺激素（FSH）、雌二醇、抑制素 B、抗苗勒管激素，以及刺激试验，如枸橼酸氯米芬刺激试验[6]。其中，枸橼酸氯米芬刺激试验不可应用于儿童，其他的指标还需要更多的研究。

卵泡刺激素（FSH）、抑制素 B 及雌二醇

FSH 由脑垂体分泌，可以刺激卵泡生长，并且在月经周期内发生变化。当卵巢储备功能下降时，FSH 表现为在周期初期升高，诱导卵泡早发育，提升雌激素浓度。随着卵泡的数量减少，FSH 持续性升高，雌激素水平下降。抑制素 B 由窦前卵泡分泌，也随着卵泡数的减少而下降，从而减少对中枢神经系统的负反馈，导致 FSH 水平升高[12-14]。

血清 FSH 测定具有显著的周期内及周期间变异性，其绝对值取决于使用哪种方法。用 FSH 判断女性卵巢刺激后卵巢低反应的敏感性差异很大[6]。另外，儿童由于下丘脑抑制，FSH 水平低。应该指出的是，尽管

有这些限制因素，持续高水平的 FSH 可以预测卵巢储备功能下降，并且，FSH 高于 40 IU/L 可以诊断卵巢早衰或绝经[6]。雌二醇测定也具有明显的周期内和周期间变异性，并且，雌二醇基础水平在有和没有卵巢储备减少的女性之间没有明显差异[6]。此外，在青春期前的儿童中，雌二醇水平也由于下丘脑抑制而呈现低水平。抑制素 B 也不是可靠的卵巢储备评估指标。因此，使用 FSH、抑制素 B 和雌二醇评估癌症患者的生育潜能，因不同月经周期间的变异大、灵敏度低，青春期前儿童无法检测，而受到限制。此外，未发现联合指标检测卵巢储备功能的模型优于单独检测指标[6]。

抗苗勒管激素（AMH)

AMH 是卵泡的看门者——颗粒细胞分泌的激素，不受 FSH 或促性腺激素影响，是 AFC 和卵巢储备功能的间接指标[15]。儿童及青春期女性 AMH 升高机制复杂，可能反映了卵泡发育的不同阶段。在女性绝经后 AMH 下降之前，AMH 在 20 岁前期达到峰值，与静止卵泡池储备呈正相关[20]。

使用 AMH 作为衡量卵巢储备的指标来评估化疗/放疗的性腺毒性效应，尤其是用于 FSH 和抑制素 B 没有评估作用的儿童，吸引着很多学者。与其他反映卵巢储备功能的标记物相比，AMH 水平可以更早地反映卵巢功能的变化。并且，AMH 在月经周期中没有明显的波动，并对绝经时间有高度预测性[16-18]，这些都表明 AMH 可能是监测生殖能力下降最有效的指标。而且健康女性从出生到绝经，血清中都可检测到 AMH[19-20]，说明即使是青春期前的女孩，AMH 也是适合的标记物。AMH 筛查的研究已经发现，AMH 与体外受精（IVF）不良结局相关，但这种相关性没有达到确定预测的水平[6]。低 AMH 临界值在一般 IVF 人群的敏感性为 40%~97%，特异性为 78%~92%，低水平 AMH 评估卵巢低反应具有特异性，但不能预测妊娠结局[6]。此外，值得注意的是，AMH 与自然生育力在生育年龄不同阶段的关联，研究数据有限，儿童和青春期女性数据尤其有限。此外，AMH 检测方法在不断发展，目前还没有国际标准[6]。因此，是否可使用 AMH 评估生育力保存策略以及预测癌症治疗后长期卵巢功能，需要更多的长期数据（图 3.1）。

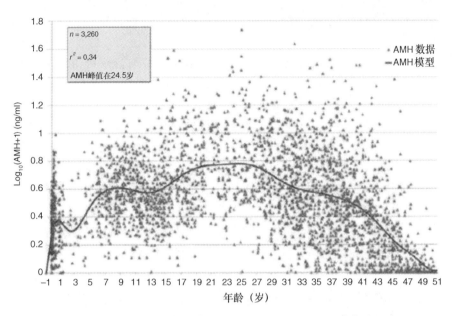

图 3.1　自胎儿期至绝经期血清 AMH 验证模型[20]

接受抗癌治疗儿童的 AMH 现有数据

在儿童时期因患霍奇金淋巴瘤而使用氮芥、长春新碱、丙卡巴肼和泼尼松（MOPP）方案治疗的女性，与健康女性和没有使用过 MOPP 方案治疗的女性相比，AMH 水平更低[21]。在一项包括 185 名儿童癌症生存者的大样本研究中，尽管试验组 AMH 浓度中位数与对照组无差异，但 27％的生存者 AMH 水平低于正常值的第十百分位数。如果癌症生存者接受过 3 个及以上包含丙卡巴肼的化疗周期或接受过腹部或全身放射治疗，其 AMH 水平显著低于对照组[22]。在成年癌症女性中，有些患者 AMH 在治疗期间下降，随后有所恢复，恢复的速率由治疗前的 AMH 水平决定[23]。

卵巢储备功能检测预测月经周期及生育力

在女性癌症患者接受治疗前，检测卵巢储备功能预测急性卵巢衰竭、卵巢早衰以及未来的生育力，可以帮助我们更好地选择需要制订卵巢储备方案的患者[24]。在成人，一项以乳腺癌生存者为研究对象的小样本研究显示，治疗后发生闭经的女性在接受抗癌治疗前的 AMH 和抑制素 B 水平明显更低[25]。与其相似的研究还有，在 46 名需要化疗的新发青春期和年轻成年女性癌症患者中，治疗前 AMH 水平与治疗后 AMH 的恢复率相关。接受治疗前 AMH 水平＞2 ng/ml 的患者比≤2 ng/ml 的患者化疗后 AMH 的恢复速度更快[23]。

此外，对于还有月经的女性癌症生存者，卵巢储备功能检测能够预测绝经及发生卵巢功能减退的时间，从而可以帮助她们对治疗后的生育力保存和其他治疗制订计划[24]。在一项以仍有月经的乳腺癌生存者为研究对象的前瞻性研究中，2 年后发生闭经的患者在进入研究时的 AMH 水平更低，FSH 水平更高[24]。

迄今为止，对于接受抗癌治疗前的青春期前女性及儿童期癌症生存者，卵巢储备检测指标预测其发生卵巢早衰风险的能力还没有相关数据。

女性激素对卵巢储备检测的影响

许多接受癌症治疗的年轻女性会使用避孕药来调节月经，或者在可疑卵巢功能不全时使用雌激素替代治疗。了解这些治疗对卵巢储备检测的影响至关重要。一项在年龄 18～46 岁的 887 名健康女性中进行的评价卵巢储备检测的研究显示，口服避孕药者的 AMH、AFC 和卵巢体积与非使用者相比显著减少[26]。一项小样本研究比较了年轻的癌症生存者和健康人在口服避孕药（服用活性药物）第 3 周时的相关指标，FSH、抑制素 B、雌二醇以及 AMH 在两组之间没有差异，但是癌症生存者组的 AFC 更低[27]。

有若干项研究将癌症生存者分为两组，其中一组为自发月经周期，另一组则是服用避孕药组，评估这两组在使用安慰剂或者未服药期间的卵巢储备，结果相互矛盾。这些研究样本量少，比较了暴露于癌症治疗的每个个体，但在健康人群中没有进行年龄匹配，因此结果互相矛盾[21,28]。另外，对于使用性激素的女性可否通过检测卵巢储备来预测月经和生育力还没有相关研究。

结论

卵巢储备检测在寻求辅助生殖技术的健康女性中有广泛研究，但在接受癌症治疗的年轻女性中的研究还远远不够。如果有严谨的数据证实卵巢储备检测可以预测绝经提前的风险，评估生育力保存技术的风险和益处，这些癌症生存者将受益匪浅。对这一人群的研究受到限制，主要是因为单一研究机构中的女性患者数量少，且研究关注的结果（成功妊娠的能力）发生在很远的将来[27]。未来需要生殖专家、肿瘤医生和支持研究的患者共同协作进行多中心研究。

参考文献

1. Byrne J, et al. Early menopause in long-term survivors of cancer during adolescence. Am J Obstet Gynecol. 1992;166(3):788–93.
2. Green DM, et al. Ovarian failure and reproductive outcomes after childhood cancer treatment: results from the Childhood Cancer Survivor Study. J Clin Oncol. 2009;27(14):2374–81.
3. Thomas-Teinturier C, et al. Age at menopause and its influencing factors in a cohort of survivors of childhood cancer: earlier but rarely premature. Hum Reprod. 2013;28(2):488–95.
4. Zegers-Hochschild F, et al. International Committee for Monitoring Assisted Reproductive Technology (ICMART) and the World Health Organization (WHO) revised glossary of ART terminology, 2009. Fertil Steril. 2009;92(5):1520–4.
5. Faddy MJ, Gosden RG. A model conforming the decline in follicle numbers to the age of menopause in women. Hum Reprod. 1996;11(7):1484–6.
6. Practice committee of the american society for reproductive medicine. Testing and interpreting measures of ovarian reserve: a committee opinion. Fertil Steril. 2015;103(3):e9–17.
7. Goodwin PJ, et al. Risk of menopause during the first year after breast cancer diagnosis. J Clin Oncol. 1999;17(8):2365–70.
8. Bines J, Oleske DM, Cobleigh MA. Ovarian function in premenopausal women treated with adjuvant chemotherapy for breast cancer. J Clin Oncol. 1996;14(5):1718–29.
9. Koyama H, et al. Cyclophosphamide-induced ovarian failure and its therapeutic significance in patients with breast cancer. Cancer. 1977;39(4):1403–9.
10. Domingues TS, Rocha AM, Serafini PC. Tests for ovarian reserve: reliability and utility. Curr Opin Obstet Gynecol. 2010;22(4):271–6.
11. ACOG Committee Opinion No. 349, November 2006: menstruation in girls and adolescents: using the menstrual cycle as a vital sign. Obstet Gynecol. 2006;108(5):1323–8.
12. Burger HG. The endocrinology of the menopause. Maturitas. 1996;23(2):129–36.
13. Richardson SJ, Senikas V, Nelson JF. Follicular depletion during the menopausal transition: evidence for accelerated loss and ultimate exhaustion. J Clin Endocrinol Metab. 1987;65(6):1231–7.
14. Burger HG, et al. The endocrinology of the menopausal transition: a cross-sectional study of a population-based sample. J Clin Endocrinol Metab. 1995;80(12):3537–45.
15. La Marca A, et al. Anti-Mullerian hormone (AMH) as a predictive marker in assisted reproductive technology (ART). Hum Reprod Update. 2010;16(2):113–30.
16. Tsepelidis S, et al. Stable serum levels of anti-Mullerian hormone during the menstrual cycle: a prospective study in normo-ovulatory women. Hum Reprod. 2007;22(7):1837–40.
17. van Rooij IA, et al. Serum antimullerian hormone levels best reflect the reproductive decline with age in normal women with proven fertility: a longitudinal study. Fertil Steril. 2005;83(4):979–87.
18. Broer SL, et al. Anti-mullerian hormone predicts menopause: a long-term follow-up study in normoovulatory women. J Clin Endocrinol Metab. 2011;96(8):2532–9.
19. Hagen CP, et al. Serum levels of anti-Mullerian hormone as a marker of ovarian function in 926 healthy females from birth to adulthood and in 172 Turner syndrome patients. J Clin Endocrinol Metab. 2010;95(11):5003–10.

20. Kelsey TW, et al. A validated model of serum anti-Mullerian hormone from conception to menopause. PLoS One. 2011;6(7):e22024.

21. van Beek RD, et al. Anti-Mullerian hormone is a sensitive serum marker for gonadal function in women treated for Hodgkin's lymphoma during childhood. J Clin Endocrinol Metab. 2007;92(10):3869–74.

22. Lie Fong S, et al. Assessment of ovarian reserve in adult childhood cancer survivors using anti-Mullerian hormone. Hum Reprod. 2009;24(4):982–90.

23. Dillon KE, et al. Pretreatment antimullerian hormone levels determine rate of posttherapy ovarian reserve recovery: acute changes in ovarian reserve during and after chemotherapy. Fertil Steril. 2013;99(2):477–83.

24. Su HI. Measuring ovarian function in young cancer survivors. Minerva Endocrinol. 2010;35(4):259–70.

25. Anders C, et al. A pilot study of predictive markers of chemotherapy-related amenorrhea among premenopausal women with early stage breast cancer. Cancer Invest. 2008;26(3):286–95.

26. Birch Petersen K, et al. Ovarian reserve assessment in users of oral contraception seeking fertility advice on their reproductive lifespan. Hum Reprod. 2015;30(10):2364–75.

27. Bath LE, et al. Depletion of ovarian reserve in young women after treatment for cancer in childhood: detection by anti-Mullerian hormone, inhibin B and ovarian ultrasound. Hum Reprod. 2003;18(11):2368–74.

28. Larsen EC, et al. Reduced ovarian function in long-term survivors of radiation- and chemotherapy-treated childhood cancer. J Clin Endocrinol Metab. 2003;88(11):5307–14.

第4章 青少年肿瘤患者的避孕和月经抑制

Janie Benoit，Holly Hoefgen

曾 桢 译 张 岩 审校

　　根据 2013 年国家（美国）青年危险行为调查[1]，47％的美国高中生承认有过性行为，在这些年轻人中，14％没有采用避孕手段[1]。在肿瘤治疗过程中的意外妊娠可能导致治疗延迟、致畸因素暴露和（或）妊娠中止[2]。对于许多患者而言，意外妊娠带来的是不可接受的健康风险。因此，早期、开放的关于避孕需求与选择的讨论是对青少年和青年（adolescent and young adult，AYA）肿瘤患者的关爱，十分必要。对于医生和患者两方面而言，选择避孕方法需要考虑到很多相关因素。我们必须考虑每种方法的有效性和安全性，以及避孕方法是否适合每名患者的生活方式，包括技术、社会和宗教因素。在青少年肿瘤患者中，这些因素会很快混合在一起。从医学角度来讲，这些患者由于其所患疾病和与恶性肿瘤相关的血栓性疾病的风险增加，而面临更大的挑战。每名患者都应进行关于避孕策略有效性和安全性的周密讨论。在肿瘤治疗期间的避孕药物的额外好处（或者替代性应用）是可以减少月经或抑制月经来潮，对于血细胞数量低、月经过多和（或）有骨髓抑制风险的患者，这种效应尤为重要。另外，每个社会情境都是独特的，我们必须谨记，要确保给寻求性健康咨询和避孕的青少年患者保密。

　　美国疾病控制预防中心（The Centers for Disease Control and Prevention，CDC）根据世界卫生组织（World Health Organization，WHO）指南制定了美国避孕药具应用的医疗资格标准（Medical Eligibility Criteria，MEC）2010[3]（2011 年和 2012 年进行了更新），以供健康护理提供者参考。可以从 CDC 网站的生殖健康部分（见附录）获得其全文（www.cdc.gov/reproductivehealth/UnintendedPregnancy/ USMEC.htm）。美国 MEC 将众多的医疗情境下的避孕方法划分成四类[3]。

避孕方法选择的医学分类
1. 应用该避孕方法没有限制
2. 应用该避孕方法的益处超过理论上或已证实的风险
3. 应用该避孕方法理论上或已证实的风险超过其益处
4. 应用该避孕方法存在不可接受的健康风险

需单独列举的肿瘤仅包括卵巢癌、宫颈癌、乳腺癌、滋养细胞肿瘤和肝癌。但是需要特别指出，深静脉血栓/肺栓塞的高危人群中有一个特殊名称，专指活跃期癌症（转移性、治疗中、临床缓解 6 个月内，除外非黑色素瘤的皮肤恶性肿瘤），这对于肿瘤患者也非常重要。

WHO 也根据避孕效果将避孕方法分为了四级[4]：

第一级（最有效）：绝育术、皮埋、宫内节育器（IUD）

第二级：长效醋酸甲羟孕酮（DMPA）、激素联合应用

第三级：屏障避孕

第四级：行为避孕

下面我们将概述各种可用避孕方法以及其有效性、安全性、应用的舒适度和常见的副作用，也指出肿瘤人群需特殊关注之处（见表 4.1）。

避孕

1. 行为方法

（1）禁欲：禁欲是一项在生命所有阶段广泛应用并且安全的避孕措施，对于那些没有准备好接受性关系的青年患者尤其如此。但是，单纯禁欲对于那些推迟首次性行为的人不够有效，并且对已经性活跃的青年人而言并不能降低性行为的风险[5]。综合性教育可以明显降低十几岁青少年的妊娠率，提高首次性行为年龄，显著增加首次性行为应用避孕措施的可能性[5-7]。此外，参加了综合性教育项目的女性更倾向于选择更适合自己年龄的性伴侣，不易使第一次性交作为一项非意愿性事件发生，更容易和她们第一次性行为的伴侣产生更健康的伙伴关系。性教育并不会提早第一次性行为的发生时间[5]。因此，尽管鼓励患者继续将禁欲作为避孕方式，性健康依然是讨论部分之一。

表 4.1　避孕选择

分类	避孕方法	药物名称	应用失败率[a](%) 最佳应用	应用失败率[a](%) 通常应用	连续应用一年(%)	不良反应	肿瘤特异事件/禁忌证
行为避孕	几乎没有/从不避孕		0	0~85			这些方法对在接受肿瘤治疗的患者来讲基本无效，咨询应着重建议采用更有效的方法
	安全期		3~5	24	47		
	体外射精		4	22	46		
屏障避孕	男用避孕套		2	18	43	可能有乳胶或杀精剂过敏	建议性活跃的急性淋巴细胞白血病青少年和青年患者，应用避孕套避孕，以降低 STI 风险
	女用避孕套		5	21	41		
	隔膜		6	12	57		隔膜可作为激素敏感肿瘤且不能用含铜 IUD 的患者的避孕选择
雌、孕激素避孕	药片	Lutera, Levora, Yaz, Sprintec, Ortho-Cyclen…	0.3	9	67	增加 VTE 风险 恶心/呕吐	对骨健康有好处 因 VTE 风险增加，如果有可能，癌症患者应避免使用
	透皮贴剂	Xulane, Ortho Evra	0.3	9	67	血清 EE 水平比 35EE COC 高 VTE 的风险与 35EE COC 风险相似 一过性皮肤反应 比 COC 有更多的早期突破性出血	对骨健康有好处 对健康有好处 不推荐于体重>90 kg 者
	经阴道环	Nuva 环	0.3	9	67	血清 EE 水平比大部分 COC 低 头痛 阴道潮湿	对骨健康有积极作用 对健康可能没有作用

表4.1 避孕选择（续表）

分类	避孕方法	药物名称	应用失败率[a](%) 最佳应用	应用失败率[a](%) 通常应用	连续应用一年(%)	不良反应	肿瘤特异事件/禁忌证
短效或中效孕酮	只含孕酮的药片	炔诺酮（Ortho Micronor）	0.3	9	67	突破性出血 头痛 恶心 乳房触痛 痤疮	
	可注射孕酮	长效醋酸甲羟孕酮（DMPA）（Depo-Provera）	0.2	6	56	不规则阴道出血 闭经 体重增加 骨密度短暂下降	如果患者接受会导致估量减少/骨质疏松的治疗，则不推荐使用
孕激素为基础的LARC	孕激素皮埋	Implanon Nexplanon	0.05	0.05	84	可能导致不可预计的阴道出血	不规则出血，可能不是贫血患者的最佳选择
	LNG IUD	Mirena Skyla	0.2	0.2	80	可能闭经	用于治疗子宫内膜增生和低级别子宫内膜癌 部分应用他莫昔芬的乳腺癌患者可以考虑使用
无激素LARC	含铜IUD	ParaGard	0.8	0.6	78	可能增加月经量	乳腺癌患者的一线选择 如果贫血则不推荐使用
紧急避孕	COC、LNG、乌立妥、含铜IUD	Yuzpe法、方案B/次选 Ella ParaGard			NA	恶心/呕吐、不规则阴道出血。有些患者出现乳房触痛、腹痛、头晕、头疼、疲乏	风险不高于紧急避孕的好处

a 在第一年应用时非意愿性妊娠的女性百分比。
IUD. 宫内节育器；VTE. 静脉血栓栓塞；COC. 复合口服避孕药；EE. 炔雌醇；STI. 性传播感染；LARC. 长效可逆避孕方法；LNG. 左炔诺孕酮；NA. 不适用

（2）非性交性行为：非性交性行为包括互相手淫、口交和肛交，是性欲的常见表现。美国国家家庭成长调查（The National Survey of Family Growth）发现，15～19 岁的女性中有 45％对异性性伴侣有口交行为，这些数据在过去的 20 年间保持稳定。与口交、阴道性交相比（90％的 25 岁以内的男性及女性有过），肛交比例更低（15～19 岁女性青少年中概率为 10％），并且后者开始时间更晚。非性交性行为与性交性行为常同时存在。青少年中口交的比例在开始阴道性交后的 6 个月后会显著上升，提示常常在同一时期和同一性伴开始这两种性行为。尽管严格的非性交性行为妊娠的风险非常小，但考虑到这种关联，也应进行避孕讨论。性传播感染（Sexually transmitted infections，STI）包括 HIV、HSV、HPV、肝炎病毒、梅毒、淋病和衣原体，可通过非性交性行为传播，强烈建议患者接受安全性行为的咨询[8]。

（3）性交中断/体外射精法：该方法为在射精前将阴茎从阴道内拔出并移开外阴。由于被广泛应用，在此单独讨论这种方法。55％的 15～19 岁青少年女性曾用过此法避孕[9]。这种方法的失败率非常高（常规应用失败率 22％），并且此方法不能预防 STI[9]。

2. 屏障避孕法

（1）男用避孕套：男用避孕套作为一种物理隔膜起到避孕作用，它覆盖住阴茎并阻止精液进入阴道。2013 年 YRBS 的数据显示，41％的美国高中生在前次性交中未用避孕套[1]。应该鼓励所有性活跃的青少年规律使用避孕套以预防包括 HIV 在内的 STI，并提高避孕效果。在一般人群中，应用避孕套总的避孕失败率为 2％。尽管如此，常规使用单独的男用避孕套的避孕失败率为 18％[9]。因此，在咨询中应推荐患者选择更可靠的避孕方式作为一线选择。

（2）阴道隔膜屏障/杀精剂

1）女用避孕套：女用避孕套是一种两端各有一个环的松软的聚氨酯膜。应用时一个环放置在阴道内，另一个环放置在阴道口外。这类工具可在药店买到。避孕效果很差，一般人群常规应用的避孕失败率是 21％[9]。

2）阴道隔膜：阴道隔膜是圆顶形的有弹性的橡胶杯。圆顶上涂抹杀精剂，在性交前将杯放入阴道内，环的后缘放置在后穹窿，前缘放置在耻骨后方，圆顶覆盖宫颈。隔膜必须经过医生决定型号并处方。一旦放置，隔膜可提供 6 h 的避孕效果而不需要增加杀精剂。性交后，阴道隔膜应放置在原位至少 6 h，但不超过 24 h，放置超过 24 h 可能会出现非常少见的中毒性休克综合征。阴道隔膜的避孕效果也不佳，常规使用失败率为12％。尽管如此，如果患者罹患激素敏感的肿瘤、反感或对含铜节育器（IUD）有禁忌，阴道隔膜也可作为一个好选择[9]。

（3）杀精剂：杀精胶体、膏体或者泡沫可以结合阴道隔膜应用，也可以单独用于避孕。杀精剂栓可以单独应用或与避孕套联合应用。但是在一般人群中效果不佳，单独常规应用的失败率为28％[9]。正确应用困难、避孕失败率高，故而普通情况下不推荐青少年人群选用该种避孕方法。但在选用阴道隔膜的患者人群中可联合应用。

3. 含雌激素避孕剂　目前雌、孕激素复合避孕药的选择有口服避孕药、透皮贴剂和阴道环（PPR）。应用复合激素的好处不仅仅是避孕，还可调整月经周期，治疗月经过多、痛经，以及痤疮和盆腔痛[10]。有研究表明，绝经前期女性应用可增加骨量。该方法能降低内膜癌、卵巢癌和结肠癌的风险，现代的药物配方不会增加乳腺癌的风险[11]。作为一类，所有以雌激素为基础的避孕药的疗效都属于第二类，常规使用第一年避孕失败率为9％。这些方法1年的延续率也相同，为67％[9]。

这类避孕方法会增加静脉血栓栓塞（VTE）的风险，风险与雌激素的剂量及用药时长相关。尽管VTE的相对风险增加，但是对于个体来讲其绝对风险低，因为在常规应用这种避孕方法的健康年轻女性中发生血栓是一个罕见事件。但如果不能仔细评估患者，则该方法会造成VTE高风险[9]。

由于深静脉血栓（DVT）/VTE风险升高，对于MEC特别列出的恶性疾病（包括活动期癌症或在临床缓解6个月内，除外非黑色素皮肤癌、现症乳腺癌和恶性肝肿瘤）患者，PPR被划归为第四类避孕方法（不可接受的风险）。对于滋养细胞疾病患者，此类方法划归为第一类；对于等待治疗的宫颈癌患者，此类方法为第二类。将患者所有医学情况都纳入考虑的范围十分重要，例如肥胖、高脂血症、糖尿病，有慢性疾病史的孩子可能存在肝、肾衰竭。类似地，需要重点关注的是，有复杂性实体器官移植的患者不适合使用雌激素（第四类）。非复杂的移植患者，含雌激素的避孕方法可划归为第二类。

（1）口服药：复合雌、孕激素口服避孕药（COC）有多种配方。医患应该根据患者的临床情况、病史和患者的偏好选择口服避孕药。所有配方避孕的基本机制相同，包括抑制排卵和卵泡形成以及增加宫颈分泌物的黏稠度。COC需要每天服用，根据选择的周期模式每21～90天有4～7天不用药间隔进行撤退性出血。青少年流行使用。19％的性活跃美国高中生承认上一次性生活前选择 COC 作为避孕方法[1]。但在这个年龄人群中用药依从性及是否持续用药仍具有挑战性。

（2）贴剂：避孕透皮贴剂是一种含 6 mg 诺孕曲明（诺孕酯的代谢活性物）及 0.75 mg 炔雌醇（ethinyl estradiol，EE）的有弹性薄片。这种贴剂每天释放 150 μg 诺孕曲明和 20 μg EE。这种贴剂应用状态下血清 EE 的水平高于常规口服 35 μg EE COC 剂型，但其 VTE 的风险与 35EE/诺孕酯口服避孕药的风险一致。这种贴剂可贴在一侧臀部、上臂、下腹或者身体上半部，每 3 周更换一次。第 4 周无药间期月经来潮。它避孕的机制与口服避孕药一致。在一些研究中，这种贴剂的可持续应用性及正确应用率都优于口服避孕药，不过两种药物总体的持续应用率和避孕失败率相同。应用贴剂的患者可能会有一过性皮肤反应，并且比口服避孕药有更多的初始突破性出血，但后者随着后续的使用可以改善。体重大于 90 kg 的患者应用贴剂，妊娠风险增加[9]。

（3）避孕环：有一种柔软的透明弹性环，每天释放 120 μg 依托孕烯（去氧孕烯的主要代谢产物）和 15 μgEE。尽管有几例应用阴道环发生 VTE 的报道，但环使用者血清 EE 的浓度是使用 35 EE COC 及避孕贴剂者的 1/3～1/2。有研究表明，含孕酮的环增加 VTE 的风险。可能由于雌激素释放量低，研究结果显示，即使应用此类环 24 个月，也不能提高骨密度[9]。

该环放置在阴道内，每 28 天更换一次，最后 7 天不用环，出现撤退性出血。避孕的机制主要是抑制排卵，与口服避孕药类似。理论上说，每月应用一次可以提高患者的依从性和提高方法应用的成功率。在随机比较研究中，环与 COC 的应用依从性和持续应用率相似。即使在开始的几个周期，阴道环对周期的控制也非常完美，移除长达 3 h 也不影响效果，并且使用卫生棉条或在性交过程中使用也是安全的。最常报道的副作用是头痛和阴道潮湿[9]。

4. 仅含孕酮的避孕药　所有仅含孕酮的避孕药都被批准用于深静脉血栓和肺栓塞（DVT/PE）高风险患者，例如活动期恶性肿瘤或有恶性肿瘤史的患者（MEC 分类为第二类）。它们不会增加高血压或心血管疾病风险。另一个额外的好处在于可以减少月经量或者抑制月经，其效果取决于应用的具体药物。以孕激素为基础的避孕药仅有的绝对禁忌证是妊娠和激素依赖的乳腺癌个人史。仅含孕激素的避孕药可以是口服药、注射药物或者植入物。其避孕的机制是增加宫颈黏液的黏稠度、抑制排卵和使内膜变薄。

（1）仅含孕激素的口服药片（炔诺酮 35 μg）：仅含孕酮的药片必须在每天同一时间服用。这种药疗效依靠规律服用，普通人群常规使用这种避孕方法的失败率是 9%[12]。效果极度依靠严格服药的依从性，每天同一时间服药或者每天服药时间差在 3 h 以内，使得该方法在青少年人群中显得不那么合适。高达 10% 的使用者在应用 1 年之后会闭经[13]。副作用很少见，包括突破性出血、头痛、恶心、痤疮和乳房触痛。这些风险很小[9]。

（2）注射避孕（长效醋酸甲羟孕酮，depot medroxyprogesterone acetate，DMPA）：DMPA 最常用的方法是 150 mg 肌内注射，每 12 周注射一次。另外也可以 104 mg 皮下注射，用药间隔相同[9]。其效果取决于患者应用的依从性，普通人群常规应用的避孕失败率为 3%～6%[8,12]。接近 50% 的应用者在 1 年应用后出现闭经。副作用包括开始应用时突破性出血、体重增加、头痛、恶心、乳房触痛、痤疮和情绪障碍[9,14]。

在 2004 年，FDA "黑盒子警告" 表明，长时间应用 DMPA 会显著降低骨密度（bone mineral density，BMD）。该事件后，WHO 专家回顾研究表明，DMPA 可能导致用药期间可逆性的 BMD 下降，但并未被证实会增加骨折的风险[15]。美国妇产科学会发布了委员会意见，指出健康保健提供者应该告知启用或继续使用 DMPA 的女性或青少年 DMPA 的益处和风险，并应讨论 FDA 的 "黑盒子警告"。尽管如此，DMPA 对 BMD 的影响不应成为选用 DMPA 的禁忌或应用 2 年后不让患者继续使用的原因。青少年和青年选用 DMPA 不需要常规进行 DXA 扫描或补充雌激素。不过长效可逆避孕方法（long-acting reversible contraception，LARC）有效且对 BMD 没有影响，应该予以讨论、推荐[12]。

平均来讲，应用 DMPA 的患者每年体重增加不超过 2 kg[16]。但对于特定人群，例如肥胖或久坐人群，应用 DMPA 后体重增长的风险更高[17-18]。

（3）长效可逆避孕方法（LARC）：LARC 避孕效果最佳，失败率小于 1%。2014 年 9 月，美国儿科学会（AAP）发布了一项新推荐，表明对于不能禁欲的青少年，LARC 是一线推荐的避孕方法。其用于青少年的安全性与有效性已经得到很好的证实，这类方法可推荐给十几岁的青少年[19]。

LARC 包括宫内节育器（IUD）和避孕植入剂。在避孕选择（Contraceptive CHOICE）项目中，给参加者讲解并提供所有的避孕方法，并且在 2～3 年的项目工程中均免费提供。75% 的该项目参加者选择的是

LARC。令人震惊的是，同期全国选用 LARC 的平均比例仅为 8.5%[20]。青少年选择 LARC 的比例与成年人的比例相似（69%～71%），但是更年轻的青少年人群更倾向于选择依托孕烯植入系统避孕[21]。最近一项对 CHOICE 项目的分析，评价了十几岁青少年以及年轻女性中避孕方法的持续应用情况，在这些人群中，LARC 的持续应用性和满意度都很高，这与年纪更大的成年人群相似[22-23]。也有研究表明，青少年人群中 LARC 方法的继续应用率比其他非 LARC 方法更高[24]。在十几岁人群及年轻女性中 LARC 方法的继续应用率为 81%[23]。但是性活跃的高中学生们报告她们自己或者她们性伴侣持续应用 LARC 避孕装置的比例仅有 1.6%[1]。

1）避孕植入剂：皮下埋植棒，目前市面上销售的名为 Nexplanon，长 4 cm、直径 2 mm，可持续释放依托孕烯。目前证明它可持续提供 3 年的避孕保护。这个装置由医生或有执照的专业人员在局部麻醉下通过一个简单的操作植入上臂表浅位置[25]。操作的风险很小，可能出现出血、血肿和感染。皮下埋植棒的主要副作用包括不规则的、非预计性阴道出血（50%）、痤疮（12%）、头痛（16%）、体重增加（12%）和情绪紊乱（6%）。大约有 11% 的患者会在 1 年后出现闭经[26]。移除需要局部麻醉下第二次小切口的小手术，风险与植入相似。当触诊不能触及植入棒、植入物断裂或皮下组织包裹装置时移除可能出现困难。

一项研究表明，在应用 1 年后继续使用率高于 80%[23]。其他研究表明平均停止使用率高于 35%，持续的不规则阴道出血是不继续应用最常见的原因[26]。

2）左炔诺孕酮 IUD：该装置最常见的市售产品名为曼月乐（Mirena），是一种含 52 mg 左炔诺孕酮的 T 型节育器。应用窥器、导入器通过宫颈将该器械置入宫腔。多数情况下，这是一项非常简单的门诊操作。左炔诺孕酮（Levonorgestrel，LNG）起始以 20 μg/d 的速度持续释放药物，之后在目前批准的 5 年应用期间降至 10～14 μg/d[9]。主要的风险是节育器移位（6%）[23]，在放置 20 天后盆腔炎性疾病（pelvic inflammatory disease，PID）的发病率轻微升高（1%），以及子宫穿孔（1/1000）[27-28]。重点申明，鼓励在十几岁孩子中应用 IUD，IUD 不增加其罹患 PID、STI 和不孕症的风险。应在所有 STI 高危女性（包括青少年）中进行宫颈衣原体和淋病的筛查。LNG 宫内节育器的副作用很小，包括不规则阴道出血、痤疮、头痛和情绪障碍。其他好处包括减少月经量（出血量减少高达 90%）或抑制月经（50% 的应用 24 个月的患者），减轻痛经和盆腔痛，降低子宫内膜癌的发病率。在肿瘤相关免疫缺陷的患者中应用或不能应用 IUD 的证据有限。而 CDC 和 WHO 均支持 IUD 的应用，并且证实在其他免疫缺陷患者中应用安全[12]。

低剂量的左炔诺孕酮 IUD 于 2013 年在美国上市（商品名为 Skyla）。这种节育器含 13.5 mg 的左炔诺孕酮，起始释放速度为 14 $\mu g/d$，在获批的 3 年使用期内释放速度为 5 $\mu g/d$。它的尺寸和直径更小，理论上更适合子宫腔小或宫颈狭窄的人群放置。与高剂量相比，低剂量左炔诺孕酮 IUD 目前没有被批准用于治疗月经过多，且造成闭经的比例更低（13% $vs.$ 24%）[29]。

总体来说，左炔诺孕酮 IUD 控制生育有效性高，有益且安全。非性活跃的青少年和年轻人通常可以耐受门诊放置。如患者不能耐受门诊手术，例如有特殊需求的患者，可全身麻醉下放置。在我们的实践中，如果存在其他需要麻醉的情况（例如中心静脉置管或活检），则可以与 IUD 放置一同在麻醉下进行。当然，单独的 IUD 放置也可安排麻醉。

5. 非激素 LARC　含铜 IUD。美国的市售含铜 IUD 为 Copper T 380A（ParaGard），可以放置 10 年。这是唯一的高效非激素避孕方法，正确使用下失败率小于 1%[9]。在美国以外的其他国家有其他类型的含铜 IUD，例如在加拿大有 Mona Lisa N、Mona Lisa 5、Mona Lisa 10，其有效期分别为 3、5、10 年。

Copper T 380A 是一种 T 形节育器，在两横臂及中间纵臂上包绕铜丝。窥器暴露下，放置器经宫颈将该节育器置入宫腔。在大部分情况下，这是一个简单的门诊小手术。所有 STI 高危女性（包括青少年）放置前应筛查宫颈衣原体及淋病。含铜 IUD 的作用机制包括宫内局部炎症反应，对精子和卵子产生环境毒性，降低精子的活动能力及存活力，阻止受精和胚胎着床[9]。主要的副作用是不规则突破性出血、月经量增加（达 50%）和痛经，这些副作用可随放置时间延长而有所改善。该方法的主要好处是避孕效果可靠且能迅速恢复生育。主要的风险是子宫穿孔（1/1000）[27]，节育器脱落（5%），以及在放置 20 天内增加盆腔感染的风险。含铜 IUD 已被批准在青少年中应用，并已证实安全。在肿瘤人群中应用还有其他好处，对于激素依赖的恶性肿瘤，含铜 IUD 是安全可靠的避孕方法。

6. 紧急避孕　紧急避孕（emergency contraception，EC）的避孕机制并不唯一[30]，与所处的月经周期以及应用何种避孕方法相关。EC 方法的选择包括高剂量的复合口服避孕药（Yuzpe 法），单剂或多剂孕酮法

（左炔诺孕酮或乌立妥），或者放置含铜 IUD。特定的方法描述见表 4.2[31]，在性交 0～72 h 内最有效，5 天内也有一定效果[30]。根据美国 MEC，综合考虑妊娠的合并症和并发症以及 EC 仅短期应用，绝对不存在应用 EC 风险大于益处的情况。因此，对于青少年肿瘤患者，该选择应总是予以考虑及讨论。考虑到无保护性交后有效避孕的紧急时限，应该在真正需要前就予以必要的讨论，例如在一般的性健康讨论中进行。已经发现青少年应用 EC 的一些障碍，包括 EC 方法的一般知识，药物的使用和安全性的理解，以及费用。进一步的障碍是难以从供应商和药房获得药物，这些工作人员可能不被批准或不了解 EC 在年轻患者中应用的相关法律[32]。了解自己所在州对 EC 和青少年开药的确切法律非常重要（http：//www.guttmacher.org/statecenter/spib_EC.pdf）。

表 4.2 紧急避孕治疗方案

方法	剂量	有效性
雌激素+孕激素（Yuzpe 方案）	每剂含 100～120 μg 炔雌醇及 500～600 μg 左炔诺孕酮，间隔 12 h，两次用药	避孕率 47%～89%
左炔诺孕酮	0.75 mg，间隔 12 h 两次用药，或 1.5 mg 单剂	避孕率 59%～94%
乌立妥	口服 30 mg 一次	避孕率 98%～99%
含铜 IUD	性交后 120 h 内置入	至少 99%

肿瘤生存者

一般情况下，青少年和青年肿瘤患者的医护中心并不常规与患者家长谈及性健康，因此，患者对于可选择的避孕方法及其利弊所知甚少。甚至连该人群中非意愿妊娠的数据也没有，我们确实知道 15～30 岁的这些生存者比他们的同龄人更可能选择终止妊娠。无瘤时间大于 6 个月，同时没有胸壁放疗、激素介导肿瘤、贫血、骨质疏松及 VTE 的患者，上述避孕方法都可以采用。有胸壁放疗史的患者乳腺癌的发病率高，不建议使用含外源激素的避孕方法，因而含铜 IUD 应该是这些患者避孕的首选。但由于一般人群中并没有显示乳腺癌风险升高，故有一些医生允许选择现代激素避孕。总之，青少年和青年肿瘤人群在诊治全过程中了解性健康观点非常重要，所有的健康保健提供者均应做到在提问到相关问题时至少让人感到舒适[4]。

月经调节及抑制

在肿瘤患者中，抑制月经主要用于预防贫血及血小板减少，也可减少月经相关症状。血小板减少的患者出血风险增加，因此停止月经非常关键。但是根据血小板水平的不同，肌内注射可能由于形成血肿的风险增加而成为禁忌。治疗的总体目标是提高治疗效果且不产生伤害。常见的方案见下文讨论并总结于表 4.3。

根据 WHO，闭经的定义是 90 天没有阴道出血或点滴出血。

GnRH 激动剂

GnRH 激动剂应用的目的是抑制月经，间断注射治疗可达很高的闭经率（73％～97％）[33]。已证实其在年轻女性预防化疗相关骨髓抑制造成严重血小板下降后的中重度出血方面，疗效优于 DMPA[34]。可静脉用药、皮下用药或者肌内注射，根据给药途径，应用频率是 8～12 周一次。我们通常选择每 8～12 周肌内注射 11.25 mg 的长效亮丙瑞林。血小板减少症的替代方案是每天注射静脉用亮丙瑞林，直到血小板升高至肌内注射安全为止。

初次应用 2～3 周后会出现突破性出血，这是由于应用起始阶段 FSH 和 LH 的分泌会增加。大约 2 周后，由于受体下调，会出现性腺功能减退效应。在疾病以及治疗的过程中需要考虑到这种"点火效应（flare effect）"，并制订措施。治疗副作用可能有潮热、失眠、关节疼痛、体重增加和情绪紊乱。GnRH 激动剂最主要的副作用是降低骨密度，以及注射部位局部的挫伤或血肿。应向患者提供反向添加治疗以减轻血管舒缩症状，减少对骨密度的负面影响。反向添加治疗方案包括醋酸炔诺酮每日 5～10 mg 或非常低剂量的雌激素及孕酮。醋酸炔诺酮是一种有雌激素作用的孕酮，已证明具有低剂量雌激素的作用，可预防骨密度降低以及减少血管舒缩症状，并且不增加血栓风险[35-36]。

由于副作用，仅推荐化疗期间和（或）患者因恶性肿瘤本身或治疗引发血细胞计数下降风险升高的情况下，使用 GnRH 激动剂抑制月经。

表 4.3　月经抑制策略

治疗方案	闭经的比例	剂量及频率	副作用简述	其他好处	避孕失败率	风险	禁忌证
GnRh 激动剂（醋酸亮丙瑞林）	73%~96% w* 快速起效	常规用法 11.25 mg IM. 每 8~12 周 也可以每日 SC 或 IV	更年期样综合征（例如潮热）	可能保护卵巢功能	在乳腺癌人群中尚未获批	血肿，骨密度下降	严重的血小板减少不能 IM
口服黄体酮	76% w 高剂量	醋酸炔诺酮 5 mg/d 至 10 mg 一天 2 次	不规则突破性出血	痛经减轻	（在乳腺癌群体中只批准了 Micronor)		妊娠
高剂量（醋酸炔诺酮，甲羟孕酮）低剂量（炔诺酮）	10% w 低剂量	醋酸甲羟孕酮 10 mg/d 至一天 2 次 炔诺酮 0.35 mg/d	体重增加、痤疮、头痛、抑郁	降低子宫内膜癌的风险	常规应用为 8% 严格应用小于 1%		乳腺癌
长效醋酸甲羟孕酮	应用 1 年 50%~60% 应用 2 年 70%	每 12 周 IM 150 mg，每 12 周 SC* 104 mg	初始不规则突破性出血 体重增加、头痛、抑郁	痛经减轻	常规应用 3%~6% 严格应用小于 1%	可逆性骨密度下降	妊娠 乳腺癌
含左炔诺孕酮的 IUD	应用 6~12 个月 50% 应用 5 年 60%	每 5 年放置一次含 52 mg 的左炔诺孕酮 IUD	初始不规则突破性出血 少见：痤疮、头痛	痛经减轻 降低子宫内膜癌的风险	小于 1%	子宫穿孔 放置 20 天后 PID 的发病率增加 IUD 脱落	妊娠 乳腺癌

表 4.3 月经抑制方案（续表）

治疗方案	闭经的比例	剂量及频率	副作用简述	其他好处	避孕失败率	风险	禁忌证
达那唑	高（？）	每天口服 200 mg 至一天 2 次	多毛症、体重增加、痉挛、更年期样综合征		在乳腺癌人群中尚未获批	雄激素引起的不可逆改变	妊娠
连续应用复合激素治疗	变异极大		初始突破性出血	痉挛减少、痛经减轻	常规应用为 8% ~ 9%	DVT，肺栓塞	妊娠
口服药	12 个月应用 88%	每日口服	恶心、乳房触痛	卵巢癌风险降低	严格应用小于 1%		血小板下降，DVT/肺栓塞****/卒中*** 乳腺癌，偏头痛先兆，严重高血压
贴剂		每周更换贴剂		子宫内膜癌风险降低			
阴道环		每个月更换阴道环		卵巢囊肿风险降低			

IM，肌内注射；SC，皮下用药；IV，静脉用药；PID，盆腔炎性疾病；DVT，深静脉血栓。
* 译者注：原文未对 w 的含义做注解，根据原文内容推测应为 SC。
** 译者注：原文为 SQ，查阅应为 SC。
*** 译者注：原文为 EP，查阅文献推测应为 PE，即肺栓塞。
**** 译者注：原文为 EP，查阅文献推测应为 PE，即肺栓塞。

仅含孕激素的口服药

高剂量的仅含孕激素的口服药（progestin-only pills，POP）可用于减少月经量或抑制月经。通常短时间就可达到闭经的目的（1～3 天），该方法非常安全有效。可能的副作用包括痤疮、体重增加、头痛、脂代谢改变和情绪异常。由于需要每天口服药物，治疗是否成功依赖于患者的依从性。有一些高效孕酮口服药可以选择，包括醋酸炔诺酮、醋酸甲羟孕酮、甲地孕酮和达那唑。需要向患者说明药物的副作用。

剂量：

醋酸炔诺酮 5 mg/d 至 10 mg 一天 2 次

醋酸甲羟孕酮 10 mg/d 至一天 2 次

甲地孕酮 80 mg/d

达那唑 200 mg/d 至一天 2 次

低剂量 POP（炔诺酮 0.35 mg）连续给药也可抑制月经。应用低剂量 POP 闭经的比例是 10%[13]，低于高剂量 POP，同时副作用也有所减少。

长效醋酸甲羟孕酮

注射激素避孕是非常流行的节育方式，可用于减少月经量和闭经。应用 1 年的闭经率约为 50%，但是开始应用时不规则阴道出血非常常见[37-38]。注射 DMPA 者有 12% 在第一次注射后 3 个月出现闭经[37]。在一项涉及十几岁青少年的研究中，近 2/3 的 DMPA 使用者赞成使用 DMPA 达到闭经[14]。DMPA 皮下应用和肌内注射闭经率相似[14]。

DMPA 理论上有增加深静脉血栓和肺栓塞的风险，但是在肿瘤活跃期的女性中，其好处通常胜于风险[10]。恶性肿瘤、化疗的患者由于低血细胞计数（包括贫血和血小板下降）风险更高，可能不能耐受起始时的不规则阴道出血。

复合激素避孕方法（口服药、贴剂、环）

复合激素避孕药可以长期应用，不需要无激素间隙。这个方案突破性出血的风险更高。当突破性出血发生后，需要大约停药 5 天以出现撤退性出血。大约 70％ 的女性会在应用 1 年后闭经[39]。

在恶性肿瘤患者中，含雌激素的复合激素避孕药可增加深静脉血栓和肺栓塞风险。另外，需要重视一些恶性肿瘤患者由于病变或者治疗，可能出现恶心、呕吐，复合激素避孕药可能加重这些症状，使得患者停止用药。另外，有许多药物或治疗可能与复合激素避孕药有交互作用，对血清药物或 COC 水平产生影响。

左炔诺孕酮 IUD 用于月经抑制

含 52 mg 的左炔诺孕酮 IUD 可用于减少月经量和抑制月经，但是这一期望的副作用随着时间推移只出现在一部分应用者中。大部分患者出现月经量减少，减少量可高达 90％。连续应用 24 个月后 50％ 的患者出现月经抑制[37]。置入后开始的 3～6 个月可能有轻微的不规则阴道出血。如果患者在诊断恶性肿瘤时已经在应用左炔诺孕酮 IUD 以减少月经量或抑制月经，推荐患者继续应用[38]。

附录：美国避孕药具应用的医疗资格标准

MEC 附录 A 的 PDF 文件

Summary Chart of U.S. Medical Eligibility Criteria for Contraceptive Use

Summary Chart of U.S. Medical Eligibility Criteria for Contraceptive Use

参考文献

1. Brener ND, Kann L, Shanklin S, et al. Methodology of the youth risk behavior surveillance system – 2013. MMWR Recomm Rep (Morbidity and Mortality Weekly Report Recommendations and Reports/Centers for Disease Control). 2013;62(RR-1):1–20.
2. Committee Opinion No. 607: Gynecologic concerns in children and adolescents with cancer. Obstet Gynecol. 2014;124(2 Pt 1):403–8.
3. WHO. Medical eligibility criteria for contraceptive use. 5th ed. Geneva: WHO; 2015. Available at http://apps.who.int/iris/bitstream/10665/172915/1/WHO_RHR_15.07_eng.pdf.
4. Patel A, Schwarz EB. Cancer and contraception. Release date May 2012. SFP Guideline #20121. Contraception. 2012;86(3):191–8.
5. Lindberg LD, Maddow-Zimet I. Consequences of sex education on teen and young adult sexual behaviors and outcomes. J Adolesc Health Off Publ Soc Adolesc Med. 2012;51(4):332–8.
6. Kohler PK, Manhart LE, Lafferty WE. Abstinence-only and comprehensive sex education and the initiation of sexual activity and teen pregnancy. J Adolesc Health Off Publ Soc Adolesc Med. 2008;42(4):344–51.
7. Mueller TE, Gavin LE, Kulkarni A. The association between sex education and youth's engagement in sexual intercourse, age at first intercourse, and birth control use at first sex. J Adolesc Health Off Publ Soc Adolesc Med. 2008;42(1):89–96.
8. Committee Opinion No. 582: addressing health risks of noncoital sexual activity. Obstet Gynecol. 2013;122(6):1378–82.
9. Hatcher RA, Trussell J, Nelson AL, Cates W, Kowal D, Policar MS. Contraceptive technology. 20th ed. Ardent Media Inc., New York, NY 2011.
10. ACOG Practice Bulletin No. 110: noncontraceptive uses of hormonal contraceptives. Obstet Gynecol. 2010;115(1):206–18.
11. Sorensen K, Aksglaede L, Petersen JH, Juul A. Recent changes in pubertal timing in healthy Danish boys: associations with body mass index. J Clin Endocrinol Metab. 2010;95(1):263–70.

12. U.S. Medical Eligibility Criteria for Contraceptive Use, 2010. MMWR Recomm Rep (Morbidity and Mortality Weekly Report Recommendations and Reports/Centers for Disease Control). 2010;59(RR-4):1–86.

13. Black A, Francoeur D, Rowe T, et al. Canadian contraception consensus. J Obstet Gynaecol Can JOGC J Obstet Gynecol Can JOGC. 2004;26(4):347–87. 89–436.

14. Cromer BA, Smith RD, Blair JM, Dwyer J, Brown RT. A prospective study of adolescents who choose among levonorgestrel implant (Norplant), medroxyprogesterone acetate (Depo-Provera), or the combined oral contraceptive pill as contraception. Pediatrics. 1994;94(5):687–94.

15. Committee Opinion No. 602: depot medroxyprogesterone acetate and bone effects. Obstet Gynecol. 2014;123(6):1398–402.

16. Lopez LM, Edelman A, Chen M, Otterness C, Trussell J, Helmerhorst FM. Progestin-only contraceptives: effects on weight. Cochrane Database Syst Rev. 2013;7:CD008815.

17. Bonny AE, Ziegler J, Harvey R, Debanne SM, Secic M, Cromer BA. Weight gain in obese and nonobese adolescent girls initiating depot medroxyprogesterone, oral contraceptive pills, or no hormonal contraceptive method. Arch Pediatr Adolesc Med. 2006;160(1):40–5.

18. Bonny AE, Lange HL, Rogers LK, Gothard DM, Reed MD. A pilot study of depot medroxyprogesterone acetate pharmacokinetics and weight gain in adolescent females. Contraception. 2014;89(5):357–60.

19. Committee Opinion No. 539: adolescents and long-acting reversible contraception: implants and intrauterine devices. Obstet Gynecol. 2012;120(4):983–8.

20. Secura GM, Madden T, McNicholas C, et al. Provision of no-cost, long-acting contraception and teenage pregnancy. N Engl J Med. 2014;371(14):1316–23.

21. Mestad R, Secura G, Allsworth JE, Madden T, Zhao Q, Peipert JF. Acceptance of long-acting reversible contraceptive methods by adolescent participants in the Contraceptive CHOICE Project. Contraception. 2011;84(5):493–8.

22. Eisenberg D, McNicholas C, Peipert JF. Cost as a barrier to long-acting reversible contraceptive (LARC) use in adolescents. J Adolesc Health Off Publ Soc Adolesc Med. 2013; 52(4 Suppl):S59–63.

23. Rosenstock JR, Peipert JF, Madden T, Zhao Q, Secura GM. Continuation of reversible contraception in teenagers and young women. Obstet Gynecol. 2012;120(6):1298–305.

24. Deans EI, Grimes DA. Intrauterine devices for adolescents: a systematic review. Contraception. 2009;79(6):418–23.

25. McNicholas C, Peipert JF. Long-acting reversible contraception for adolescents. Curr Opin Obstet Gynecol. 2012;24(5):293–8.

26. Darney P, Patel A, Rosen K, Shapiro LS, Kaunitz AM. Safety and efficacy of a single-rod etonogestrel implant (Implanon): results from 11 international clinical trials. Fertil Steril. 2009;91(5):1646–53.

27. Heinemann K, Reed S, Moehner S, Do Minh T. Risk of uterine perforation with levonorgestrel-releasing and copper intrauterine devices in the European Active Surveillance Study on Intrauterine Devices. Contraception. 2015;91(4):274–9.

28. Farley TM, Rosenberg MJ, Rowe PJ, Chen JH, Meirik O. Intrauterine devices and pelvic inflammatory disease: an international perspective. Lancet. 1992;339(8796):785–8.

29. Dean G, Goldberg AB. Intrauterine contraception (IUD): overview. 2014. http://www.uptodate.com/contents/intrauterine-contraception-iud-overview?source=search_result&search=Intrauterine+contraception+%28IUD%29%3A+Overview&selectedTitle=1%7E150.

30. ACOG Practice Bulletin No. 112: emergency contraception. Obstet Gynecol. 2010;115(5):1100–9.

31. Zieman M. Emergency contraception. 2014. http://www.uptodate.com/contents/emergency-contraception?source=search_result&search=Emergency+contraception&selectedTitle=1%7E137.

32. ACOG Committee Opinion Number 542: Access to emergency contraception. Obstet Gynecol. 2012;120(5):1250–3.

33. Quaas AM, Ginsburg ES. Prevention and treatment of uterine bleeding in hematologic malignancy. Eur J Obstet Gynecol Reprod Biol. 2007;134(1):3–8.

34. Meirow D, Rabinovici J, Katz D, Or R, Shufaro Y, Ben-Yehuda D. Prevention of severe menorrhagia in oncology patients with treatment-induced thrombocytopenia by luteinizing hormone-releasing hormone agonist and depo-medroxyprogesterone acetate. Cancer. 2006;107(7):1634–41.

35. Friedman AJ, Daly M, Juneau-Norcross M, Gleason R, Rein MS, LeBoff M. Long-term medical therapy for leiomyomata uteri: a prospective, randomized study of leuprolide acetate depot plus either oestrogen-progestin or progestin 'add-back' for 2 years. Hum Reprod. 1994; 9(9):1618–25.

36. Divasta AD, Laufer MR, Gordon CM. Bone density in adolescents treated with a GnRH agonist and add-back therapy for endometriosis. J Pediatr Adolesc Gynecol. 2007;20(5):293–7.

37. Hubacher D, Lopez L, Steiner MJ, Dorflinger L. Menstrual pattern changes from levonorgestrel subdermal implants and DMPA: systematic review and evidence-based comparisons. Contraception. 2009;80(2):113–8.

38. Committee Opinion No. 606: options for prevention and management of heavy menstrual bleeding in adolescent patients undergoing cancer treatment. Obstet Gynecol. 2014;124(2 Pt 1): 397–402.

39. Miller L, Hughes JP. Continuous combination oral contraceptive pills to eliminate withdrawal bleeding: a randomized trial. Obstet Gynecol. 2003;101(4):653–61.

第5章 儿童期、青少年和青年女性癌症生存者的性功能

Terri L. Woodard

史阳阳 译 张岩 审校

问题领域

对于大多数人来说，健康的性功能是整体健康及生活质量的重要组成部分。既往研究表明，个体的性功能和整体健康状态之间呈正相关[1-2]。

癌症及其治疗影响生活的多方面，包括性健康。性功能可能受生理和（或）心理机制的影响。不幸的是，癌症生存者似乎更易被持续或不断恶化的性功能问题困扰[3]。随着癌症生存者数量的不断增长，人们越来越强烈地意识到性健康是生活质量的重要因素之一[4-5]。

目前关于成年癌症患者性功能的文献日益增多，但着重关注青年及儿童癌症生存者性问题的研究却极度匮乏[6]。即便如此，这一问题仍是此类人群的首要关注点。2010 年，LIVESTRONG 项目开展了一项超过3000 名癌症生存者参加的调查，其中超过 30% 的参与者是青少年和青年（adolescent and young adult，AYA）癌症生存者。调查显示性功能和性满意度是三项最受关注的生理指标之一，且 46% 的受访者表示正经历此方面的困扰。遗憾的是，绝大多数癌症生存者（71%）表示他们并未接受过关于性问题的关怀和指导[7]。

尽管大多数儿童癌症生存者并没有表示其性功能存在问题，但确有证据表明这类人群性功能受损风险高。一项调查纳入了 599 名 18～39 岁的青年男女，他们均在 21 岁之前确诊罹患癌症。其中 42.7% 的人表示存在至少一种性功能异常的症状，且女性（21.6）较男性（10.6）具有更高的症状评分[8]。在一项关于儿童期罹患癌症的成年女性生存者的独立

队列研究中发现，与她们健康的姐妹相比，儿童期有癌症史的女性总体性功能较差，尤其是存在明显的性欲降低、性唤醒困难且性满意度较低。存在卵巢功能衰退的癌症生存者和具有正常月经周期的患者相比，其性功能评分较低。更加意外的是，添加激素治疗（如口服避孕药或传统的激素替代治疗）并不能改善其性功能评分[9]。

由于医疗保健提供者致力于最大程度地改善癌症患者的生存体验，因此，明确性功能是如何影响其他生活质量的指标至关重要。儿童期癌症的青年生存者如有性功能障碍，还可能同时存在生理功能下降、一般健康状况较差、易疲乏和精神健康状况较差[10]。此外，性功能障碍还和生活满意度低下以及痛苦情绪相关[8]。

保健障碍

目前，对上述人群进行性关注存在许多障碍，造成极大挑战。性和性行为是敏感的话题，大多数人羞于公开讨论，尤其是对于青年人，他们可能会感到尴尬，同时缺乏对性问题畅所欲言的相关知识和恰当词汇。此外，一些医生对于跟年轻患者讨论性问题也感到不适，因为他们不确定什么是"合适的年龄"，或者说在少数情况下，他们担心进行这样的讨论会冒犯患者[11]。同时，医生时间有限和知识的缺乏也会影响他们关注患者的性问题[12]。

许多年轻人渴望获得关于性健康的知识和性关注。然而，尽管他们代表了尤其脆弱敏感的群体，更容易发生性问题，但大多数人并没有得到他们需要的咨询建议和关爱。在幼年就诊断为癌症并接受治疗的患者可能永远也无法完全认识到他们所接受的治疗是如何影响生殖健康的。因此，医生满怀信心并极具技巧地使他们在合适的年龄段参与到性问题的讨论中来非常重要[13]。

性发育

我们在确定青少年和青年的性功能和性健康时结合其发育背景非常重要。正常的性发育存在个体差异，不仅受年龄的影响，也受文化习俗和个人经历的影响。性发育始于出生时，它既包括随着年龄增长所发生的生理变化，也包括人们所展现出的关于性的信念和行为。

婴儿期和儿童期

在婴儿期，孩童会对他们的生殖器感到好奇，并可能会在私下和（或）公众环境中触摸生殖器。这一行为完全不会被禁止。在童年早期，孩子们依然对自己的身体保有开放的好奇心，并开始对他人身体产生好奇感。随着他们年龄的增长以及与同龄人互动的增多，他们开始逐渐意识到男孩和女孩的"区别"。一般在此时他们开始认识到"性别"的概念并产生稳定的性别认同感。同时，他们也开始提出关于性的问题。

当到了上学的年龄，孩子们在意识到性和性别的同时开始更好地理解社会规范。他们变得更加羞怯并渴望获得更多的隐私，比如更换衣物时。他们依然保持对性的好奇，但却往往不愿与成人谈及此事。在此阶段他们对他人产生性吸引力和性兴趣并不少见。

青春前期

青春期始于青春前期。青春前期的少年当经历身体的生理变化时将产生更加清晰的自我意识。手淫现象更加普遍。尽管通常并没有多少性经验，他们却能清楚地认识到不同类型的性活动以及性取向和性偏好的不同。正是在此时期经常出现"群体约会"，某些人甚至会开始"男女朋友"的交往。虽然他们的性探索和性经验各不相同，但往往包括"彼此亲热"。

青春期

青春期是指从儿童逐渐转变为成人的复杂时期。重要的发育标志包括建立自主权、固化身份和出现性突发事件。尽管个体在这一发展时期的发育和生活经历各不相同，但通常表现为对爱情和性关系产生日益浓厚的兴趣。青少年确实会和伴侣建立情感联系。同时，性行为比如性交在这一时期也会增多。

儿童期癌症生存者的性发育

由于经历癌症所带来的医疗和社会心理的巨大挑战，与同龄人相比，儿童期罹患癌症的青年生存者可能并未达到同等程度的性发育水平。例如，癌症的治疗可能导致青春期发育迟缓，主要表现为生理成熟的迟滞或缺失。当一名女性患者的疾病导致她和同龄人隔绝且丧失正常的发育经历时，她将无法很好地建立性心理的认同感，且失去建立浪漫两性关系的机会。因此，她将没有足够的机会去学习和接纳正常健康的性行为。

与同龄人相比，儿童期癌症的生存者约会和开始社会交往的时间延迟[14]。他们不仅倾向于晚婚[15-17]，而且不同于其兄弟姐妹，更加倾向于选择不婚[9]。他们发生初次性交的时间较晚[14,18-19]，且普遍性不活跃。他们也经常表示在性经历中不甚满意[14]。

性功能障碍的高危因素

在儿童期癌症生存者中，由于性发育的变化会影响性功能，多项研究试图寻找导致性功能障碍的特殊高危因素。已经证实在这类人群中，年龄较大、女性以及存在健康问题是性功能障碍的相关因素[8]。一项独立研究发现，性功能低下的危险因素包括评价性功能时年龄较大、较年轻时发现卵巢早衰、曾行头颅放射治疗以及在青春期诊断为癌症等[9]。

癌症治疗对性功能的长期影响和后期效应

癌症及其治疗可能对性功能产生长期而深远的影响。这些影响可能由生理因素或社会心理因素所导致，但绝大多数是二者共同作用的结果[20]。

生理影响

癌症的治疗方法，如外科手术、化疗、放疗和激素治疗会引起激素、血管和（或）神经的改变，从而影响性功能[20]。化疗（尤其是烷化剂）、外科手术（双侧卵巢切除术）和腹部/盆腔放疗均可导致原发性性腺功能减退（卵巢功能衰竭），而卵巢功能衰竭将导致低雌激素血症。如果癌症生存者在青春期前发生卵巢功能衰竭，将不会出现青春期的发育。在这种情况下，必须采用激素替代治疗以提升其成年身高和促进第二性征的正常发育。如果卵巢功能衰竭发生于青春期后，低雌激素血症将引起更年期症状，如潮热和阴道干涩。

患者接受颅脑放疗会影响下丘脑-垂体轴，可能发生中枢性性腺功能减退。因此，垂体将不再释放调控卵巢功能的促性腺激素（FSH 和 LH）。在这种情况下，患者也会出现青春期不发育，可以通过促性腺激素和（或）性激素替代来治疗。与此相反，包括下丘脑在内的颅脑放疗可能导致下丘脑-垂体-性腺轴的过早激活，从而引起性早熟。

影响外阴和阴道的外科手术可能引起阴道干涩、感觉变化和疼痛。盆腔放疗经常会导致血流量减少，从而引起阴道狭窄、阴道瘘等并发症[21]。接受这些治疗的癌症生存者可能会发生感觉减退、疼痛、性交后出血和阴道插入困难。盆腔手术和放疗都会导致盆腔神经损伤，引起盆腔肌肉功能下降，患者可能出现性交不适、尿失禁和（或）便失禁。接受造血干细胞移植的患者可能会发生阴道的移植物抗宿主反应，与阴道干涩、变短和疼痛均有一定关系[22]。

社会心理影响

性功能也受心理和社会因素的影响。诊断为癌症是人生中的巨大变故，对患者生活和心理的挑战往往超越了医疗结局。确诊癌症后的悲伤、抑郁或焦虑将对女性的性功能造成负面影响。研究显示，癌症治疗导致的身体缺陷（如乳房切除[23]、存在造口[24]）和脱发[25]与大多数癌症生存者的悲伤情绪以及生活质量下降相关，但似乎对儿童期癌症生存者的影响较小[26]。然而，这些生理上的改变会对身体形象和自尊心造成负面影响，从而使癌症患者在性活动和（或）性关系中的自信心下降。癌症相关的不育同样影响性健康。女性往往认为她可能会因为不能生育子女而遭到未来伴侣的拒绝，所以不愿追求和（或）维持一段爱情关系。

社会影响

个人社会关系也会受到癌症及其治疗的影响。青年癌症患者经常会感到被疏远和隔绝，他们会尽量避免约会和外出。如果癌症患者不能够和同龄人一样紧随时代的发展并知晓社会重大事件，他们的友谊也会日渐衰落。此外，由于伴侣的角色延伸为一名照顾者，浪漫爱情关系的表现也经常发生变化。癌症患者本人和她的伴侣恐怕都不能将她完全视为性的存在。最后，癌症及其治疗对经济状况的影响也会成为影响癌症患者性功能的额外刺激因素。

女性性功能障碍

由于儿童期和青春期癌症的女性生存者是发生性问题的高危人群，对她们进行女性性功能障碍（female sexual dysfunction，FSD）的筛查非常重要。准确诊断非常关键，这样才能进行恰当的治疗。

只有当性方面的不适主诉符合美国精神病学协会诊断和统计手册（American Psychiatric Association's Diagnostic and Statistical Manual，DSM）[27]中性功能障碍的标准并导致患者明显的困扰，才能被诊断为性功能障碍。最新出版的《精神障碍诊断和统计手册》（第 5 版）（Diagnostic and Statistical Manual of Mental Disorders，5th edition，DSM-5）建立了新的诊断分类，包括女性性兴趣/性唤起障碍（female sexual interest/arousal disorder，FSIAD）、女性性高潮障碍和生殖器-盆腔疼痛/插入障碍（genito-pelvic pain/penetration disorder，GPPPD）（表 5.1）。DSM-5 标准应该和临床问诊获得的详细信息、体格检查以及有意义的实验室检测指标一起，用于确立女性性功能障碍的诊断以及探查病因。

表 5.1　DSM-5 对女性性功能障碍的分类

性功能障碍	诊断标准
女性性高潮障碍（FOD）	（1）性高潮明显延迟、性高潮频率明显减少或性高潮缺失和（或）（2）性高潮感觉的强度明显减弱
女性性兴趣/性唤起障碍（FSIAD）	至少需要具备以下表现中的 3 项（任意组合）：（1）对于性活动的兴趣减少或缺失；（2）性欲望或性幻想减少或缺失；（3）从不主动开始性活动或主动开始性活动的次数减少，同时也不愿接受伴侣的性要求；（4）在几乎所有（75%～100%）的性活动中性兴奋或性愉悦减少或缺失；（5）对任何内部或外界的性暗示（如言语的、视觉的）很少有或缺乏性兴趣/性唤起的反应；（6）在几乎所有（75%～100%）的性接触中，发生性活动时生殖器或非生殖器的感觉减少或缺失
生殖器-盆腔疼痛/插入障碍（GPPPD）	持续或反复发生以下一项或多项困难：（1）性交时插入阴道；（2）性交时或试图插入时发生明显的外阴阴道或盆腔疼痛；（3）在即将发生阴道插入时或插入过程中以及插入后对外阴阴道或盆腔疼痛产生明显的恐惧和焦虑；（4）在将要插入阴道时盆底肌肉产生明显的紧张收缩

女性性兴趣/性唤起障碍 （FSIAD）

女性性兴趣/性唤起障碍的诊断以性兴趣/性唤起的缺失或明显减退为特征，至少需要具备以下表现中的 3 项（任意组合）：（1）对于性活动的兴趣减少或缺失；（2）性欲望或性幻想减少或缺失；（3）从不主动开始性活动或主动开始性活动的次数减少，同时也不愿接受伴侣的性要求；（4）在几乎所有（75%～100%）的性活动中性兴奋或性愉悦减少或缺失；（5）对任何内部或外界的性暗示（如言语的、视觉的）很少有或缺乏性兴趣/性唤起的反应；（6）在几乎所有（75%～100%）的性接触中，发生性活动时生殖器或非生殖器的感觉减少或缺失。

女性性高潮障碍

女性性高潮障碍（female orgasmic disorder，FOD）的诊断需要具备以下表现：（1）性高潮明显延迟、性高潮频率明显减少或性高潮缺失和（或）（2）性高潮感觉的强度明显减弱。

生殖器-盆腔疼痛/插入障碍 （GPPPD）

生殖器-盆腔疼痛/插入障碍（GPPPD）的诊断需要持续或反复发生以下一项或多项障碍：（1）性交时插入阴道；（2）性交时或试图插入时发生明显的外阴阴道或盆腔疼痛；（3）在即将发生阴道插入时或插入过程中以及插入后对外阴阴道或盆腔疼痛产生明显的恐惧和焦虑；（4）在将要插入阴道时盆底肌肉产生明显的紧张收缩。

DSM-5 标准要求女性必须在 75%～100% 的情况下出现症状才能做出性功能障碍的诊断，需除外物质或药物引起的功能障碍。这些症状应至少存在 6 个月，并且不能通过非性精神障碍、严重的关系困扰（如伴侣性暴力）或其他明显的压力源来获得更好的解释。

每一类性功能障碍都可以通过具体的说明被进一步细化描述，如"终身的和获得性的"以及"普遍的和特殊情境下的"。同时还需要记录问题的严重性——是轻度、中度还是重度。最后需要记录相关的特征，包括如下情况：（1）性伴侣因素［伴侣的性问题和（或）健康状况］；

（2）关系因素（交流困难、对性活动的欲望不同）；（3）个体易感因素（较差的身体形象、性虐待或情感虐待的历史）、精神疾病［抑郁和（或）焦虑］或其他压力源（失业、丧亲之痛）；（4）文化或宗教因素（对于性生活的态度）；（5）与预后、疗程或治疗相关的医疗因素。

筛查和评估

关于儿童期、青少年和青年癌症生存者的儿童肿瘤学组长期随访指南（the Children's Oncology Group Long-Term Follow-Up Guidelines，COG-LTFU 指南）为癌症治疗晚期效应的筛查和管理提供了循证医学推荐，其中包括性心理障碍[28]。

指南推荐应该对女性癌症生存者的性健康状态进行定期评估，至少每年一次[29-30]。同时，在任何时候当女性要求性关注时也需要即时评估。为了协助筛查和评估，诊室调查表格应包括一些筛查的问题，以帮助患者快速提供关于其性功能的信息。目前诊室有许多筛查工具可以用于快速评估，其中某些工具被改进并有效用于癌症生存者[31-33]。简单地询问患者的性功能和性生活即可发现这是患者整体健康的重要组成部分。

当谈及性功能的话题时，对患者采用一种舒适的、非审判性的谈话方式很重要。一些健康咨询者发现使性问题的存在"正常化"非常有帮助，这样可以使患者感受到并非只有她一人存在此类问题。应该从开放性问题开始并逐渐增强指向性，并且不能对患者的性生活或性行为进行假设（即假设患者的性取向或实行一夫一妻制等）。

需要采集完整的病史，尤其是妇科病史和性生活史。应完整记录药物治疗，因为许多药物都可能对性功能产生负面影响[34]。体格检查应该包括完整的盆腔检查[35]，需要评估内、外生殖器有无异常，比如萎缩、瘢痕形成和狭窄。必要时可以做相关的实验室检查（如性激素和甲状腺功能检测）。

尽管本章主要阐述青少年和青年女性癌症生存者的性功能，但性健康的其他方面也需要讨论。讨论此类人群的妊娠和性传播疾病的预防尤其重要，因为她们存在免疫功能缺陷，且癌症治疗和渴望的避孕方式之间可能存在矛盾，所以易患生殖健康疾病，并且妊娠期易发生并发症[11]。

治疗

某些癌症专科中心发现有癌症病史的女性在性功能方面有独特的需求，因此他们发展了支持服务，可以帮助这些患者在癌症治疗前、治疗期间或治疗后预测并处理相关的性问题。这些专家团队通常是多学科的组合，包括妇科专家、生殖心理学专家、性治疗专家和盆底物理治疗专家，他们可以共同评估患者并提供全面的治疗计划以改善患者的性功能。

治疗计划需要个体化，并着眼于导致患者性问题的生理、心理和社会因素等[29]。尽管获得美国食品和药品管理局（FDA）批准的用于治疗女性性功能障碍的药物很少，但是仍有很多治疗方法可用于改善女性的性满意度和性健康状况。

教育和期望

健康保健提供者在帮助女性解决性问题或性功能障碍中起重要作用，他们可以为女性提供准确的、客观的性健康教育。幼年即罹患癌症的女性在这一领域可能存在教育缺失。很多患者对性存在错误的知识和认知，包括基础解剖和生理。而且关于什么是"正常"的性和性欲的社会影响可能会导致患者对何为女性性生活产生不切实际的期望。因此，教育女性认识到"正常"的性功能因人而异，并在个体生涯中也会发生变化是非常必要的。同时应该强调健康性功能的总体目标是获得性满意，并鼓励女性患者积极定义对于她个人和作为夫妻中的一方何为性满意。

我们应鼓励其改变生活方式，因为整体健康将影响性功能。应建议女性采取健康的生活方式，如戒烟、限酒、每周内大多数时间坚持锻炼、保证充足的睡眠、健康饮食和尽量减少压力。性体验的环境也需要尽量优化。应告知女性充分的性刺激和性唤起非常重要，可以通过长时间的前戏和使用性器具而获得。如果患者发生性交困难，应鼓励她们寻找表达性亲密的其他方式并采用不需要性交的性活动。如果渴望性交，使用阴道润滑油和保湿剂可能会使性生活变得更加容易和舒适。

非药物治疗

在传统的性治疗和（或）认知行为疗法干预后，性功能可以获得明显改善[36]。传统的性治疗是一种行为疗法，目的在于改善个体或夫妇的性爱体验，减少对于性生活的焦虑和羞怯[37]。认知行为的性治疗包括传统的行为性治疗，但同时更加强调改变影响性亲密和性愉悦的思维模式或信念[37]。已经证明手淫对于治疗性高潮障碍是有效的[38-40]。认知行为疗法对性欲下降问题同样显示出良好的疗效[41]。Brotto 等发现简短的认知行为疗法可以成功改善妇科癌症生存者的性欲和性唤起问题[41]。此外，研究发现，包括教育和对癌症及生殖问题进行支持的两阶段咨询干预可以减轻患癌症的青少年对于性和爱情关系的焦虑[41]。

盆底治疗是一类物理治疗，可以帮助加强盆底肌的力量、增加盆底肌的血供并改善其神经功能。研究表明，通过盆底训练可以改善妇科癌症生存者的盆底力量和性功能[42]。对于接受过盆腔放疗的患者，可以建议行扩张治疗，以预防阴道狭窄[43]。然而，关于此方法预防阴道狭窄或改善生活质量的证据并不一致[44]。能够坚持长期应用者非常罕见[45]。目前尚没有在青少年和青年中使用扩张器治疗性功能障碍的资料。

药物治疗

由于治疗癌症而过早绝经的女性采用激素替代治疗可以维持其正常的激素水平。然而，只有马结合雌激素和奥培米芬是 FDA 批准的可用于治疗女性性功能障碍的药物。阴道雌激素有多种剂型，对治疗外阴阴道萎缩（vulvovaginal atrophy，VVA）非常有效，这是导致女性性交痛的常见原因之一。然而，在有激素敏感性肿瘤病史的患者中使用任何形式的雌激素仍存在争议。奥培米芬是一种选择性雌激素受体调节剂，它直接作用于外阴阴道组织，逆转萎缩的情况，但在子宫和乳腺却并不发挥雌激素效应。然而，此药物在癌症生存者中的研究有限[46]。此外，阴道用普拉睾酮已用于治疗 VVA，它的使用和全身雌激素及睾酮水平降低有关，但长期使用的安全性尚不清楚[47]。

睾酮在治疗女性性功能障碍中的作用存在更大争议。尽管 FDA 并未批准睾酮用于这一指征，但是它经常被超规定（off lable）使用。目前发现睾酮可以改善性满意度、一般健康状况和情绪[48]。但是，它可能有导致乳腺癌的潜在风险，并对心血管系统的健康产生负面影响，从而限制了其应用[35]。

安非他酮是一种温和的多巴胺和去甲肾上腺素再摄取抑制剂/烟酰乙酰胆碱受体拮抗剂，可用于抗抑郁治疗和辅助戒烟。既往研究表明它也可以有效治疗女性的性欲低下[49]，包括由选择性5-羟色胺再摄取抑制剂所导致的性欲低下[50-51]，也可用于接受辅助激素治疗的乳腺癌患者[52]。氟班色林是一种5-羟色胺1A受体激动剂/5-羟色胺2受体拮抗剂，近期已获FDA批准可用于治疗绝经前女性的性欲低下障碍（hypoactive sexual desire disorder，HSDD)[53-54]。但是目前尚无用于癌症生存者的资料。

目前市面上有许多可以增强性欲的产品。虽然它们中的绝大多数并没有经过严格的安全性和有效性检测，但是许多有癌症病史的女性却对此深感兴趣[55]。大多数治疗性功能障碍的药物并未在癌症生存者中进行试验[56]，在该领域进行更多的研究实属重要。

何时转诊

复杂的病例需要转诊到接受过专业的性健康和医疗训练的专业人士那里。某些机构，诸如国际妇女性健康研究学会（www. ISSWSH. org），美国性教育工作者、顾问和治疗师协会（www. AASECT. org），和性治疗与研究学会（www. SSTARNET. org）拥有线上工具，可以协助查找性健康领域的专业医疗保健人员。

结论

健康的性功能对于现在和曾经罹患癌症的女孩和女性非常重要。拥有正常的性功能和体验到性满足是良好生活质量的重要组成部分，并且表明女性有能力发展和维持一段正常的亲密关系[56]。儿童期、青少年和青年癌症生存者由于罹患癌症，是性问题的高危人群。

医疗保健者应积极主动地关注这一人群的性问题。目前有一系列的治疗方法可以改善癌症生存者的性健康和性功能。通过交谈使这些少女和女性了解到癌症及其治疗将可能影响她们的性健康，可能会促使她们在发生此类问题时积极寻求帮助。

参考文献

1. Davison SL, Bell RJ, LaChina M, Holden SL, Davis SR. The relationship between self-reported sexual satisfaction and general well-being in women. J Sex Med. 2009;6(10):2690–7. Epub 2009/10/13. eng.
2. Field N, Mercer CH, Sonnenberg P, Tanton C, Clifton S, Mitchell KR, et al. Associations between health and sexual lifestyles in Britain: findings from the third National Survey of Sexual Attitudes and Lifestyles (Natsal-3). Lancet (London, England). 2013;382(9907):1830–44. Pubmed Central PMCID: PMC3898988. Epub 2013/11/30. eng.
3. Kornblith AB, Ligibel J. Psychosocial and sexual functioning of survivors of breast cancer. Semin Oncol. 2003;30(6):799–813. Epub 2003/12/10. eng.
4. Robison LL, Hudson MM. Survivors of childhood and adolescent cancer: life-long risks and responsibilities. Nat Rev Cancer. 2014;14(1):61–70. Epub 2013/12/07. eng.
5. DeSimone M, Spriggs E, Gass JS, Carson SA, Krychman ML, Dizon DS. Sexual dysfunction in female cancer survivors. Am J Clin Oncol. 2014;37(1):101–6. Epub 2012/05/31.eng.
6. Cantrell MA, Conte T, Hudson M, Shad A, Ruble K, Herth K, et al. Recruitment and retention of older adolescent and young adult female survivors of childhood cancer in longitudinal research. Oncol Nurs Forum. 2012;39(5):483–90. Pubmed Central PMCID: PMC3927146, Epub 2012/09/04. eng.
7. Rechis R, Boerner L, Nutt S, Shaw K, Berno D, Duchover Y. How cancer has affected post-treatment survivors: a LIVESTRONG report. 2010. http://imageslivestrongorg/downloads/flatfiles/what-we-do/our-approach/reports/how-cancer/LSSurvivorSurveyReportpdf.
8. Zebrack BJ, Foley S, Wittmann D, Leonard M. Sexual functioning in young adult survivors of childhood cancer. Psychooncology. 2010;19(8):814–22. Pubmed Central PMCID: PMC2888926, Epub 2009/10/29. eng.
9. Ford JS, Kawashima T, Whitton J, Leisenring W, Laverdiere C, Stovall M, et al. Psychosexual functioning among adult female survivors of childhood cancer: a report from the childhood cancer survivor study. J Clin Oncol Off J Am Soc Clin Oncol. 2014;32(28):3126–36. Pubmed Central PMCID: PMC4171357, Epub 2014/08/13. eng.
10. Bober SL, Zhou ES, Chen B, Manley PE, Kenney LB, Recklitis CJ. Sexual function in childhood cancer survivors: a report from Project REACH. J Sex Med. 2013;10(8):2084–93. Epub 2013/05/18. eng.
11. Murphy D, Klosky JL, Termuhlen A, Sawczyn KK, Quinn GP. The need for reproductive and sexual health discussions with adolescent and young adult cancer patients. Contraception. 2013;88(2):215–20. Epub 2012/10/09. eng.
12. Wiggins DL, Wood R, Granai CO, Dizon DS. Sex, intimacy, and the gynecologic oncologists: survey results of the New England Association of Gynecologic Oncologists (NEAGO). J Psychosoc Oncol. 2007;25(4):61–70. Epub 2007/11/23. eng.
13. D'Agostino NM, Penney A, Zebrack B. Providing developmentally appropriate psychosocial care to adolescent and young adult cancer survivors. Cancer. 2011;117(10 Suppl):2329–34. Epub 2011/05/20. eng.
14. van Dijk EM, van Dulmen-den Broeder E, Kaspers GJ, van Dam EW, Braam KI, Huisman J. Psychosexual functioning of childhood cancer survivors. Psychooncology. 2008;17(5):506–11. Epub 2007/10/16. eng.
15. Langeveld NE, Stam H, Grootenhuis MA, Last BF. Quality of life in young adult survivors of childhood cancer. Support Care Cancer Off J Multinatl Assoc Support Care Cancer. 2002;10(8):579–600. Epub 2002/11/19. eng.
16. Pui CH, Cheng C, Leung W, Rai SN, Rivera GK, Sandlund JT, et al. Extended follow-up of long-term survivors of childhood acute lymphoblastic leukemia. N Engl J Med. 2003;349(7):640–9. Epub 2003/08/15. eng.

17. Rauck AM, Green DM, Yasui Y, Mertens A, Robison LL. Marriage in the survivors of child-hood cancer: a preliminary description from the Childhood Cancer Survivor Study. Med Pediatr Oncol. 1999;33(1):60–3. Epub 1999/07/13. eng.

18. Kokkonen J, Vainionpaa L, Winqvist S, Lanning M. Physical and psychosocial outcome for young adults with treated malignancy. Pediatr Hematol Oncol. 1997;14(3):223–32. Epub 1997/05/01. eng.

19. Puukko LR, Hirvonen E, Aalberg V, Hovi L, Rautonen J, Siimes MA. Sexuality of young women surviving leukaemia. Arch Dis Child. 1997;76(3):197–202. Pubmed Central PMCID: PMC1717091, Epub 1997/03/01. eng.

20. Schover LR, van der Kaaij M, van Dorst E, Creutzberg C, Huyghe E, Kiserud CE. Sexual dysfunc-tion and infertility as late effects of cancer treatment. EJC Suppl EJC Off J EORTC Eur Org Res Treat Cancer. 2014;12(1):41–53. Pubmed Central PMCID: PMC4250536, Epub 2015/07/29. eng.

21. Spunt SL, Sweeney TA, Hudson MM, Billups CA, Krasin MJ, Hester AL. Late effects of pel-vic rhabdomyosarcoma and its treatment in female survivors. J Clin Oncol Off J Am Soc Clin Oncol. 2005;23(28):7143–51. Epub 2005/09/30. eng.

22. Zantomio D, Grigg AP, MacGregor L, Panek-Hudson Y, Szer J, Ayton R. Female genital tract graft-versus-host disease: incidence, risk factors and recommendations for management. Bone Marrow Transplant. 2006;38(8):567–72. Epub 2006/09/06. eng.

23. Aerts L, Christiaens MR, Enzlin P, Neven P, Amant F. Sexual functioning in women after mastectomy versus breast conserving therapy for early-stage breast cancer: a prospective con-trolled study. Breast (Edinburgh, Scotland). 2014;23(5):629–36. Epub 2014/08/02. eng.

24. Sprangers MA, Taal BG, Aaronson NK, te Velde A. Quality of life in colorectal cancer. Stoma vs. nonstoma patients. Dis Colon Rectum. 1995;38(4):361–9. Epub 1995/04/01. eng.

25. Choi EK, Kim IR, Chang O, Kang D, Nam SJ, Lee JE, et al. Impact of chemotherapy-induced alopecia distress on body image, psychosocial well-being, and depression in breast cancer patients. Psychooncology. 2014;23(10):1103–10. Epub 2014/03/26. eng.

26. Lehmann V, Hagedoorn M, Gerhardt CA, Fults M, Olshefski RS, Sanderman R, et al. Body issues, sexual satisfaction, and relationship status satisfaction in long-term childhood cancer survivors and healthy controls. Psychooncology. 2015;25(2):210–6. Epub 2015/05/12. Eng.

27. American Psychiatric Association, American Psychiatric Association DSM-5 Task Force. Diagnostic and statistical manual of mental disorders: DSM-5. 5th ed. Washington, DC: American Psychiatric Association; 2013. xliv, 947.

28. Group CsO. Long-term follow-up guidelines for survivors of childhood, adolescent and young adult cancer 2013 [9/26/2015]. Version 4.0.

29. Metzger ML, Meacham LR, Patterson B, Casillas JS, Constine LS, Hijiya N, et al. Female reproductive health after childhood, adolescent, and young adult cancers: guidelines for the assessment and management of female reproductive complications. J Clin Oncol Off J Am Soc Clin Oncol. 2013;31(9):1239–47. Pubmed Central PMCID: PMC4500837, Epub 2013/02/06. eng.

30. Network NCC. NCCN Guidelines: Survivorship 2015 [cited 2015 9/01/2015]. Version 2.2015.

31. Baser RE, Li Y, Carter J. Psychometric validation of the Female Sexual Function Index (FSFI) in cancer survivors. Cancer. 2012;118(18):4606–18. Epub 2012/02/24. eng.

32. Flynn KE, Lin L, Cyranowski JM, Reeve BB, Reese JB, Jeffery DD, et al. Development of the NIH PROMIS (R) sexual function and Satisfaction measures in patients with cancer. J Sex Med. 2013;10 Suppl 1:43–52. Pubmed Central PMCID: PMC3729213, Epub 2013/03/21. eng.

33. Althof SE, Parish SJ. Clinical interviewing techniques and sexuality questionnaires for male and female cancer patients. J Sex Med. 2013;10 Suppl 1:35–42. Epub 2013/02/15. eng.

34. Clayton A, Ramamurthy S. The impact of physical illness on sexual dysfunction. Adv Psychosom Med. 2008;29:70–88. Epub 2008/04/09. eng.

35. Dizon DS, Suzin D, McIlvenna S. Sexual health as a survivorship issue for female cancer survivors. Oncologist. 2014;19(2):202–10. Pubmed Central PMCID: PMC3926787, Epub 2014/01/08. eng.

36. Gunzler C, Berner MM. Efficacy of psychosocial interventions in men and women with sexual dysfunctions – a systematic review of controlled clinical trials: part 2 – the efficacy of psycho-

social interventions for female sexual dysfunction. J Sex Med. 2012;9(12):3108–25. Epub 2012/10/24. eng.

37. Kingsberg SA, Woodard T. Female sexual dysfunction: focus on low desire. Obstet Gynecol. 2015;125(2):477–86. Epub 2015/01/09. eng.

38. Riley AJ, Riley EJ. A controlled study to evaluate directed masturbation in the management of primary orgasmic failure in women. Br J Psychiatry J Ment Sci. 1978;133:404–9. Epub 1978/11/01. eng.

39. Reisinger JJ. Effects of erotic stimulation and masturbatory training upon situational orgasmic dysfunction. J Sex Marital Ther. 1978;4(3):177–85. Epub 1978/01/01. eng.

40. Andersen BL. A comparison of systematic desensitization and directed masturbation in the treatment of primary orgasmic dysfunction in females. J Consult Clin Psychol. 1981;49(4):568–70. Pubmed Central PMCID: PMC2719958, Epub 1981/08/01. eng.

41. Canada AL, Schover LR, Li Y. A pilot intervention to enhance psychosexual development in adolescents and young adults with cancer. Pediatr Blood Cancer. 2007;49(6):824–8. Epub 2007/01/18. eng.

42. Yang EJ, Lim JY, Rah UW, Kim YB. Effect of a pelvic floor muscle training program on gynecologic cancer survivors with pelvic floor dysfunction: a randomized controlled trial. Gynecol Oncol. 2012;125(3):705–11. Epub 2012/04/05. eng.

43. Bakker RM, ter Kuile MM, Vermeer WM, Nout RA, Mens JW, van Doorn LC, et al. Sexual rehabilitation after pelvic radiotherapy and vaginal dilator use: consensus using the Delphi method. Int J Fynecolog Cancer Off J Int Gynecol Cancer Soc. 2014;24(8):1499–506. Epub 2014/09/24. eng.

44. Miles T, Johnson N. Vaginal dilator therapy for women receiving pelvic radiotherapy. Cochrane Database Syst Rev. 2014;9:CD007291. Epub 2014/09/10. eng.

45. Law E, Kelvin JF, Thom B, Riedel E, Tom A, Carter J, et al. Prospective study of vaginal dilator use adherence and efficacy following radiotherapy. Radiother Oncol J Eur Soc Ther Radiol Oncol. 2015;116(1):149–55. Epub 2015/07/15. eng.

46. Portman DJ, Bachmann GA, Simon JA. Ospemifene, a novel selective estrogen receptor modulator for treating dyspareunia associated with postmenopausal vulvar and vaginal atrophy. Menopause (New York, NY). 2013;20(6):623–30. Epub 2013/01/31. eng.

47. Labrie F, Martel C, Berube R, Cote I, Labrie C, Cusan L, et al. Intravaginal prasterone (DHEA) provides local action without clinically significant changes in serum concentrations of estrogens or androgens. J Steroid Biochem Mol Biol. 2013;138:359–67. Epub 2013/08/21. eng.

48. Davis SR, Goldstat R, Papalia MA, Shah S, Kulkarni J, Donath S, et al. Effects of aromatase inhibition on sexual function and well-being in postmenopausal women treated with testosterone: a randomized, placebo-controlled trial. Menopause (New York, NY). 2006;13(1):37–45. Epub 2006/04/12. eng.

49. Segraves RT, Clayton A, Croft H, Wolf A, Warnock J. Bupropion sustained release for the treatment of hypoactive sexual desire disorder in premenopausal women. J Clin Psychopharmacol. 2004;24(3):339–42. Epub 2004/05/01. eng.

50. Safarinejad MR. Reversal of SSRI-induced female sexual dysfunction by adjunctive bupropion in menstruating women: a double-blind, placebo-controlled and randomized study. J Psychopharmacol (Oxford, England). 2011;25(3):370–8. Epub 2010/01/19. eng.

51. Pereira VM, Arias-Carrion O, Machado S, Nardi AE, Silva AC. Bupropion in the depression-related sexual dysfunction: a systematic review. CNS Neurol Disord Drug Targets. 2014;13(6):1079–88. Epub 2014/06/14. eng.

52. Mathias C, Cardeal Mendes CM, Ponde de Sena E, Dias de Moraes E, Bastos C, Braghiroli MI, et al. An open-label, fixed-dose study of bupropion effect on sexual function scores in women treated for breast cancer. Ann Oncol Off J Eur Soc Med Oncol/ESMO. 2006;17(12):1792–6. Epub 2006/09/19. eng.

53. Katz M, DeRogatis LR, Ackerman R, Hedges P, Lesko L, Garcia Jr M, et al. Efficacy of flibanserin in women with hypoactive sexual desire disorder: results from the BEGONIA trial. J Sex Med. 2013;10(7):1807–15. Epub 2013/05/16. eng.

54. Dhanuka I, Simon JA. Flibanserin for the treatment of hypoactive sexual desire disorder in premenopausal women. Expert Opin Pharmacother. 2015;22:1–7. Epub 2015/09/24. Eng.

55. Herbenick D, Reece M, Hollub A, Satinsky S, Dodge B. Young female breast cancer survivors: their sexual function and interest in sexual enhancement products and services. Cancer Nurs. 2008;31(6):417–25. Epub 2008/11/07. eng.

56. Lindau ST, Abramsohn EM, Matthews AC. A manifesto on the preservation of sexual function in women and girls with cancer. Am J Obstet Gynecol. 2015;213(2):166–74. Epub 2015/03/31. eng.

第6章 卵巢组织玻璃化冷冻用于生育力保存

Alison Y. Ting，Steven F. Mullen，Mary B. Zelinski

王 晟 译 尚 鹊 审校

概述

胚胎、卵母细胞和卵巢组织的冷冻保存[16]可用于女性癌症患者的生育力保存。胚胎和卵母细胞的冷冻保存都有了确定的方法，而对于那些青春期前、青春期、没有伴侣的成年患者以及急于进行癌症治疗的患者的生育力储备，卵巢组织冷冻保存的出现是一个极具前景的希望。对那些存在再次植入肿瘤细胞风险而不适合卵巢移植的患者，卵巢组织冷冻也是她们的唯一选择。几乎在每个病例报道中都可见到接受卵巢组织冷冻自体移植的妇女重建了卵巢内分泌功能[5]。尽管到目前为止人类卵巢组织冷冻保存后再移植已有60例活婴出生的报道，这种生育力保存的方法仍被视为试验性方法[6]。除2例之外，其他所有活婴出生的报道均采用慢速冷冻方案冻存卵巢组织。卵巢组织玻璃化冷冻用于临床实践的进展缓慢原因有许多方面，两个主要的限制因素包括：和慢速冷冻相比，玻璃化冷冻缺少统一的方案，而慢速冷冻表现出一致的结果，这又加剧了临床上更少使用玻璃化法冷冻卵巢组织再移植来重建女性生育力。目前在美国，胚胎和卵母细胞冷冻保存所取得的进步已经使得临床上几乎只做玻璃化冷冻，绝大多数不孕症诊所的胚胎实验室都不再使用程序冷冻仪。因此，目前出现了对卵巢组织玻璃化冷冻方法的需求，这可以拓展诊所提供生育力保存的能力。这种需求是急迫的，因为那些存活的癌症患者多数是年轻患者，未来终将面临生育能力的丧失，对于她们来说，卵巢组织冷冻保存是她们将来为人父母的唯一选择。

玻璃化冷冻：事实和误解

冷冻保存是一个术语，用来描述保存细胞（既包括分离的某一类细胞，也包括组织内的多种细胞）活性的程序。如字面所示，低温对完成这个目标至关重要。化学反应的速率与温度成正比，随着温度的下降，反应速率显著放慢，因此冷冻保存需要极度寒冷。在真正的低温环境中，分子运动放慢至平移运动停止，仅发生振动[42]。可以认为这一体系是被锁定在了不会发生化学反应的状态。

把生物细胞转入低温环境，并成功保存它的活性远比乍看上去复杂得多。在很大程度上，这是由于细胞质内的水分在此温度下的热动力学状态是结晶状态（固体），这种状态不利于活着的细胞。然而，细胞在更低的温度下和（或）在短时间内能够耐受更浓缩的（高渗）环境（包括细胞内和细胞），这一点被用于冷冻保存细胞的活性[24]。

活细胞内出现冰晶，往往是致死性的[23]。因此，冷冻方法致力于减少细胞内冰晶的形成。主要有两种不同的基本冷冻思路，对应两种完成冷冻保存主要的冷冻方法，即慢速冷冻和玻璃化冷冻。

第一种方法叫慢速冷冻。实施得当的话，只有细胞外的水会被冷冻。幸运的是，细胞质具有通过降低冰核形成的温度而抑制细胞内水冷冻的特性[39]。冷冻液中的添加物称为冷冻保护剂，提高了抑制冰核形成的效率[31]。这一现象提供了一种可以抑制细胞内冰晶形成的方法，方式如下：细胞在冷冻液中降温，至某一点时细胞外水分将会冷冻，而细胞内水分不会，此时细胞外水分状态的改变会导致细胞内外水分产生化学势差，引起水分从细胞内排出，这使得细胞有效脱水。如果降温速率足够慢，胞质最终会浓缩，以致冰晶无法形成[22]。此时，细胞可以安全地在低温环境中长期保存，不用担心由细胞内冰晶形成导致的损伤。

胞质的浓缩不利于细胞健康，即使在低温环境下，过度的脱水也会导致细胞死亡[23]。只有在细胞内冰晶形成和细胞脱水这两种导致损伤的来源之间达到最佳的平衡，才能做到成功的冷冻。

不幸的是，对于组织的冷冻，即便是细胞外冰晶的形成都是有害的[30]。为克服这一难题，设计出了第二种冷冻方法，即玻璃化冷冻[7]。玻璃化冷冻方法尝试在使用某种不会产生冰晶的液体浓度条件下开始冷冻，阻止细胞内和细胞外冰晶的形成。本章着重讨论卵巢组织玻璃化冷冻的实验室研究新进展，其远期目标是找到一种成功冷冻灵长类动物卵巢组织的方法。我们会呈现自己的研究结果，总结其他的研究进展，提供该学科当前情况的最新总结。然而在这之前，我们会试着澄清关于玻璃化冷冻的一些误解，这些误解使我们的方法在本领域的许多人看来是违反直觉的。

正如上面提到的，冷冻依赖于细胞外形成冰晶，使细胞或组织充分脱水来减少细胞内冰晶形成，采用非常慢的降温速率（通常在细胞外冰晶形成后每分钟小于或等于1℃）有助于安全脱水。而玻璃化冷冻是在降温前使用相对高浓度的溶液，以抑制整个标本中所有冰晶的形成。目前，大多数人类胚胎实验室的玻璃化程序都使用非常高的冷冻和解冻速率尝试使标本玻璃化（每分钟10 000℃至100 000℃）[40]。我们使用"尝试"这个词是因为和假设相反，许多玻璃化方法在冷冻过程中使用的液体浓度过于稀释，并不能阻止冰晶形成[13]。关于玻璃化物理方面的内容不在本章进行详细的论述（请参考文献综述［1，8，26，29，42］），但有充足的证据显示，解冻比冷冻过程更容易形成冰晶[13]。通常认为在冷冻过程中没有看见冰晶形成，玻璃化程序就成功了（即阻止了冰晶形成）。然而除非溶液在冷冻和解冻过程中是稳定的，否则在升温过程中更有可能形成冰晶。

另一种常见的误解就是认为任何溶液维持玻璃化状态的唯一方式就是超快速（要求每秒1500℃）的冷冻和解冻。实际上，如图6.1中的数据所示，临界的速率（防止冰晶形成所必需的速率）取决于溶液的成分和浓度。某些冷冻保护剂要比其他玻璃化冷冻试剂好很多，如丙二醇。随着溶液中溶质（包括冷冻保护剂）浓度的增加，维持其无冰状态所需的降温和升温速率随之下降，这种速率下降持续到在非常慢的温度变化速率时（也就是每分钟小于1℃）溶液中都不能检测到冰晶形成。对于我们实验室设计的玻璃化方法的一个普遍批评就是降温和升温速率太慢。事实上，我们设计的玻璃化溶液就是依据在缓慢的降温和升温速率下维持玻璃化状态。

在玻璃化程序中，冷冻保护剂溶液的化学和渗透性毒性更值得关注，这是因为和玻璃化相比，慢速冷冻时细胞和组织在刚开始接触溶液时所处的温度条件下，使用的溶液浓度低得多。好消息是这些问题常常能够克服。在几个步骤中增减冷冻保护剂，同时在去除冷冻保护剂时使用渗透缓冲液，如非渗透性的蔗糖，可以克服过高的渗透压力[29]。采用这种方案的一个注意事项是暴露于冷冻保护剂的时间会变长，因而可能会加重化学毒性。在低温下（4℃或者更低温度）增减冷冻保护剂有可能减少

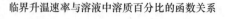

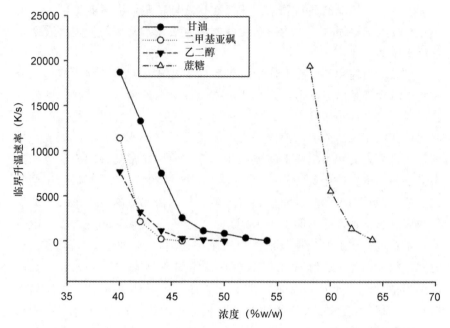

图 6.1 随着溶液中溶质（包括冷冻保护剂）浓度的增加（x 轴），维持无冰状态所必需的降温和升温速率（此处升温速率显示在 y 轴）随之降低，这种降低持续到溶液中检测不到冰晶形成，并且发生在极慢的温度变化速率下（每分钟小于 1℃）

化学毒性，至少在高浓度相关的步骤中是这样。这个方案有可能会增加渗透性压力，然而，通常在此温度条件下，冷冻保护剂对细胞的渗透性远低于水[25]。降低渗透性损伤和化学毒性的另一个方法就是缩短细胞暴露于这些高压环境的时间。目前卵子和胚胎的玻璃化冷冻普遍使用了这种方法，在冷冻前和解冻过程中，暴露于玻璃化溶液的时间都很短（通常不到 1 min）。这种方法难以用于组织冷冻。因为在添加冷冻保护剂的最后一步，浓缩细胞内冷冻保护剂来维持稳定的玻璃化状态所必需的时间取决于样本的大小和形状。冷冻卵子和胚胎所需的时间不足以完成组织片的冷冻，组织冷冻所面临的挑战要求必须设计出成熟可行的实验，才能有效地进行组织的玻璃化冷冻。

我们想要讨论的最后一个挑战是玻璃化液体的碎裂。成功进行玻璃化冷冻需要尽可能快地降温和升温，这种假设使得许多研究人员把相对大体积的标本（例如冷冻载管和冷冻管）直接投入到液氮中加速降温。

当最大限度地加快了降温速率时，玻璃化标本内会产生过多的热机械压力，经常观察到玻璃化样本发生碎裂以缓解这种压力[34]。发生玻璃化碎裂带来的问题是组织也易于发生碎裂，造成不可逆的损伤。避免产生这种压力的一种办法就是降低标本冷冻和解冻的速率。这种明显的矛盾造成了许多困惑。然而，如上所述，如果能够正确设置好这个体系中的其他参数，实现并维持玻璃化状态并非必须要快速降温和升温。

从以上的讨论中可以得出这样的结论，较大标本（如组织）的玻璃化十分复杂。这是由于标本自身大小对于冷冻体系属于内在缺陷，使得问题变得更为复杂。不过，我们相信，通过精心设计的实验可以了解想要玻璃化冷冻的物质的特性，未来就可能建立针对这些特性的方案，并且最终设计出可以成功保存生物样本活性的方法。

基于低温生物学原理的卵巢组织玻璃化冷冻进展

除了能够阻止标本内产生致死性冰晶，玻璃化冷冻还有许多优势。从实践角度来看，它是冷冻保存标本的更快捷的方式。对分离出的细胞，如卵母细胞，完成1～2个卵母细胞的玻璃化冷冻过程大约需要12 min。相反，因为细胞的降温速率非常慢（-5℃至-35℃之间每分钟降温1℃），慢速冷冻则往往需要1 h以上。

由于一个程序中有多种参数，理论上讲有无数种方法可以进行样本的玻璃化冷冻。玻璃化冷冻的步骤包括将生物样本在含有冷冻保护剂的液体中孵育，将样本装入一个载体系统之内或之上，使载体降温，把载体置于长期储存容器内，复苏样本，稀释冷冻保护剂溶液，然后按照预期目的使用样本。由于这些步骤中的每一步都能够以诸多方法中的任意一种完成，理论上讲，这些参数组合的数目是无穷多的。这些参数组合的多样性表现为这样一个事实：近年来有超过40种关于人类卵巢组织玻璃化冷冻的方案被设计出来并进行了试验[1]。大多数方案已经用于卵子和胚胎的玻璃化冷冻，但是卵巢皮质组织内不同类型细胞对冷冻保护剂的吸收和抗渗透能力有所不同，这种复杂性使得这些方法都不理想。

然而，就像似乎任何方法都可以同样有效地实施，似乎更多的方法终将失败。因此，难点在于从所有可能的不同参数中筛选出最佳组合。经过努力我们完成了这项任务，即利用一些低温生物学基本原理对非人灵长类的卵巢组织进行玻璃化冷冻来缩小可能的选择范围，在这个更加限定的范围内，以试验为依据发现更好的选择方案。

我们面临的最难的设计限制之一就是样品必须放入一个完全封闭的系统内，这里"封闭"的意思就是样品在保存期间与保存的环境独立。为达到这一目的，我们使用的足够大的，能装入几块小的卵巢组织，并能密封的载杆。使用载杆对其他参数带来了一些限制，最值得关注的就是降温和升温过程中温度变化达到的速率。

由于我们使用的载杆要比目前胚胎实验室玻璃化冷冻细胞所使用的载体大得多，我们把降温和升温速率限制在每分钟几百摄氏度以内。这要求我们为此设计出一种玻璃化溶液，确保在这样的降温和升温速率下能够维持稳定的玻璃化状态。如上所述，尽管与当前的大多数观点相反，但这可以实现。

使用较大的载体确实具有一些优点，例如易于操作和标识。缺点是使用更高浓度的溶液，如前文所讨论，毒性可能更大。然而我们认为，通过足够的努力，能克服这些挑战并能研发出一种玻璃化方案，可以形成稳定的玻璃态，也能够减少对灵长类卵巢组织的毒性，从而应用到一个全新设计的系统。

使用较大载体的另一个优势就是在降温和升温过程中很容易观察到冰晶的形成。设计玻璃化溶液时就利用了这一点，并通过一种敏感的热力学分析（差示扫描量热法）证实降温和升温过程中不存在冰晶。

目前已经确定具有冷冻保护特性并可作为冷冻保护剂使用的化合物仅有几种。在辅助生殖领域，这些物质包括二甲基亚砜（DMSO）、乙二醇、丙二醇、甘油和蔗糖。除蔗糖外的其他化合物都被归为一类，因为能够弥散穿过细胞膜并进入细胞质，称为渗透性冷冻保护剂。在已知的几乎所有的情况中，冷冻液必须含有至少一种渗透性冷冻保护剂。由于玻璃化溶液含有相对高浓度的冷冻保护剂，往往会使用两种或多种这类化合物的组合，以减少每一种化合物的特定毒性。

在一项早期的实验中，我们比较了两种玻璃化溶液，一种是含有DMSO和乙二醇组合，另一种含有甘油和乙二醇组合。为了确定每一种化合物的合适浓度，我们配置了每种化合物浓度递增的一组溶液，并进行了逐一测试。我们的目的是找到一种溶质恰好能够在载杆系统内形成稳定玻璃态的溶液，溶质过多可能会加剧化学毒性，过少则可能会形成冰晶。最终得出结论，使用DMSO和乙二醇组合，合适的总质量浓度是51%；而使用甘油-乙二醇组合，53%就足够了。

在对这些溶液进行检测的过程中，我们发现了一个很少发生并且违背常规认识的现象。在这些浓度条件下，尽管这些溶液本身在降温和升温过程中维持着玻璃化状态，但实际上组织块在升温过程结冰了！由于细胞的细胞质内含有高浓度的蛋白质和其他大分子物质，通常认为，细胞质会比周围的溶液更容易发生玻璃化。尽管一般而言这可能是正确的，但是根据我们的观察（也可参阅参考文献［13］讨论部分），这绝对不是事实。我们使用甘油乙二醇组合，仅仅通过把整个溶液的浓度从 1％ 提高到 54％，就可以克服这个难题。随着溶液浓度的轻度升高，在降温和升温的过程中溶液和组织都表现为持续的玻璃化状态（图 6.2）。

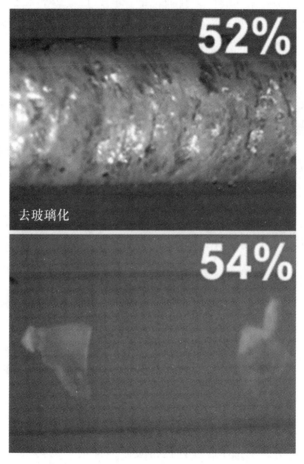

图 6.2　上图：当渗透性冷冻保护剂不是最佳浓度（52％）时，可以观察到装在一个热封闭的高安全性塑料载杆内的恒河猴卵巢组织发生去玻璃化。下图：当渗透性冷冻保护剂浓度（54％）达到最佳时，在封闭系统内的恒河猴卵巢组织降温和升温都成功玻璃化（详见 Ting 等[38]）**（见彩图）**

我们也检测了玻璃化溶液中添加的合成高分子物质，来判断它们对组织降温和升温过程的作用。筛选出在缓慢的降温和升温速率下能够增强玻璃化的那些特殊聚合物。根据这些聚合物的分子结构，我们认为这些物质与冰晶直接相互作用，阻止冰晶增多，或者与溶液中常见的内在的成核剂相互作用，降低冰晶形成的能力。无论这些机制如何，我们发现玻璃化溶液中添加的这些聚合物可以更好地保存组织。鉴于这些聚合物可能的作用机制，它们只被添加到组织开始降温之前的最后一步玻璃化溶液中（不是冷冻保护剂或平衡液中）。

在开展的每一个实验中，我们都能够确定可改善实验结局的参数水平。我们以递增方式推进，在未来的实验中选择最佳的参数水平，对其他参数进行评估。最后，我们制订了一套符合我们设计标准的玻璃化冷冻方案，也就是以一套易于使用的封闭系统确保样本在整个操作过程中维持玻璃化状态。好消息是使用这种体系玻璃化的组织可以维持高水平的活性。经过我们的实验终点检测，这些组织的活性仅轻微低于未经冷冻的组织，这表明方案还有可能得到进一步改善。无论如何，我们发现通过运用有利的低温生物学原理及设计精细的实验，能够在非人灵长类卵巢组织玻璃化冷冻方面取得重大进展，这种方法最终将用于人类卵巢组织。

玻璃化成功的终点

癌症患者卵巢组织玻璃化冷冻保存成功的金标准和最终评价是活婴出生，这需要患者无病生存且健康，需要几年的时间才能达到。其他耗时较少的终点指标经常用于评估卵巢组织玻璃化冷冻的各种不同方案的有效性。这些终点包括组织形态、卵泡计数、评估卵泡健康状况和功能的蛋白标记物，以及体外（组织和分离卵泡的培养）和体内的卵泡发育（异种和同种）。下文对这些终点的优缺点进行讨论。

组织学检测是最常用的终点指标，可以根据形态评估卵泡和卵巢基质的健康状况。使用组织学检测作为终点指标，方法简易并且能够快速得到结果。另外，形态学改变往往是发生冷冻损伤的第一个信号，例如细胞出现异常的缩水及膨胀导致细胞破损。使用组织形态学方法作为单一终点的不足之处在于缺少功能评估。冷冻保护剂毒性及玻璃化过程可能诱发细胞内细胞器和细胞间接触的损伤而没有明显的组织学改变，但这些损伤对卵泡的发育和存活具有重要意义。

组织形态学评估常常包括卵泡计数，卵泡计数可以用于评估新鲜组织和玻璃化组织中的卵泡数目。然而，解释这些结果的时候必须格外注意。在灵长类卵巢中，卵泡分布不均匀，同一个卵巢的皮质组织中卵泡密度的变化范围可以超过两个数量级[33]。因此，比较不同处理组卵泡的数目即使不是不可能，也非常困难。另外，卵泡计数检测不到那些破碎的卵泡，这将导致高估卵泡存活率。基于这些原因，卵泡数量和组织形态能对组织的健康状况提供一个快速的大致评估，联合蛋白及功能性终点指标分析更有利于评估玻璃化方案。

蛋白标记物常规用于检测玻璃化前后的卵巢组织和卵泡的健康状况。免疫组织化学最常用于评估蛋白表达/定位，通常使用与细胞生长/增殖、凋亡通路、卵巢卵泡特异蛋白及脉管系统密切相关的标记物。细胞增殖的经典标记物包括 Ki-67[2]、增殖细胞核抗原（PCNA[27]）和磷酸化组蛋白 H3（PPH3[37]）。凋亡标记物常用于指示卵泡凋亡/闭锁，包括活性 caspase-3[44]、Fas、Fas 配体、Bcl-2、Bax、P53[14] 及 TUNEL 标记[21]。卵泡特异性标记物用于评估卵巢卵泡的健康状况和发育潜能，包括生长分化因子 9（GDF-9）、抗苗勒管激素（AMH[2]）、活化素和磷酸化 Smad 2 蛋白（p-Smad 2[17]）。GDF-9 和 AMH 都是 TGFβ 家族成员，GDF-9 表达于卵母细胞胞质内，在卵泡早期发育中发挥重要作用[28]。AMH 是由原始卵泡期到窦卵泡期的卵泡颗粒细胞产生的，小窦卵泡是产生 AMH 的主要细胞[41]。活化素已经在颗粒细胞增殖和卵泡发育方面显示出了重要作用，而 Smad 2 是活化素的下游靶蛋白，并在活化素激活后被磷酸化[12]。最后，脉管系统标记物常用于评估卵巢基质血管再生的潜能，以及移植后维持卵泡存活和生长的潜能。这些标记物包括血管内皮生长因子（VEGF[9]），一种促进血管内皮细胞生长的强效血管生成因子，即 CD31[21]，也被称为血小板上皮细胞黏附分子-1（PECAM-1），是内皮细胞标志物。组织形态和蛋白表达等终点指标可以快速评估被测试的玻璃化方案，然而，这些终点并不能反映出真实的卵巢功能。

一些耗时短的可以开展的功能性试验是评估玻璃化方案的重要方法。将溴脱氧尿苷（BrdU）结合到处于有丝分裂 S 期分裂细胞新合成的脱氧核糖核酸（DNA）上，可以用于评估解冻后进行培养的卵巢组织的活性。将玻璃化的卵巢组织在 37℃、5％二氧化碳环境中与 BrdU 共同孵育 48 h，随后进行固定及 BrdU 免疫标记[20]。主要在窦前卵泡的颗粒细胞中和基质细胞中可以观察到 BrdU 结合。BrdU 结合可能会更精确地反映冻融后细胞的活性，以及细胞从冷冻过程中恢复的能力。

把从玻璃化组织中分离的次级卵泡用海藻盐包裹并进行培养，用于评估卵泡的存活、生长、形成窦腔及产生激素（雌二醇、孕酮及 AMH）的能力，以及产生成熟卵母细胞并获得活产（仅啮齿类动物模型）的能力[10,38]。研究人员还将玻璃化的卵巢组织片进行了体外培养，然而目前的组织培养体系仍不是最佳条件，不能长期维持组织活性。培养 5 天的卵巢皮质组织中可以观察到闭锁卵泡增多[43]。然而，卵巢皮质组织的体外培养提供了对组织形态和短期功能终点指标的深入了解，如激素的产生[15]、卵泡生长的能力[38]，以及上述蛋白标记物的表达[32]。

检测玻璃化卵巢组织功能的另一种方法是异种移植，Dittrich 等[4]最近的一项综述总结了青春期前或成年人卵巢组织经过慢速冷冻后移植到免疫缺陷小鼠的不同位点（肾囊、腹内袋、皮下、肌肉内袋）的研究，结果卵巢功能恢复，在少数几个病例中，有窦卵泡发育并从中获得了第二次减数分裂中期的卵母细胞。人类卵巢组织冷冻后进行异种移植比其他的体外功能试验有几个优势，例如评估卵巢移植组织的血管再生能力，以及长期（几个月）维持卵泡在体内发育到窦卵泡期的能力。不过，需要每日注射人卵泡刺激素来维持卵泡存活及生长。同时人类卵巢组织异种移植另一个重要应用是评估恶性细胞再移植回体内的风险[4]，但目前临床上还不能接受将人类卵母细胞在其他物种内完成成熟作为生育力重建方法这种概念。

可以在非人灵长类动物模型中进行玻璃化冷冻卵巢组织的自体移植，这能为卵巢组织玻璃化冷冻后的活性和功能提供重要信息。一些研究团队已经使用非人灵长类评估卵巢组织的玻璃化冷冻方法，下面将对这些研究进行讨论。

非人灵长类动物模型卵巢组织的玻璃化冷冻

尽管人类卵巢组织的研究很有价值，但人类卵巢组织的获取限制了这些研究。因此，这些研究常使用来源于各年龄段及不同生殖背景的患者集中获取的样本，这导致了缺乏系统的比较。非人灵长类是获取卵巢组织进行玻璃化冷冻研究的理想动物模型，这是因为非人灵长类动物和女性在生殖生理学和解剖学，包括卵巢结构和功能方面，具有巨大的相似之处。除了我们实验室，还有另外两个团队致力于利用非人灵长类模型优化卵巢组织玻璃化冷冻技术。目前为止的研究结果在此讨论。

Suzuki 等[11]系统研究了两种不同的玻璃化溶液 [VSED，即乙二醇、二甲基亚砜与蔗糖；VSEGP，即乙二醇、聚乙烯吡咯烷酮（PVP）、血清补充物替代物（SSS）与蔗糖〕和三种不同的平衡时间（5 min、10 min、20 min）对复苏后恒河猴卵巢组织形态的影响。在该研究中，研究人员使用了一个开放系统直接把组织投入液氮中，虽然能够获得高降温速率，但是组织和液氮的直接接触可能造成安全风险，即因直接接触液氮而导致组织污染，同时也可能导致样本之间在保存过程中发生交叉污染[3]。与 VSED 方案相比，VSEGP 玻璃化溶液所保存的卵泡的正常形态比例更高。玻璃化冻融后卵巢组织的扫描电镜显示玻璃化导致了线粒体出现空泡化，每一个卵母细胞胞质的溶酶体表面比升高，同时发现卵泡和基质细胞间的胶原束塌陷。然而，检测这两种玻璃化溶液发现，与 VSEGP 相比，VSED 增加细胞损伤。此外，与更长的暴露时间相比（10 min 和 20 min），VSEGP 玻化溶液方案中使用更短的暴露时间（5 min）能够保存窦前卵泡的卵泡形态、线粒体和溶酶体的正常状态。通过使用最优化的玻璃化溶液和暴露时间组合，该团队采用了一套封闭系统（0.5cc 载管）确保组织安全，并且将玻璃化冷冻的卵巢组织异位移植到恒河猴体内评估其远期功能[35]。异位移植的位点包括腹膜后髂窝、网膜、子宫浆膜和输卵管系膜。根据外周血中雌二醇和孕酮的水平，已经证实在移植后 78~207 天，接受移植的 4 只猴子中有 3 只恢复了卵巢周期，并且最长维持到移植后 716 天。使用外源性促性腺激素对已证实恢复卵巢周期的猴子进行卵巢刺激，并在给予人绒毛膜促性腺激素（hCG）40 h 后进行取卵。从移植到非卵巢位点上的玻璃化冷冻卵巢组织发育而来的排卵前卵泡中，获取到了卵母细胞（一共 9 个）。这是在灵长类动物上的首次研究。其中的一些卵母细胞在体外完成了受精及随后的早期胚胎发育（8 细胞至 16 细胞期），证实了卵巢组织经玻璃化冷冻后具有产生健康配子和胚胎的潜能。研究人员还利用增强计算机断层扫描技术监测移植卵巢组织的血管生成和血流重建情况，发现在大网膜处血管丰富，表明这是玻璃化冻融卵巢组织异位移植的最佳位点。

　　Amorim 等使用二甲基亚砜、乙二醇、人血清白蛋白、PVP 及蔗糖对狒狒的卵巢组织进行了玻璃化冷冻，用冷冻针将组织直接投入液氮中[2]。在蔗糖中复苏后，将卵巢组织进行原位移植并覆盖防粘连膜（Interceed），其为一种由氧化再生纤维素组成的织物，用来减少手术后粘连的形成。该研究的终点包括卵巢组织的组织学和纤维化（使用 Masson 三色法进行评估），卵泡密度，以及 Ki67、AMH、GDF-9、caspase-3 及 CD31 免疫组化评估。该研究的结果表明，玻璃化冻融卵巢组织中的卵泡移植后能够存活，发育到窦卵泡期，并且形成黄体，移植后体内有 5 个月的排卵证实了这点。玻璃化冻融卵巢移植组织中的卵泡外观是健康的，因为和未冷冻的卵巢组织相比，它们表现出相似的形态且免疫标记显示表达了 Ki-67、AMH、GDF-9，以及极少量的 caspase-3。此外，通过 CD31 着色标记显示，与未进行玻璃化的卵巢组织相比，玻璃化冻融的卵巢组织血管数量相似，且没有表现出纤维化区域增多。本研究并没有尝试收集卵母细胞。研究结果表明，玻璃化冷冻卵巢组织复苏后存活、发育良好。研究人员将取得成功部分归功于卵巢活检以后快速移植，用于玻璃化冷冻的卵巢皮质将在切除后的 24 h 进行原位移植。因此，新鲜的移植位点产生的缺血性损伤可能会更小，解冻和原位移植之间时间间隔较长就会观察到这种损伤。缺血对卵泡存活始终是一个重要的问题，因为癌症患者将于几年后回来复诊，再通过原位移植手术恢复卵巢功能及生育力，根据患者进行卵巢组织玻璃化冷冻时的年龄，复诊也可能是十几年后。

我们团队采用恒河猴作为人卵巢组织玻璃化冷冻研究的动物模型，先设计了一套开放系统[37]，后来又改成了封闭系统[38]。采用乙二醇和甘油作为冷冻保护剂的开放系统时，我们发现将一种合成聚合物的组合物[包括聚乙烯醇共聚物（PVA，super cool X-1000™）、PVP K12 和聚丙三醇（super cool Z-1000™）]添加到最终的玻璃化溶液中将有利于卵巢形态的保存，并在玻璃化冷冻后通过 PPH3 定位和 BrdU 掺入进行评估，发现这种添加也有利于细胞增殖[37]。从玻璃化冻融的卵巢组织中分离窦前卵泡，放入以藻酸盐作为生物基质的三维（3D）环境中培养，来评估卵泡的存活、生长，形成窦隙以及产生雌二醇和孕酮等甾体激素的能力。这种封闭性的 3D 卵泡培养模式从功能上证明了经玻璃化冷冻后卵泡的活性，进一步支持了在组织玻璃化的过程中使用聚合物的好处。然而，与未经冷冻的卵巢组织相比，玻璃化冻融卵巢组织中的次级卵泡生长更为缓慢，并且到目前为止，还没有从体外 3D 卵泡培养中获得健康的卵母细胞。我们发现卵巢皮质组织暴露于玻璃化溶液的时间越短（3 min 和 8 min 相比），产生的冷冻损伤越小。可能是因为冷冻保护剂较长时间的孵育所产生的毒性所致[30]，这与 Hashimoto 等的研究结果相似[11]。此外，我们发现含有 DMSO 的玻璃化溶液比不含 DMSO 的玻璃化溶液产生更多的冷冻损伤（图 6.3）。然而 DMSO 经常作为胚胎、卵子及卵巢组织玻璃化冷冻的冷冻保护剂，我们研究发现，它的不利影响可能是由于降温速率缓慢，并进而导致组织在玻璃化冷冻前暴露的时间过长。DM-SO 可引发小鼠卵母细胞微管系统不可逆的损坏，产生毒性作用[18]。

降温过程中的热分析图

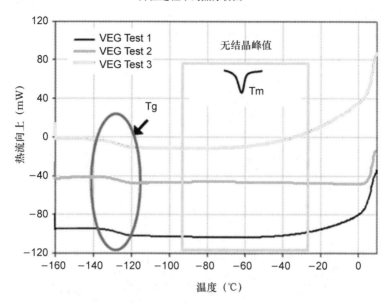

升温过程中的热分析图

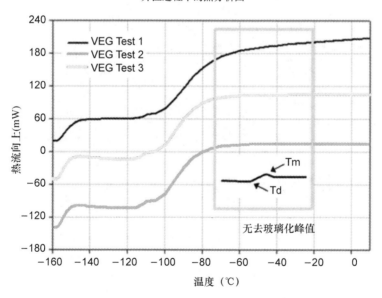

图 6.3　含有乙二醇和甘油（1：1）的玻璃化溶液在降温（上图，温度在 x 轴从右到左递减）和升温（下图，温度在 x 轴从左到右递增）过程中的差示扫描量热计描绘的热分析图。推测在降温过程中的玻璃化转变温度（Tg）为热转换的中点。降温和升温过程中都没有出现相变峰证实了降温过程中没有发生结晶，同时升温过程中也没有发生去玻璃化和溶解。箭头指示在−110℃时开始快速升温，正好高于玻璃化转变的温度范围（Adapted from Ting et al.[38]）

我们还通过差示扫描量热法对在固定体积内成功完成玻璃化而不发生去玻璃化的溶液进行了详细的热动力学检测（图 6.4），并且确定了使用一个 2 ml 高安全载管稳定地进行玻璃化冷冻所需的液体浓度，从而成功开发了一套用于恒河猴卵巢组织玻璃化冷冻的封闭系统[38]。我们使用

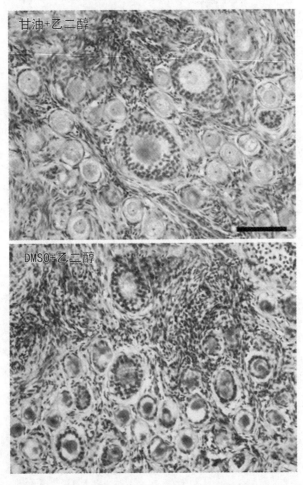

图 6.4 恒河猴卵巢组织玻璃化冻融后的形态（苏木精和伊红染色）。上图：使用 27％乙二醇（3.2 mol/L）和 27％甘油（4.7 mol/L）玻璃化冷冻的卵巢组织。下图：使用 25.5％乙二醇（3 mol/L）和 25.5％DMSO（4.5 mol/L）玻璃化冷冻的卵巢组织。使用 DMSO 玻璃化的卵巢组织中异常的原始卵泡和初级卵泡的比例以及次级卵泡中异常卵母细胞的比例更高。冷冻损伤包括卵母细胞的萎缩和空泡化，以及卵泡和基质之间出现异常空隙。无论是否使用 DMSO 进行玻璃化冷冻，卵巢组织中次级卵泡内的颗粒细胞形态，以及基质的完整性相似（Adapted from Ting et al.[38]）（见彩图）

组织切片机制备厚度一致的卵巢皮质组织薄片（0.5～1 mm）。由于组织的厚度一致（最适合冷冻保护剂的渗透），组织的长度和宽度就可以根据移植需要变化。在开始玻璃化冷冻程序之前，我们检测了每一块卵巢组织中窦前卵泡的存在情况。通过将含有组织和溶液的培养皿置于轨道型实验室振动器顶上增加液体对组织的渗透，组织不断地运动，从而促使其饱和。由于目前我们已经确定了在一个封闭载体中用 1 ml 玻璃化溶液完成玻璃化冷冻所需的浓度，理论上讲，只要组织中的玻璃化溶液已达饱和（通过一致的厚度和渗透过程中不停地搅拌进行促进），并且能够适应相同的构造（6×60 mm²），无论大小如何，都能进行玻璃化。图 6.5 表述了封闭系统玻璃化冷冻恒河猴卵巢皮质组织的最佳冷冻保护剂和玻璃化溶液的最终组成[30]。玻璃化溶液由含有磷酸化抗坏血酸的 Sage 操作液配制而成，含 54％渗透性冷冻保护剂（27％重量比的乙二醇和 27％重量比的甘油），并添加 15％的合成血清蛋白替代物（SPS，体积比）。将组织分别置于 1/4、1/2 及 1 倍的该溶液中，37℃下，每步 5 min。在最后一步，把组织放在含有非渗透性多聚聚合物的玻璃化溶液（总体积比为 1％）中孵育 1 min，随后装载到高安全性玻璃载管内，然后把末端加热封口。

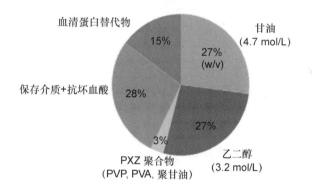

图 6.5　目前我们使用封闭系统玻璃化冷冻恒河猴卵巢组织所使用的冷冻保护剂及玻璃化溶液的组成成分，详见 Ting 等[38]

　　我们还证实了卵巢组织在 1 ml 玻璃化溶液内的玻璃化冷冻要求较慢的降温速率（～35℃/min，在液氮蒸气中进行降温，和上文描述的直接投入液氮或超快速冷冻截然不同），以避免上文讨论过的样本发生碎裂[30]。为此，我们最近使用了一种两步法降温方案，在这个方案中，在最后一步冷冻保护剂渗透之后，将卵巢组织置于液氮蒸气中－150℃至

−180℃ 10 min，随后投入液氮中。同样地，我们采用两步法复温程序来防止组织去玻璃化，将含有卵巢组织的封闭载管置于 30℃ 的空气中 1 min，随后放入 40℃ 的水浴中 30 s。然后将解冻的组织放到浓度递减的葡萄糖溶液中去除玻璃化溶液[30]。

我们的初步研究结果显示，当把玻璃化冻融的卵巢组织异位移植到手臂或腹部的皮下位点时，卵巢周期得以重塑，同时也会有排卵前卵泡形成，并且产生了能够受精并发育成早期胚胎的成熟卵母细胞[20]。尽管前期实验中获得的卵母细胞和胚胎很少，但是这些结果验证了我们根据低温生物学原理优化卵巢皮质组织玻璃化冷冻而采取系统性方法，符合逻辑，具有有效性。在非人灵长类动物模型中，活产后代这一"金标准"终点指标没有获得成功，但仍然是一个主要目标，同时还有一个目标就是找出最佳的移植位点，以持续产生具有发育潜能的卵母细胞，重塑生育力。

人类卵巢组织成功的玻璃化冷冻

最早尝试移植玻璃化冷冻女性卵巢组织的记录见于两个报道[19,36]。在这些开创性的研究中，卵巢皮质组织来自于非癌症治疗所引起的卵巢早衰的患者，经乙二醇和 PVP 玻璃化的组织放到冷冻瓶内的一个"支撑物"上再投入液氮中。20 例患者的卵巢移植组织在玻璃化冷冻前都存在残留的卵泡，每位患者有 40～80 块复苏后的卵巢组织移植到输卵管系膜袋内。将卵巢组织在体外使用药物激活 Akt（蛋白激酶 B）进行预处理，可能会增加原始卵泡的活性；遗憾的是，没有患者移植未经处理的组织来证实这个结论。尽管如此，有 9 名患者恢复了卵巢周期，并且从 6 名患者中获得了 24 枚卵母细胞。随后有 3 名患者妊娠，其中 1 例发生流产，2 例活婴出生。这些报道明确地证实玻璃化冷冻是卵巢组织冷冻保存的一种有效的方法，可以保存女性的卵巢功能，包括卵巢组织的生育潜能。

结论

总之，非人灵长类动物模型的研究为探索卵巢组织玻璃化冷冻（对比慢速冷冻）用于人类卵巢组织的冷冻保存提供了基础。优化卵巢组织玻璃化冷冻的许多参数，包括组织大小、冷冻保护剂浓度、冷冻保护剂渗透的时间和温度、降温速率、升温速率，以及冷冻保护剂的去除，都通过开放和封闭系统在非人灵长类动物上进行检测和验证。这些研究也扩展了终点指标分析，不仅仅局限于静态的卵巢组织形态评估和卵泡计数。重要的是，可以观察到玻璃化冻融的卵巢组织移植回体内后真正的卵巢功能，这是重塑生育力和获得活婴这一最终目标所必需的。最近有接受玻璃化冻融卵巢组织异位移植的女性获得了活婴出生，这让我们有一定的信心认为，玻璃化冷冻最终会成为可被采纳的方法，用于人类卵巢组织的冷冻保存，进而重建卵巢功能和生育力。在美国，玻璃化是目前公认的冷冻保存卵母细胞和胚胎的临床方法，这证实了卵巢组织玻璃化冷冻的必要性。鉴于此点，使用最佳制造方法配制的玻璃化溶液，以最佳方案进行的卵巢组织玻璃化，以及临床上成功的移植实践，是那些卵巢组织冷冻保存是有一天能够为人父母唯一选择的患者的迫切需要。

致谢：这项工作得到了美国国立卫生研究院肿瘤生育协会 UL1 RR024926（HD058293、HD058294、PL1-EB008542），U54-HD18185（Eunice Kennedy Shriver 生殖和不孕不育研究专业合作中心项目）以及 ONPRC 8P51OD011092 的支持。

参考文献

1. Amorim CA, Curaba M, Van Langendonckt A, Dolmans MM, Donnez J. Vitrification as an alternative means of cryopreserving ovarian tissue. Reprod Biomed Online. 2011;23(2):160–86.
2. Amorim CA, Jacobs S, Devireddy RV, Van Langendonckt A, Vanacker J, Jaeger J, et al. Successful vitrification and autografting of baboon (Papio anubis) ovarian tissue. Hum Reprod. 2013;28(8):2146–56.
3. Bielanski A, Vajta G. Risk of contamination of germplasm during cryopreservation and cryo-banking in IVF units. Hum Reprod. 2009;24(10):2457–67.
4. Dittrich R, Lotz L, Fehm T, Krussel J, von Wolff M, Toth B, et al. Xenotransplantation of cryopreserved human ovarian tissue – a systematic review of MII oocyte maturation and discussion of it as a realistic option for restoring fertility after cancer treatment. Fertil Steril. 2015;103(6):1557–65.
5. Donnez J, Dolmans MM, Pellicer A, Diaz-Garcia C, Sanchez Serrano M, Schmidt KT, et al. Restoration of ovarian activity and pregnancy after transplantation of cryopreserved ovarian tissue: a review of 60 cases of reimplantation. Fertil Steril. 2013;99(6):1503–13.
6. Donnez J, Dolmans MM. Ovarian cortex transplantation: 60 reported live births brings the success and worldwide expansion of the technique towards routine clinical practice. J Assist Reprod Genet. 2015;32(8):1167–70.
7. Fahy GM, MacFarlane DR, Angell CA, Meryman HT. Vitrification as an approach to cryo-preservation. Cryobiology. 1984;21(4):407–26.
8. Fahy GM, Rall WF. Vitrification: an overview. In: Tucker MJ, Liebermann J, editors. Vitrification in assisted reproduction. London: Informa Healthcare; 2007. p. 1–20.

9. Grazul-Bilska AT, Banerjee J, Yazici I, Borowczyk E, Bilski JJ, Sharma RK, et al. Morphology and function of cryopreserved whole ovine ovaries after heterotopic autotransplantation. Reprod Biol Endocrinol. 2008;6:16.

10. Hasegawa A, Mochida N, Ogasawara T, Koyama K. Pup birth from mouse oocytes in preantral follicles derived from vitrified and warmed ovaries followed by in vitro growth, in vitro maturation, and in vitro fertilization. Fertil Steril. 2006;86(4 Suppl):1182–92.

11. Hashimoto S, Suzuki N, Yamanaka M, Hosoi Y, Ishizuka B, Morimoto Y. Effects of vitrification solutions and equilibration times on the morphology of cynomolgus ovarian tissues. Reprod Biomed Online. 2010;21(4):501–9.

12. Hogg K, Etherington SL, Young JM, McNeilly AS, Duncan WC. Inhibitor of differentiation (Id) genes are expressed in the steroidogenic cells of the ovine ovary and are differentially regulated by members of the transforming growth factor-beta family. Endocrinology. 2010;151(3):1247–56.

13. Hopkins JB, Badeau R, Warkentin M, Thorne RE. Effect of common cryoprotectants on critical warming rates and ice formation in aqueous solutions. Cryobiology. 2012;65(3):169–78.

14. Hussein MR, Bedaiwy MA, Falcone T. Analysis of apoptotic cell death, Bcl-2, and p53 protein expression in freshly fixed and cryopreserved ovarian tissue after exposure to warm ischemia. Fertil Steril. 2006;85 Suppl 1:1082–92.

15. Isachenko V, Lapidus I, Isachenko E, Krivokharchenko A, Kreienberg R, Woriedh M, et al. Human ovarian tissue vitrification versus conventional freezing: morphological, endocrinological, and molecular biological evaluation. Reproduction. 2009;138(2):319–27.

16. Jeruss JS, Woodruff TK. Preservation of fertility in patients with cancer. N Engl J Med. 2009;360(9):902–11.

17. Jin S, Lei L, Shea LD, Zelinski MB, Stouffer RL, Woodruff TK. Markers of growth and development in primate primordial follicles are preserved after slow cryopreservation. Fertil Steril. 2010;93(8):2627–32.

18. Johnson MH, Pickering SJ. The effect of dimethyl sulphoxide on the microtubular system of the mouse oocyte. Development. 1987;100(2):313–24.

19. Kawamura K, Cheng Y, Suzuki N, Deguchi M, Sato Y, Takae S, et al. Hippo signaling disruption and Akt stimulation of ovarian follicles for infertility treatment. Proc Natl Acad Sci U S A. 2013;110(43):17474–9.

20. Lee DM, Ting A, Thomas C, Bishop C, Xu F, Zelinski MB. Heterotopic transplants of vitrified ovarian tissue in macaques: assessment of follicular function, embryonic development and a novel microbubble assay for blood flow. Fertil Steril. 2012;98(3):S69.

21. Lee J, Kim SK, Youm HW, Kim HJ, Lee JR, Suh CS, et al. Effects of three different types of antifreeze proteins on mouse ovarian tissue cryopreservation and transplantation. PLoS One. 2015;10(5):e0126252.

22. Mazur P. Kinetics of water loss from cells at subzero temperatures and the likelihood of intracellular freezing. J Gen Physiol. 1963;47:47–69.

23. Mazur P, Leibo SP, Chu EH. A two-factor hypothesis of freezing injury. Evidence from Chinese hamster tissue-culture cells. Exp Cell Res. 1972;71(2):345–55.

24. Mazur P. Principles of cryobiology. In: Fuller BJ, Lane N, Benson EE, editors. Life in the frozen state. Boca Raton: CRC Press; 2004. p. 3–65.

25. Mullen SF, Li M, Li Y, Chen ZJ, Critser JK. Human oocyte vitrification: the permeability of metaphase II oocytes to water and ethylene glycol and the appliance toward vitrification. Fertil Steril. 2008;89(6):1812–25.

26. Mullen SF, Fahy GM. Fundamental aspects of vitrification as a method of reproductive cell, tissue, and organ cryopreservation. In: Donnez J, Kim SS, editors. Principles and practice of fertility preservation. Cambridge: Cambridge University Press; 2011. p. 145–63.

27. Onions VJ, Mitchell MR, Campbell BK, Webb R. Ovarian tissue viability following whole ovine ovary cryopreservation: assessing the effects of sphingosine-1-phosphate inclusion. Hum Reprod. 2008;23(3):606–18.

28. Otsuka F, McTavish KJ, Shimasaki S. Integral role of GDF-9 and BMP-15 in ovarian function. Mol Reprod Dev. 2011;78(1):9–21.

29. Pegg DE. The role of vitrification techniques of cryopreservation in reproductive medicine. Hum Fertil (Camb). 2005;8(4):231–9.
30. Pegg DE. The relevance of ice crystal formation for the cryopreservation of tissues and organs. Cryobiology. 2010;60(3 Suppl):S36–44.
31. Rall WF, Mazur P, McGrath JJ. Depression of the ice-nucleation temperature of rapidly cooled mouse embryos by glycerol and dimethyl sulfoxide. Biophys J. 1983;41(1):1–12.
32. Sadeu JC, Smitz J. Growth differentiation factor-9 and anti-Mullerian hormone expression in cultured human follicles from frozen-thawed ovarian tissue. Reprod Biomed Online. 2008;17(4):537–48.
33. Schmidt KL, Byskov AG, Nyboe Andersen A, Muller J, Yding Andersen C. Density and distribution of primordial follicles in single pieces of cortex from 21 patients and in individual pieces of cortex from three entire human ovaries. Hum Reprod. 2003;18(6):1158–64.
34. Steif PS, Palastro MC, Rabin Y. The effect of temperature gradients on stress development during cryopreservation via vitrification. Cell Preserv Technol. 2007;5(2):104–15.
35. Suzuki N, Hashimoto S, Igarashi S, Takae S, Yamanaka M, Yamochi T, et al. Assessment of long-term function of heterotopic transplants of vitrified ovarian tissue in cynomolgus monkeys. Hum Reprod. 2012;27(8):2420–9.
36. Suzuki N, Yoshioka N, Takae S, Sugishita Y, Tamura M, Hashimoto S, et al. Successful fertility preservation following ovarian tissue vitrification in patients with primary ovarian insufficiency. Hum Reprod. 2015;30(3):608–15.
37. Ting AY, Yeoman RR, Lawson MS, Zelinski MB. Synthetic polymers improve vitrification outcomes of macaque ovarian tissue as assessed by histological integrity and the in vitro development of secondary follicles. Cryobiology. 2012;65(1):1–11.
38. Ting AY, Yeoman RR, Campos JR, Lawson MS, Mullen SF, Fahy GM, et al. Morphological and functional preservation of pre-antral follicles after vitrification of macaque ovarian tissue in a closed system. Hum Reprod. 2013;28(5):1267–79.
39. Toner M, Cravalho EG, Karel M, Armant DR. Cryomicroscopic analysis of intracellular ice formation during freezing of mouse oocytes without cryoadditives. Cryobiology. 1991;28(1):55–71.
40. Vajta G, Nagy ZP. Are programmable freezers still needed in the embryo laboratory? Rev Vitrification Reprod Biomed Online. 2006;12(6):779–96.
41. Weenen C, Laven JS, Von Bergh AR, Cranfield M, Groome NP, Visser JA, et al. Anti-Mullerian hormone expression pattern in the human ovary: potential implications for initial and cyclic follicle recruitment. Mol Hum Reprod. 2004;10(2):77–83.
42. Wowk B. Thermodynamic aspects of vitrification. Cryobiology. 2010;60(1):11–22.
43. Wright CS, Hovatta O, Margara R, Trew G, Winston RM, Franks S, et al. Effects of follicle-stimulating hormone and serum substitution on the in-vitro growth of human ovarian follicles. Hum Reprod. 1999;14(6):1555–62.
44. Xiao Z, Wang Y, Li L, Li SW. Cryopreservation of the human ovarian tissue induces the expression of Fas system in morphologically normal primordial follicles. Cryo Letters. 2010;31(2):112–9.

第7章 启动青春期的机会

Monica M. Laronda，Teresa K. Woodruff

曾 桢 译 张 岩 审校

概述

　　青春期标志着从青少年过渡到成年，指在这个发育关键时刻男性或女性激素变化造成的生理、心理改变。青春期以建立成熟生殖能力为目标建立下丘脑-垂体-性腺轴。另外，在青春期转变过程中，激素应答器官系统，例如神经系统、心血管系统和骨骼肌肉也逐渐稳定。有一些情况下可能会干扰到转变过程，包括自然发生的突变或继发于治疗影响性腺或下丘脑-垂体-性腺轴相关其他器官健康的疾病。此章将简要介绍可能造成青春期启动推迟或失败的原因，探究启动青春期、生育力保存和维持成年期内分泌功能的试验性研究策略。

青春期正常启动

　　青春期是指发生在从青少年到性成熟个体的转化过程中的一组生理、身体、心理变化。女孩一般为 10～14 岁，男孩一般为 12～16 岁（NIH. gov）。下丘脑神经元释放促性腺激素释放激素（GnRH），促发垂体分泌卵泡刺激素（FSH）及黄体生成素（LH），启动青春期。这些激素在女性中作用于卵巢，在男性中作用于睾丸，从而分别释放雌激素和睾酮。性腺对下丘脑及垂体做出反馈，释放的激素即建立下丘脑-垂体-性腺轴，这个机制持续作用于人生的整个性生殖成熟阶段。性激素会促发一些生理特征。乳腺发育是女孩开始青春期最早的特征之一，之后是阴毛和腋毛生长，最后是出现月经。男孩青春期最早的特征包括阴茎和睾丸增大，出现阴毛和腋毛，然后是肌肉生长、声音低沉、胡须生长。

　　女性生殖道是身体中最具动态变化的器官系统之一，它需要青春期转化才能对脉冲式分泌的激素产生周期性反应。这些活跃的器官包括女性性腺、卵巢、输卵管、子宫、宫颈和阴道。主要的周期调控者和女性生育力的保持者——卵巢，对下生殖道的器官产生作用，下生殖道由一个中空腔道所连接。

卵巢由基本功能单位卵泡组成，其作用是贮存、保护和刺激女性配子——卵母细胞。卵巢中卵泡单位处于分化的不同阶段，从静止的原始卵泡池到有潜能排出能够受精的成熟卵子的大窦卵泡。卵泡经历静止、活化及闭锁阶段，在卵巢中受到高度调控，这项调控由第一个卵泡发生波建立。第一个波以更快的模式发生在青春期前，包括了没有激素刺激的窦卵泡阶段的分化[1-2]。在具有三种发育特有的卵泡特异性标记的转基因小鼠中可以观察到这个波。首先激活的卵泡位于前背侧区域，但是首先进行减数分裂的卵泡位于腹侧[3]。受调控的卵泡发生波也受到体细胞支持调控，其位置和时间来源于这些支持细胞[2,4-5]。

包围着中心的卵母细胞并具有分泌功能的两种主要支持细胞是颗粒细胞及卵泡膜细胞。颗粒细胞环绕在生长中卵泡周围增生，通过芳香化位于其旁的卵泡膜细胞产生的雄激素提高雌激素水平。脉冲式分泌的 FSH 通过生长中卵泡的颗粒细胞的 FSH 受体，形成窦——生长中卵泡内充满液体的腔隙，并对 LH 峰做出反应。颗粒细胞是抑制素 A 的最初来源，其分泌的这种多肽激素抑制垂体分泌 FSH[6]。抑制素在激素调节中起重要作用，抑制素 A 基因敲除的雌性小鼠可发生颗粒细胞瘤，相对应的是，雄性小鼠 100% 发生支持细胞肿瘤[7]。优势卵泡的卵泡膜细胞产生胶原酶，破坏卵巢表面的上皮细胞，卵丘颗粒细胞从而脱离成熟的卵母细胞并通过排卵释放。在灵长类动物，孕激素受体（PRs）位于小窦卵泡的卵泡膜细胞以及暴露于 LH 的排卵前卵泡的颗粒细胞内[8]。一旦卵子排出，卵巢将重建，卵泡的细胞分化成为黄体，对 FSH 刺激产生雌激素的反馈降低，同时成为孕激素的主要来源。在分离出的排卵期前颗粒细胞中，这个过程可以被称为"紧急避孕药"的孕激素拮抗剂 RU486 在 PR 水平阻断[9]。循环中的孕激素给下丘脑传递信号，减少 GnRH 的释放，同时也给下游生殖道发出信号，为接受排出的卵子、可能的受精、着床和胚胎发育做好准备。

女性生殖道通过增殖、分化和细胞外基质（ECM）重建发生显著变化。输卵管的内层细胞分泌功能丰富，具有纤毛，对卵巢分泌的雌二醇做出反应，促进受精卵向子宫运动[10]。输卵管肌肉收缩频率增加，将卵细胞运送到壶腹部，在那里卵细胞对前列腺素、孕酮和 LH 做出反馈并受精[11]。另外，输卵管分泌的输卵管糖蛋白-1（OVGP1）黏蛋白受雌激素作用，如果在排卵窗有精子存在，它有利于卵子受精[12]。子宫内膜对生长中卵泡所产生的雌激素产生反馈，内膜厚度增加。子宫内膜通过雌激素诱导的孕激素受体活化，为着床进行准备，即介导腺体分泌，为囊胚着床提供营养丰富的环境[13-15]。一旦胚胎着床到子宫，内膜将释放人绒毛膜促性腺激素（hCG），刺激反馈至卵巢，维持黄体产生孕酮[16]。如果黄体退化，子宫内膜通过收缩运动剥脱，这个过程就是我们所熟知的月经。

宫颈是女性生殖道中子宫与阴道之间的屏障。在生殖周期的大部分时间，宫颈通过分泌稠厚的黏液将子宫内环境与外界的病原菌隔开。着床之后，宫颈腺体重构，在孕酮的作用下产生黏液栓保护发育中的胚胎。在月经的增生期，雌激素作用下宫颈产生碱性拉丝黏液，有助于精子存活及通过阴道进入子宫腔内部[17-18]。

男性性腺——睾丸，与女性的卵巢相似，可产生精子，同时具有合成性激素的细胞。睾丸由小管与间质组成。小管由小管周围肌样细胞形成的基底膜构成，形成屏障，以保护精原干细胞和发育中的精子。精子形成的过程为波浪式，每16天由形成精原细胞的成精子干细胞（SSCs）的分裂开始，整个人类精子发生过程需要72天[19]。精原细胞的有丝分裂和分化高度受控于在小管管腔内的空间位置和与提供支撑的支持细胞之间的紧密连接。支持细胞通过建立血-睾屏障保护细胞，并确保只有特定的细胞接受信号，例如视黄酸这样的减数分裂触发分子[20-21]。远离基底膜的细胞减数分裂成为4个单倍体细胞，定义为圆形精子细胞。圆形精子细胞通过睾丸支持细胞小管复合体剥脱细胞质、浓缩细胞核，从而形成一条单一的鞭毛并发育成为精子[22-24]。这些细胞形成后还不能运动，需要大量液体将其从管腔冲出进入到附睾的屈曲小管内。附睾头立方上皮及纤毛上皮将这些液体吸收并浓缩精子，为精子获能并具有受精能力做准备。例如，附睾人富半胱氨酸分泌蛋白（hCRISP）与附睾内的精子头部相连，精子结合并穿透卵子的结合带的过程中起酸化作用，有助于受精的进行[25-26]。附睾尾部为高度浓缩的精子提供暂时储存2～3个月的空间。在射精时，浓缩的精子通过蠕动被喷射出去，通过输精管时被来自精囊和前列腺的液体稀释。

男性青春期前的阶段，精子形成过程以一种不完全、加速的形式进行。这个过程与女性相似，在女性中被称为第一波（the first wave）。该过程建立了细胞内联系，使睾丸做好准备迎接激素的指引。小管之间的间质包含了间质细胞，这些细胞受垂体脉冲式分泌的 LH 和 hCG 作用产生睾酮，每天清晨达到峰值。间质细胞产生的睾酮，通过支持细胞周期性表达的雄激素受体，促进精子生成[27]。支持细胞也表达 FSH 受体，通过这些受体传递的信号是青春前期大鼠建立睾丸小管[28]以及维持生殖细胞存活的必需条件（见 [29] 综述）。

性激素对其他器官的影响

男性、女性激素直接调节下丘脑和垂体生长激素（GH）的分泌，间接调控下游组织对 GH 的反应，在整个人生阶段对身高、身体成分产生影响，在青春期尤其显现。三种多肽激素，GH 释放激素（GHRH）、生长抑素（SS）和胃促生长素（ghrelin）控制 GH 分泌，另外，胰岛素样生长因子 I（IGF-I）向 GHRH 和 SS 神经元提供负反馈。代谢指标，包括胰岛素、血糖和肥胖，抑制 GH 分泌。青春期男孩和女孩 GH 的脉冲式分泌增加 1.5～3 倍[30]。青春期前和转化期的男孩及女孩睾酮、雌激素对 GH 分泌产生正向调节[31]。男孩对睾酮的反馈源于睾酮芳香化为雌激素，受雌激素受体介导。患男性女型乳房接受睾酮治疗的青春期男性患者，血浆 GH 升高，在身高生长速度方面远远大于接受非芳香化的双氢睾酮（DHT）的患者，后者表现出血浆 GH 降低[32-33]。除了雄激素和雌激素影响 GH 水平，GH 也直接影响类固醇激素。GH 水平在成年女性中更高，随月经周期波动，与血清雌激素水平强烈相关，而绝经后女性 GH 的水平降低[34-36]。

性激素除了调节青春期 GH 分泌从而影响生长，还直接作用于对性激素产生应答的骨板软骨细胞，从而使长骨增长。在青春期的爆发生长中，软骨细胞分化增殖，分泌细胞外基质蛋白、成骨细胞和骨细胞前体，侵入骨板，并且分化（见 [37] 综述）。雌激素、孕激素和雄激素受体（ER、PR 和 AR）在男性、女性的这组细胞中都高度表达，参与增殖调控[38]。与不注射组相比，向大鼠生长板区域注射睾酮可增加其股骨长度[39]。存在 ER-α 突变（ESR1）的人会出现骨垢愈合障碍[40]。在啮齿类动物及细胞培养模型中，越来越多证据表明，睾酮芳香化为雌激素对骨垢板软骨细胞产生影响，从而表现为增殖反馈[41-42]。在罕见的芳香化酶突变的兄妹身上清晰表现：血清雄激素水平升高，雌酮及雌二醇水平偏低，导致骨质疏松及骨量减少[43]。另外，雌激素可刺激大鼠趾骨代谢活性，也可以刺激人类原代关节软骨细胞和来自人肋骨软骨的永生化细胞系增殖[44-45]。青春期之后长骨两端的骨垢闭合，性激素在软骨细胞健康方面持续发挥作用。围绝经期骨再吸收增加，骨重塑修复减慢，这使得女性更容易发生骨质疏松，骨量和骨强度都会降低[46-47]。50 岁后，女性罹患骨质疏松的剩余生命风险是 45%～55%，男性也有 20%～25% 的风险，这是由于男性睾酮水平下降会增加骨质疏松发生的概率[48-51]。另外，在摘除性腺或性腺去连接的大鼠中，抑制素 A 不依靠性激素，通过刺激成骨活性增加骨量及骨强度[52]。来源于性腺的抑制素还能调节人骨髓细胞中血红蛋白聚集及红细胞生成[53-54]。

性激素除了引发青春期显而易见的生理性改变，还会引发不那么明显但对维持整个成年期的内稳态很重要的生理改变。男性发育出更高容量的白质，其位于大脑的中心部分，由髓鞘包绕的神经元束构成，利于两个大脑半球的连接。男性这部分的发育在青春期超过女性[55-58]。但是，十几岁女孩的中心白质束组织的速度比男孩更快[58]。性激素在男孩及女孩中都会显著影响颞叶内侧灰质的容量，这部分性激素受体的密度更高[59]。

性行为的最终形成对青春期过渡的时机相当敏感。青春期暴露于压力下，例如装在板条箱内或隔离社会独居的雌性小鼠受雌激素以及孕激素刺激产生性行为应答要弱于成年期暴露于压力下的小鼠[60-61]。

自然因素下原发性性腺功能减退

青春期的时间可因多种原因提早或者延迟。性腺功能减退是指性腺（卵巢或者睾丸）能力下降或者无功能，无法产生足够的激素启动青春期和（或）持续机体内稳态。内分泌异常，例如低促性腺素性腺功能减退症，是由于 GnRH 的分泌减少或无分泌造成，可能是由于垂体创伤、基因突变（例如 Prader-Willis 综合征）或过度使用阿片类药物或类固醇激素造成[62-63]。原发性性腺功能减退源于性腺功能不全，继发性性腺功能减退是指继发于下丘脑或垂体功能障碍。小于 40 岁的女性早发性卵巢功能不全（POI）或早绝经的发生率在所有种族中发病率为 1.1%，日本女性发生率最低，为 0.1%，非洲裔美国人及西班牙裔女性发病率最高，为 1.4%[64]。POI 定义为闭经 4～6 个月，伴随 FSH 水平升高、雌激素水平下降，致病原因很多，包括基因以及外源因素。造成 POI 的基因突变包括 X 染色体的突变，例如脆性 X 智力迟钝基因 1（FMR1）[65]，卵细胞及颗粒细胞连接突变，例如成骨因子 15（BMP15）[66]，或者促性腺激素受体突变，例如 FSH 受体和 LH 受体[67-68]，或者性激素受体突变，例如 PR[69]。男性性腺功能减退症的诊断依据是睾酮水平低。这一疾病很多情况下和女性的发病方式相同，可以因为促性腺激素受体突变[70]以及性激素受体（如 AR）突变[71]发生，也可源于染色体 Y 性别决定区域 3 基因（SOX3）和 Kallmann 综合征基因 1（KAL1）突变[72]。

性腺毒性药物导致原发性性腺功能减退

性腺功能减退可能由于非自然因素造成，例如性腺毒性药物化疗和放疗。在美国，每年近 10 400 名 15 岁以下孩子诊断为恶性肿瘤。在儿童中最为常见的癌症包括急性淋巴细胞白血病、中枢神经系统肿瘤、神经母细胞瘤和非霍奇金淋巴瘤。接近 5% 的儿童肿瘤是由于遗传性突变造成（NCI 报道于 2015 年 5 月 13 日，cancer.gov）。根据美国国家癌症研究所最近的问卷调查、流行病学和结果（Surveillance，Epidemiology，and End Results，SEER）项目研究，2010 年 1 月，美国有大约 380 000 名成年人为儿童或青少年时期（0～19 岁）癌症生存者[73]。治疗延长了癌症患病儿童的生命，但是也会带来一些额外后果，包括可能造成卵巢和睾丸中内分泌细胞功能障碍，而其内分泌产物可促发启动青春期的激素峰，维持成年期心血管、神经系统以及骨健康内平衡。男性和女性治疗淋巴瘤或恶性肿瘤需骨髓移植时会使用烷化剂，例如氮芥、丙卡巴肼、白消安，这些药物致使无精子症或早绝经的风险升高[74-75]（见［76，77］综述）。其他一些需要冲击治疗的疾病，例如狼疮肾炎，可能也会造成继发性性腺功能减退，使得生育力下降和内分泌支持能力下降[78]。

目前内分泌功能保存实践

下丘脑脉冲式分泌的 GnRH 升高引发青春期，促发 FSH 和 LH 的分泌。作为反馈，卵巢和睾丸分泌雌激素和雄激素，同时抑制素对 FSH 的释放起抑制作用（详见上文）。早卵泡期 FSH 水平是生长中卵泡的一个指标。颗粒细胞分泌的抗苗勒管激素（AMH）也是卵泡储备的一个潜在指标[79]。使用这些指标时要注意，应用口服避孕药的女性 AMH 的水平可能下降，不过如果停用口服避孕药，其水平可恢复[79-80]。另外，一项男性 AMH 随访研究已经确定，AMH 可以成为支持细胞功能对睾酮水平反馈状态的良好标记物[81]。另外，由生长中卵泡和小卵泡的颗粒细胞分别分泌的抑制素 A 与 B，可以反映青春期女性及没有自发青春期征象的 Turner 综合征年轻女性的卵巢储备功能[82]。但是，不论其是否能够准确评估卵巢储备功能，评估是否需要储存一部分卵巢组织仍存在困难。由于通过监测促性腺激素和其他卵巢多肽难以明确是青春期延迟还是无法自然发动青春期，家庭统计数据及骨龄等额外信息可以帮助评估自然发动青春期的可能性。

如果需要进行激素替代治疗以帮助过渡青春期，青春期女孩及男孩的选择很有限。对于患有 Turner 综合征及线性生长失败的女孩，GH 替代治疗的剂量是每天 55 μg/kg。这种治疗最早可以从 9 个月开始，平均开始 GH 治疗的年龄是 9～10 岁[83]。由于雌激素可以加速骨质的成熟，应用 GH 治疗的患有 Turner 综合征的女孩应将雌激素替代治疗延后到 15～16 岁[83]。而诊断低促性腺素性腺功能减退症的男孩，4 周内接受三次模拟青春期开始的递增剂量睾酮，之后出现脉冲式分泌的 GH 水平升高并且进一步对内源性 GH 释放激素产生反馈[84]。大多数患有 Turner 综合征的女孩需要激素替代治疗以发育第二性征，例如乳腺发育、子宫发育以及骨健康，以及治疗身材矮小。对于那些治疗所导致的性腺功能减退症的女孩，这些研究提供了可能有治疗反应的激素替代治疗方案。通常雌激素替代治疗从低剂量月疗开始，孕激素在 1～2 年后或到女孩出现月经初潮后再添加[85]。在此类人群中更常选用经皮贴剂的雌激素，由于口服药的肝首关效应，口服雌激素增加循环雌酮水平。另外，经皮应用的雌二醇可代谢出更接近生理浓度的雌二醇、雌酮和生物雌激素，同时，更能抑制 LH 和 FSH 水平[86]。最恰当孕激素治疗方案的推荐更困难。一项对早期 POF 患者的研究显示，对于雌激素作用产生的内膜，阴道用孕激素比口服孕激素能更有效地"同步"诱导出分泌期子宫内膜[87]。

没有能启动青春期或成年人群中不能维持激素水平的患者，予以激素替代内分泌治疗的好处很多，同时也存在副作用。例如，口服雌激素影响 GH 代谢活性，而在那些绝经后应用经皮注射的女性中不会出现[88]。另外，一项绝经后女性的研究显示，健康女性中 IGF-1 和 C 反应蛋白水平下降，其中 C 反应蛋白是心肌梗死、心血管病致死率最强的预后指标，这两个指标经口服雌激素替代治疗可以上升，而经皮贴剂治疗中无上升[89]。大剂量的口服雌激素，而不是经皮贴剂治疗，可促进上皮依赖性血管扩张和抗粥样硬化改变，能够改善健康绝经后女性的血管健康[90]。

另外，作为治疗的性激素剂量可能会影响反馈。在美国，育龄期需要服用睾酮替代治疗药物的男性越来越多，2011 年大约为每 10 000 人中 75.7 人需要用药[91]。外源性睾酮可能对下丘脑-垂体-性腺轴产生抑制作用，减少 FSH 和 LH 分泌，造成患者内源性睾酮分泌下降和精子产生减少。事实上，在正常男性中增加外源性睾酮水平正在作为一种男性避孕方式进行检测[92]。

小结：尽管激素替代治疗作用足以让青少年产生青春期向成年人应有的身体及心理改变，减少许多激素过早下降导致的疾病，但激素替代治疗不能产生多肽激素、性腺抑制素和激活素，以及性腺分泌的其他激素产生的调节或反馈，以维持全身激素稳态。另外，接受数十年激素替代治疗的患者需要接受规律的评估，以决定其生理状态对治疗的反应，并且避免治疗产生的代谢副作用。

目前女性生育力保存和储存策略

美国生殖医学协会为治疗癌症患者的医生发布的指南讨论了生育力保存的问题。卵子储存、胚胎储存和精子储存是目前帮助保存男性及女性生育力的唯一非试验性方法[93]。如果可延迟治疗且患者已经进入青春期，则可以进行取卵，然后储存卵子或胚胎。这项操作要注射促性腺激素以刺激募集的卵泡长大并发育成熟，大约需要 1 个月时间。卵母细胞（或称为卵子）可经阴道抽吸获得。获得的健康成熟的卵子可以冻存，或者使用供者或伴侣的精子通过体外受精（IVF）的方法受精。当期望妊娠时，患者会接受另一个周期的治疗，注射促性腺激素，促进子宫内膜为接受胚胎做好准备，冷冻保存的胚胎经过复苏移植到适宜的子宫。这个过程只能给青春期后的女性实施，同时患者不能患有促性腺激素反应性肿瘤，愿意推迟能够挽救生命的治疗，并且可以产生成熟卵子。此外，ASRM 也提及女孩的卵母细胞或者卵巢组织、男孩的睾丸组织冷冻保存也是一种可选择的方法，应该由设施齐备的研究机构为患者提供[93]。

女性生育力及内分泌功能保存试验性实践

肿瘤生育学领域的目标在于探索和扩大受到性腺毒性治疗不利影响的男性、女性恢复生育力的选择[94]。肿瘤生育学联盟（Oncofertility Consortium）国家医生协作组致力于扩大生育力保存和恢复生殖与内分泌健康的方法。最近这个协作组进行了卵巢皮质组织的研究，在化疗或放疗前通过简单的腹腔镜手术取得卵巢皮质组织以获得原始卵泡，即静止的卵泡储备。他们发现，不论前期如何治疗、转运，是否是新鲜组织，以及疾病状况，每位患者（18 岁以下）的卵巢组织都含有原始卵泡。另外，以藻酸盐包埋培养这些含原始卵泡的皮质组织，可以看到窦前卵泡和窦卵泡的生长[96]。这些研究都支持冷冻卵巢组织可保存那些不能选择卵子冻存的患者的生育力。

目前一项涉及分离和利用卵巢皮质条的试验性技术成为恢复患性腺毒性疾病或接受性腺毒性治疗的女孩内分泌功能和生殖功能的一种选择。在这项技术中，通过腹腔镜在性腺毒性治疗之前取得 4～5 条成年人卵巢皮质组织（1 cm×0.5 mm×1.5 mm），或者取得儿童的一个卵巢并冷冻保存。当肿瘤缓解时，可以解冻卵巢组织条，固定到剩余卵巢上或者皮质包膜下[97-98]。如果没有卵巢或卵巢已切除，可在腹膜腔内形成一个袋子以容纳卵巢条[99-100]。也可以将卵巢条移植到前臂的皮肤下以保存内分泌功能，刺激后获卵以供 IVF 用[101-102]。卵巢皮质组织移植已经有 60 例活产报道（总结见 [103]）。移植后成功的程度多种多样。例如，一名患者经过一次移植已经有两次成功的分娩，并且移植物在 5 年后依然有功能（FSH 受抑），另一名患者经过两次卵巢皮质条手术后通过供卵成功分娩了一名婴儿[103]。第二种情景显示卵巢组织耗竭，提示了这项技术在应用中的局限性[104]。不同的成功终点可能归因于性腺毒性治疗方案的类型和程度、移植前剩余卵巢量、用于保存内分泌功能及生育力的移植皮质条内含卵泡的数量。这些组织条都是在性腺毒性、肿瘤杀灭治疗前取得，因此，将这些可能含有肿瘤的组织移植回刚刚清除癌症的患者体内前，要格外小心。已经证实卵巢皮质组织中可以检出多种肿瘤细胞，尤其是血液系统肿瘤，例如急性淋巴细胞白血病[105]。经过 PCR 分析，一名进展期乳腺癌患者分离出的卵巢组织中检测到肿瘤标记物[106]。Bastings 等发表了一篇综述总结评估了相关风险[107]。

皮质条移植的成功为这一基本技术提供了希望。带有卵泡的组织条可能提升卵巢功能，包括恢复内分泌功能及生育力。但是考虑到这项技术的短板，包括组织"耗竭"，尤其是肿瘤回移植风险，替代策略仍需要研究。为了风险最小化，小型动物模型的实验还在进行中。小鼠模型中一项恢复内分泌功能并启动青春期的研究，利用了去细胞基质的卵巢和分离的卵巢细胞[105]。这项技术描述了可以在具有生物活性的卵巢特异的 ECM 内，安全种植分离的细胞及卵泡。另一项研究应用由种植入 3D 打印支架的小鼠卵泡组成的生物工程人工卵巢，该研究中，根据卵巢 ECM 的组成和结构创建 3D 打印的卵泡生态位（3DP-FN），供卵泡定植并生长（数据未发表）。这两项实验模版都依赖于卵泡生态位的发展，从而提供适宜的生化和生物物理条件，以建立可实施的和有功能的卵泡单元。可能的细胞来源包括患者自己的卵泡——同时包含内分泌支持和可能用于受精的配子。但是如上所述，这个来源存在局限性。被诱导的患者多能干细胞可作为内分泌细胞的一个来源，甚至由于人类胚胎干细胞（ESCs）可以分化到两个群体，在将来可作为卵细胞的来源[108-109]。这些技术在理论上提供无限多的患者特异细胞，并可以完全重建卵巢（图 7.1）。

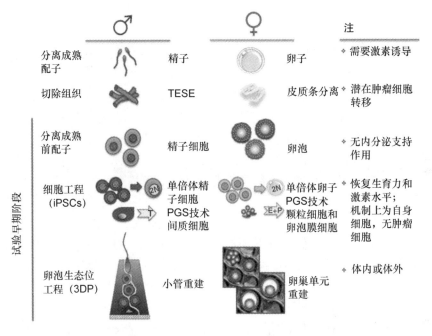

图 7.1　对男性、女性生育力重建有意义的试验性和已有的技术

目前男性生育力保存和储存策略

　　成年男性罹患肿瘤，如果希望保存自身生育力，可以选择冻存精液留存精子以供以后用于辅助生殖技术，包括人工授精（IUI）、体外受精（IVF），以及卵细胞质内单精子注射（ICSI）。另外，经皮附睾精子抽吸术（PESA）、睾丸精子取出术（TESE）、睾丸精子抽吸术（TESA）和显微外科附睾精子抽吸术（MESA）可用于收集无精症或少精症患者的精子或单倍体配子。IVF 和 ICSI 可以用于那些单倍体配子少到只有一个的患者。自 1981 年起，辅助生殖技术（ART）在美国广泛开展，全国有

超过 440 个不孕不育诊所[110]。不幸的是，青春期前的男孩由于还没有经历完全的精子形成所必需的激素改变，无法保存精子。目前没有对青春期前男孩保存配子的常规方案。试验性方法是冻存睾丸组织，美国生殖医学协会将这项技术推荐为青春期前接受性腺毒性肿瘤治疗患者可选择的一种潜在的保存生育力的方法[93]。这些技术正在全球开展，希望将来利用这些先进的技术培植和移植精原干细胞（SSC），以供未来使用 ART 或者恢复肿瘤生存者的生育力[111-116]。

男性生育力及内分泌功能储存试验性方法

接受可能造成不孕的治疗的患者希望参加可以提供供日后使用的组织的试验[112]。已证实作为青春期前或围青春期男孩治疗方案的一部分，组织活检具有安全性和有效性[111-112]。被询问的患者中，93.5% 接受冷冻保存，并且所有获得的冷冻保存组织内均可见精原细胞[111]。试验证明，通过将 SSC 移植到衰竭的输精管内或移植的睾丸组织中可以获得成熟的精子。SSC 是一种干细胞，可在男性的一生中持续产生精子，甚至在青春前男孩体内也存在有丝分裂活性。SSC 对放、化疗敏感，尤其在青春前期男孩体内，当他们为青春期精子发生（首次遗精）启动做准备时，有丝分裂更为活跃。在小动物宿主中首次尝试培养并分化人类 SSC，证明其具备存活和增殖潜力。从成年少精症或无精症患者的活检组织中分离得到 SSC，然后移植到进行了生殖细胞消融术的免疫功能缺陷的小鼠的输精管内。在移植后 1 个月人类干细胞最多，移植后 6 个月几乎消失[117]。分析接受异种移植 SSC 的小鼠受体发现，体细胞室或干细胞生态位可能是有丝分裂活化和精母细胞分化的限制因素。将新生大鼠、猪、山羊和恒河猴的含有 SSC 和体细胞生态位的睾丸活组织切片移植给免疫功能低下的大鼠[118]，这些移植物完成精子发生，取得有活性精子，而这些精子可用于 ICSI，例如恒河猴卵细胞[118-119]。

如同女性试验性卵巢组织移植技术，移植肿瘤治疗前所取得细胞的安全性尚待法律方面的探讨，尤其是对于白血病患者[120]。因此，当除外了肿瘤细胞后，筛选富集 SSC 细胞群需要标准化，并且移植需要非常谨慎。体外培养 SSC 和利用 ART 体外培养单倍体男性配子的辅助技术解除了将肿瘤细胞移植给受者的疑虑。在性腺毒性治疗前取得的睾丸活组织切片可以通过 SSC 移植或者体外/在体 SSC 分化为单倍体配子技术保留患者随后生命中恢复生育的可能。上述描述的异种器官移植的成功提供了这样一种可能：在恰当生态位内具有有丝分裂活性的 SSC 可作为供体特异的单倍体细胞的来源提供给 ART 以产生后代。给患者移植这些生态位可以同时额外取得必需的内分泌功能的恢复。

总结

　　青春期是生理、心理和身体发展的重要过程，通过这个过程青少年发育为成年人。这个阶段为成年人的生殖能力夯实地基，并为未来在激素升高环境中的器官系统分化产生应答做准备，例如神经元、软骨细胞和生殖道细胞。青春期缺如，个体不能产生正常的神经生长和连接，达不到正常高度和性成熟。目前青春期前肿瘤患者生育力和激素保存尚无充分策略。一些试验研究利用取出的组织保存女性卵泡储备和男性的 SSC，具有发展前景。孤立卵泡和单倍体精原细胞可以提供潜在的配子，因此可作为为随后的 ART 提供生物子代的方法。但是，这些手段并不能恢复自然的激素周期。一些令人振奋的研究结果显示卵巢皮质组织移植——针对卵巢细胞的手术可以一定程度保存患者的激素周期和生育力。但是由于这些组织是在治疗前取得保存的，故这项操作可能使得肿瘤细胞再次定植。生殖生物学专家、内分泌学专家、再生医学科学家、临床医生和工程师之间的合作努力对于开展移植是必需的，移植成功可以为低性腺功能和性腺早衰患者提供长期的内分泌功能和生殖能力。

参考文献

1. McGee EA, Hsu SY, Kaipia A, Hsueh AJ. Cell death and survival during ovarian follicle development. Mol Cell Endocrinol. 1998;140:15–8.
2. Zheng W, Zhang H, Gorre N, Risal S, Shen Y, Liu K. Two classes of ovarian primordial follicles exhibit distinct developmental dynamics and physiological functions. Hum Mol Genet. 2014;23:920–8. doi:10.1093/hmg/ddt486.
3. Cordeiro MH, Kim S-Y, Ebbert K, Duncan FE, Ramalho-Santos J, Woodruff TK. Geography of follicle formation in the embryonic mouse ovary impacts activation pattern during the first wave of folliculogenesis. Biol Reprod. 2015:1–19. doi:10.1095/biolreprod.115.131227.
4. Mork L, Maatouk DM, McMahon JA, Guo JJ, Zhang P, McMahon AP, et al. Temporal differences in granulosa cell specification in the ovary reflect distinct follicle fates in mice. Biol Reprod. 2012;86:37. doi:10.1095/biolreprod.111.095208.
5. Harikae K, Miura K, Shinomura M, Matoba S, Hiramatsu R, Tsunekawa N, et al. Heterogeneity in sexual bipotentiality and plasticity of granulosa cells in developing mouse ovaries. J Cell Sci. 2013;126:2834–44. doi:10.1242/jcs.122663. The Company of Biologists Ltd.
6. Muttukrishna S, Child T, Lockwood GM, Groome NP, Barlow DH, Ledger WL. Serum concentrations of dimeric inhibins, activin A, gonadotrophins and ovarian steroids during the

menstrual cycle in older women. Hum Reprod. 2000;15:549–56.

7. Matzuk MM, Finegold MJ, Su JG, Hsueh AJ, Bradley A. Alpha-inhibin is a tumour-suppressor gene with gonadal specificity in mice. Nature (Nature Publishing Group). 1992;360:313–9. doi:10.1038/360313a0.

8. Hild-Petito S, Stouffer RL, Brenner RM. Immunocytochemical localization of estradiol and progesterone receptors in the monkey ovary throughout the menstrual cycle*. Endocrinology (The Endocrine Society). 1988;123:2896–905. doi:10.1210/endo-123-6-2896.

9. Natraj U, Richards JS. Hormonal regulation, localization, and functional activity of the progesterone receptor in granulosa cells of rat preovulatory follicles. Endocrinology. 1993;133:761–9. doi:10.1210/endo.133.2.8344215.

10. Mahmood T, Saridogan E, Smutna S, Habib AM, Djahanbakhch O. The effect of ovarian steroids on epithelial ciliary beat frequency in the human Fallopian tube. Hum Reprod. 1998;13:2991–4.

11. Wanggren K, Stavreus-Evers A, Olsson C, Andersson E, Gemzell-Danielsson K. Regulation of muscular contractions in the human Fallopian tube through prostaglandins and progestagens. Hum Reprod. 2008;23:2359–68. doi:10.1093/humrep/den260.

12. Verhage HG, Fazleabas AT, Mavrogianis PA, O'Day-Bowman MB, Donnelly KM, Arias EB, et al. The baboon oviduct: characteristics of an oestradiol-dependent oviduct-specific glycoprotein. Hum Reprod Update. 1997;3:541–52.

13. Lydon JP, Demayo FJ, Funk CR, Mani SK, Hughes AR, Montgomery CA, et al. Mice lacking progesterone receptor exhibit pleiotropic reproductive abnormalities. Genes Dev (Cold Spring Harbor Lab). 1995;9:2266–78. doi:10.1101/gad.9.18.2266.

14. Cha J, Sun X, Dey SK. Mechanisms of implantation: strategies for successful pregnancy. Nat Med. 2012;18:1754–67. doi:10.1038/nm.3012.

15. Kastner P, Krust A, Turcotte B, Stropp U, Tora L, Gronemeyer H, et al. Two distinct estrogen-regulated promoters generate transcripts encoding the two functionally different human progesterone receptor forms A and B. EMBO J Eur Mol Biol Organ. 1990;9:1603–14.

16. Hay DL. Placental histology and the production of human choriogonadotrophin and its subunits in pregnancy. Br J Obstet Gynaecol. 1988;95:1268–75.

17. Gorodeski GI, Hopfer U, Liu CC, Margles E. Estrogen acidifies vaginal pH by up-regulation of proton secretion via the apical membrane of vaginal-ectocervical epithelial cells. Endocrinology. 2005;146:816–24. doi:10.1210/en.2004-1153.

18. Gorodeski GI. Estrogen increases the permeability of the cultured human cervical epithelium by modulating cell deformability. Am J Physiol. 1998;275:C888–99.

19. Heller CG, Clermont Y. Spermatogenesis in man: an estimate of its duration. Science. 1963;140:184–6.

20. Hasegawa K, Saga Y. Retinoic acid signaling in Sertoli cells regulates organization of the blood-testis barrier through cyclical changes in gene expression. Development. 2012;139:4347–55. doi:10.1242/dev.080119.

21. Russell LD. The blood-testis barrier and its formation relative to spermatocyte maturation in the adult rat: a lanthanum tracer study. Anat Rec. 1978;190:99–111. doi:10.1002/ar.1091900109.

22. Russell LD, Malone JP. A study of Sertoli-spermatid tubulobulbar complexes in selected mammals. Tissue Cell. 1980;12:263–85.

23. Russell LD, Lee IP, Ettlin R, Peterson RN. Development of the acrosome and alignment, elongation and entrenchment of spermatids in procarbazine-treated rats. Tissue Cell. 1983; 15:615–26.

24. Sprando RL, Russell LD. Comparative study of cytoplasmic elimination in spermatids of selected mammalian species. Am J Anat. 1987;178:72–80. doi:10.1002/aja.1001780109.

25. Hayashi M, Fujimoto S, Takano H, Ushiki T, Abe K, Ishikura H, et al. Characterization of a human glycoprotein with a potential role in sperm-egg fusion: cDNA cloning, immunohistochemical localization, and chromosomal assignment of the gene (AEGL1). Genomics. 1996;32:367–74. doi:10.1006/geno.1996.0131.

26. Maldera JA, Weigel Munoz M, Chirinos M, Busso D, GE Raffo F, Battistone MA, et al. Human fertilization: epididymal hCRISP1 mediates sperm-zona pellucida binding through

its interaction with ZP3. Mol Hum Reprod (Oxford University Press). 2014;20:341–9. doi:10.1093/molehr/gat092.

27. Bremner WJ, Millar MR, Sharpe RM, Saunders PT. Immunohistochemical localization of androgen receptors in the rat testis: evidence for stage-dependent expression and regulation by androgens. Endocrinology. 1994;135:1227–34. doi:10.1210/endo.135.3.8070367.

28. O'Shaughnessy PJ, Monteiro A, Abel M. Testicular development in mice lacking receptors for follicle stimulating hormone and androgen. Lobaccaro J-MA, editor. PLoS ONE. 2012;7:e35136–9. doi:10.1371/journal.pone.0035136.

29. George JW, Dille EA, Heckert LL. Current concepts of follicle-stimulating hormone receptor gene regulation. Biol Reprod (Society for the Study of Reproduction). 2011;84:7–17. doi:10.1095/biolreprod.110.085043.

30. Juul A, Bang P, Hertel NT, Main K, Dalgaard P, Jørgensen K, et al. Serum insulin-like growth factor-I in 1030 healthy children, adolescents, and adults: relation to age, sex, stage of puberty, testicular size, and body mass index. J Clin Endocrinol Metab. 1994;78:744–52. doi:10.1210/jcem.78.3.8126152.

31. Veldhuis JD, Roemmich JN, Rogol AD. Gender and sexual maturation-dependent contrasts in the neuroregulation of growth hormone secretion in prepubertal and late adolescent males and females – a general clinical research center-based study. J Clin Endocrinol Metab. 2000;85:2385–94. doi:10.1210/jcem.85.7.6697.

32. Keenan BS, Richards GE, Ponder SW, Dallas JS, Nagamani M, Smith ER. Androgen-stimulated pubertal growth: the effects of testosterone and dihydrotestosterone on growth hormone and insulin-like growth factor-I in the treatment of short stature and delayed puberty. J Clin Endocrinol Metab. 1993;76:996–1001. doi:10.1210/jcem.76.4.8473416.

33. Veldhuis JD, Metzger DL, Martha PM, Mauras N, Kerrigan JR, Keenan B, et al. Estrogen and testosterone, but not a nonaromatizable androgen, direct network integration of the hypothalamo-somatotrope (growth hormone)-insulin-like growth factor I axis in the human: evidence from pubertal pathophysiology and sex-steroid hormone replacement. J Clin Endocrinol Metab. 1997;82:3414–20. doi:10.1210/jcem.82.10.4317.

34. Ho KY, Evans WS, Blizzard RM, Veldhuis JD, Merriam GR, Samojlik E, et al. Effects of sex and age on the 24-hour profile of growth hormone secretion in man: importance of endogenous estradiol concentrations*. J Clin Endocrinol Metab (The Endocrine Society). 1987;64:51–8. doi:10.1210/jcem-64-1-51.

35. van den Berg G, Veldhuis JD, Frolich M, Roelfsema F. An amplitude-specific divergence in the pulsatile mode of growth hormone (GH) secretion underlies the gender difference in mean GH concentrations in men and premenopausal women. J Clin Endocrinol Metab. 1996;81:2460–7. doi:10.1210/jcem.81.7.8675561.

36. Faria ACS, Bekenstein LW, Booth RA, Vaccaro VA, Asplin CM, Veldhuis JD, et al. Pulsatile growth hormone release in normal women during the menstrual cycle. Clin Endocrinol (Blackwell Publishing Ltd). 1992;36:591–6. doi:10.1111/j.1365-2265.1992.tb02270.x.

37. Nilsson O, Marino R, De Luca F, Phillip M, Baron J. Endocrine regulation of the growth plate. Horm Res (Karger Publishers). 2005;64:157–65. doi:10.1159/000088791.

38. Ben-Hur H, Thole HH, Mashiah A, Insler V, Berman V, Shezen E, et al. Estrogen, progesterone and testosterone receptors in human fetal cartilaginous tissue: immunohistochemical studies. Calcif Tissue Int. 1997;60:520–6.

39. Ren SG, Malozowski S, Sanchez P, Sweet DE, Loriaux DL, Cassorla F. Direct administration of testosterone increases rat tibial epiphyseal growth plate width. Acta Endocrinol (European Society of Endocrinology). 1989;121:401–5. doi:10.1530/acta.0.1210401.

40. Smith EP, Boyd J, Frank GR, Takahashi H, Cohen RM, Specker B, et al. Estrogen resistance caused by a mutation in the estrogen-receptor gene in a man. N Engl J Med. 1994;331:1056–61. doi:10.1056/NEJM199410203311604.

41. Sun H, Zang W, Zhou B, Xu L, Wu S. DHEA suppresses longitudinal bone growth by acting directly at growth plate through estrogen receptors. Endocrinology. 2011;152:1423–33. doi:10.1210/en.2010-0920.

42. Chagin AS, Karimian E, Sundstrom K, Eriksson E, Savendahl L. Catch-up growth after dexamethasone withdrawal occurs in cultured postnatal rat metatarsal bones. J Endocrinol. 2009;204:21–9. doi:10.1677/JOE-09-0307.

43. Morishima A, Grumbach MM, Simpson ER, Fisher C, Qin K. Aromatase deficiency in male and female siblings caused by a novel mutation and the physiological role of estrogens. J Clin Endocrinol Metab. 2013;80:3689–98. doi:10.1210/jcem.80.12.8530621.

44. Schicht M, Ernst J, Nielitz A, Fester L, Tsokos M, Guddat SS, et al. Articular cartilage chondrocytes express aromatase and use enzymes involved in estrogen metabolism. Arthritis Res Ther. 2014;16:1–9. doi:10.1186/ar4539.

45. Chagin AS. Locally produced estrogen promotes fetal rat metatarsal bone growth; an effect mediated through increased chondrocyte proliferation and decreased apoptosis. J Endocrinol. 2006;188:193–203. doi:10.1677/joe.1.06364.

46. Ebeling PR, Atley LM, Guthrie JR, Burger HG, Dennerstein L, Hopper JL, et al. Bone turnover markers and bone density across the menopausal transition. J Clin Endocrinol Metab. 1996;81:3366–71. doi:10.1210/jcem.81.9.8784098.

47. Finkelstein JS, Brockwell SE, Mehta V, Greendale GA, Sowers MR, Ettinger B, et al. Bone mineral density changes during the menopause transition in a multiethnic cohort of women. J Clin Endocrinol Metab. 2008;93:861–8. doi:10.1210/jc.2007-1876.

48. Laurent M, Gielen E, Claessens F, Boonen S, Vanderschueren D. Osteoporosis in older men: recent advances in pathophysiology and treatment. Best Pract Res Clin Endocrinol Metab (Elsevier Ltd). 2013;27:527–39. doi:10.1016/j.beem.2013.04.010.

49. Melton LJ, Chrischilles EA, Cooper C, Lane AW, Riggs BL. Perspective. How many women have osteoporosis? J Bone Miner Res (John Wiley and Sons and The American Society for Bone and Mineral Research (ASBMR)). 1992;7:1005–10. doi:10.1002/jbmr.5650070902.

50. Laurent M, Sinnesael M, Vanderschueren D, Antonio L, Classens F, Dubois V, et al. Androgens and estrogens in skeletal sexual dimorphism. Asian J Androl. 2014;16:213–10. doi:10.4103/1008-682X.122356.

51. Finkelstein JS, Klibanski A, Neer RM, Greenspan SL, Rosenthal DI, Crowley WF. Osteoporosis in men with idiopathic hypogonadotropic hypogonadism. Ann Intern Med (American College of Physicians). 1987;106:354–61. doi:10.7326/0003-4819-106-3.

52. Perrien DS, Akel NS, Edwards PK, Carver AA, Bendre MS, Swain FL, et al. Inhibin A is an endocrine stimulator of bone mass and strength. Endocrinology. 2007;148:1654–65. doi:10.1210/en.2006-0848.

53. Meunier H, Rivier C, Evans RM, Vale W. Gonadal and extragonadal expression of inhibin alpha, beta A, and beta B subunits in various tissues predicts diverse functions. Proc Natl Acad Sci U S A (National Academy of Sciences). 1988;85:247–51.

54. Yu J, Shao L-E, Lemas V, Yu AL, Vaughan J, Rivier J, et al. Importance of FSH-releasing protein and inhibin in erythrodifferentiation. Published online: 31 December 1987; doi:101038/330765a0. Nature. Nature Publishing Group; 1987;330:765–7. doi:10.1038/330765a0.

55. Perrin JS, Herve PY, Leonard G, Perron M, Pike GB, Pitiot A, et al. Growth of white matter in the adolescent brain: role of testosterone and androgen receptor. J Neurosci. 2008;28:9519–24. doi:10.1523/JNEUROSCI.1212-08.2008.

56. Giedd JN, Blumenthal J, Jeffries NO, Castellanos FX, Liu H, Zijdenbos A, et al. Brain development during childhood and adolescence: a longitudinal MRI study. Nat Neurosci. 1999;2:861–3. doi:10.1038/13158.

57. Paus T. Growth of white matter in the adolescent brain: myelin or axon? Brain Cogn (Elsevier Inc). 2010;72:26–35. doi:10.1016/j.bandc.2009.06.002.

58. Ladouceur CD, Peper JS, Crone EA, Dahl RE. White matter development in adolescence: the influence of puberty and implications for affective disorders. Dev Cogn Neurosci. 2012;2:36–54. doi:10.1016/j.dcn.2011.06.002.

59. Bramen JE, Hranilovich JA, Dahl RE, Forbes EE, Chen J, Toga AW, et al. Puberty influences medial temporal lobe and cortical gray matter maturation differently in boys than girls matched for sexual maturity. Cereb Cortex. 2011;21:636–46. doi:10.1093/cercor/bhq137.

60. Laroche J, Gasbarro L, Herman JP, Blaustein JD. Reduced behavioral response to gonadal hormones in mice shipped during the peripubertal/adolescent period. Endocrinology. 2009;150:2351–8. doi:10.1210/en.2008-1595.

61. Kercmar J, Tobet SA, Majdic G. Social isolation during puberty affects female sexual behavior in mice. Front Behav Neurosci (Frontiers). 2014;8:337. doi:10.3389/fnbeh.2014.00337.

62. Bruni JF, Van Vugt D, Marshall S, Meites J. Effects of naloxone, morphine and methionine enkephalin on serum prolactin, luteinizing hormone, follicle stimulating hormone, thyroid stimulating hormone and growth hormone. Life Sci. 1977;21:461–6.

63. Miller NLG, Wevrick R, Mellon PL. Necdin, a Prader-Willi syndrome candidate gene, regulates gonadotropin-releasing hormone neurons during development. Hum Mol Genet. 2008;18:248–60. doi:10.1093/hmg/ddn344.

64. Luborsky JL, Meyer P, Sowers MF, Gold EB, Santoro N. Premature menopause in a multiethnic population study of the menopause transition. Hum Reprod. 2003;18:199–206. doi:10.1093/humrep/deg005.

65. Allen EG, Sullivan AK, Marcus M, Small C, Dominguez C, Epstein MP, et al. Examination of reproductive aging milestones among women who carry the FMR1 premutation. Hum Reprod. 2007;22:2142–52. doi:10.1093/humrep/dem148.

66. Di Pasquale E, Rossetti R, Marozzi A, Bodega B, Borgato S, Cavallo L, et al. Identification of new variants of human BMP15 gene in a large cohort of women with premature ovarian failure. J Clin Endocrinol Metab. 2006;91:1976–9. doi:10.1210/jc.2005-2650.

67. Prakash GJ, Kanth VVR, Shelling AN, Rozati R, Sujatha M. Absence of 566C>T mutation in exon 7 of the FSHR gene in Indian women with premature ovarian failure. Int J Gynaecol Obstet (Elsevier). 2009;105:265–6. doi:10.1016/j.ijgo.2009.01.023.

68. Latronico AC, Anasti J, Arnhold IJ, Rapaport R, Mendonca BB, Bloise W, et al. Brief report: testicular and ovarian resistance to luteinizing hormone caused by inactivating mutations of the luteinizing hormone-receptor gene. N Engl J Med. 1996;334:507–12. doi:10.1056/NEJM199602223340805.

69. Mansouri MR, Schuster J, Badhai J, Stattin EL, Losel R, Wehling M, et al. Alterations in the expression, structure and function of progesterone receptor membrane component-1 (PGRMC1) in premature ovarian failure. Hum Mol Genet. 2008;17:3776–83. doi:10.1093/hmg/ddn274.

70. Sinha SK, Bhangoo A, Ten S, Gromoll J. Leydig cell hypoplasia due to inactivating luteinizing hormone/chorionic gonadotropin receptor gene mutation presenting as a 46, XY DSD. Adv Exp Med Biol (New York NY: Springer New York). 2011;707:147–8. doi:10.1007/978-1-4419-8002-1_32.

71. Tordjman KM, Yaron M, Berkovitz A, Botchan A, Sultan C, Lumbroso S. Fertility after highdose testosterone and intracytoplasmic sperm injection in a patient with androgen insensitivity syndrome with a previously unreported androgen receptor mutation. Andrologia. 2014;46:703–6. doi:10.1111/and.12126.

72. Izumi Y, Suzuki E, Kanzaki S, Yatsuga S, Kinjo S, Igarashi M, et al. Genome-wide copy number analysis and systematic mutation screening in 58 patients with hypogonadotropic hypogonadism. Fertil Steril. 2014;102:1130–6.e3. doi:10.1016/j.fertnstert.2014.06.017.

73. Ward E, DeSantis C, Robbins A, Kohler B, Jemal A. Childhood and adolescent cancer statistics. CA Cancer J Clin. 2014;64:83–103. doi:10.3322/caac.21219.

74. Whitehead E, Shalet SM, Blackledge G, Todd I, Crowther D, Beardwell CG. The effects of Hodgkin's disease and combination chemotherapy on gonadal function in the adult male. Cancer. 1982;49:418–22.

75. Thomas-Teinturier C, El Fayech C, Oberlin O, Pacquement H, Haddy N, Labbé M, et al. Age at menopause and its influencing factors in a cohort of survivors of childhood cancer: earlier but rarely premature. Hum Reprod (Oxford University Press). 2013;28:488–95. doi:10.1093/humrep/des391.

76. Howell SJ, Shalet SM. Testicular function following chemotherapy. Hum Reprod Update. 2001;7:363–9.

77. Torino F, Barnabei A, De Vecchis L, Sini V, Schittulli F, Marchetti P, et al. Chemotherapy-induced ovarian toxicity in patients affected by endocrine-responsive early breast cancer. Crit Rev Oncol Hematol (Elsevier Ireland Ltd). 2014;89:27–42. doi:10.1016/j.critrevonc.2013.07.007.

78. Park M-C, Park YB, Jung SY, Chung IH, Choi KH, Lee S-K. Risk of ovarian failure and pregnancy outcome in patients with lupus nephritis treated with intravenous cyclophospha-mide pulse therapy. Lupus. 2004;13:569–74. doi:10.1191/0961203304lu1063oa.

79. Birch Petersen K, Hvidman HW, Forman JL, Pinborg A, Larsen EC, Macklon KT, et al. Ovarian reserve assessment in users of oral contraception seeking fertility advice on their reproductive lifespan. Hum Reprod. 2015;30:2364–75. doi:10.1093/humrep/dev197.

80. Lambalk CB. Anti-Müllerian hormone, the holy grail for fertility counselling in the general population? Hum Reprod. 2015;30:2257–8. doi:10.1093/humrep/dev199.

81. Aksglaede L, Sorensen K, Boas M, Mouritsen A, Hagen CP, Jensen RB, et al. Changes in Anti-Müllerian Hormone (AMH) throughout the life span: a population-based study of 1027 healthy males from birth (cord blood) to the age of 69 years. J Clin Endocrinol Metab. 2010;95:5357–64. doi:10.1210/jc.2010-1207.

82. Gravholt CH, Naeraa RW, Andersson A-M, Christiansen JS, Skakkebaek NE. Inhibin A and B in adolescents and young adults with Turner's syndrome and no sign of spontaneous puberty. Hum Reprod. 2002;17:2049–53. doi:10.1093/humrep/17.8.2049.

83. Davenport ML. Moving toward an understanding of hormone replacement therapy in adoles-cent girls. Ann N Y Acad Sci. 2008;1135:126–37. doi:10.1196/annals.1429.031.

84. Giustina A, Scalvini T, Tassi C, Desenzani P, Poiesi C, Wehrenberg WB, et al. Maturation of the regulation of growth hormone secretion in young males with hypogonadotropic hypogo-nadism pharmacologically exposed to progressive increments in serum testosterone. J Clin Endocrinol Metab. 1997;82:1210–9. doi:10.1210/jcem.82.4.3871.

85. Gonzalez L, Witchel SF. The patient with Turner syndrome: puberty and medical manage-ment concerns. Fertil Steril. 2012;98:780–6. doi:10.1016/j.fertnstert.2012.07.1104.

86. Taboada M, Santen R, Lima J, Hossain J, Singh R, Klein KO, et al. Pharmacokinetics and pharmacodynamics of oral and transdermal 17β estradiol in girls with turner syndrome. J Clin Endocrinol Metab. 2011;96:3502–10. doi:10.1210/jc.2011-1449.

87. Fatemi HM, Bourgain C, Donoso P, Blockeel C, Papanikolaou EG, Popovic-Todorovic B, et al. Effect of oral administration of dydrogestrone versus vaginal administration of natural micronized progesterone on the secretory transformation of endometrium and luteal endo-crine profile in patients with premature ovarian failure: a proof of concept. Hum Reprod. 2007;22:1260–3. doi:10.1093/humrep/del520.

88. O'Sullivan AJ, Crampton LJ, Freund J, Ho KK. The route of estrogen replacement therapy confers divergent effects on substrate oxidation and body composition in postmenopausal women. J Clin Invest (American Society for Clinical Investigation). 1998;102:1035–40. doi:10.1172/JCI2773.

89. Vongpatanasin W, Tuncel M, Wang Z, Arbique D, Mehrad B, Jialal I. Differential effects of oral versus transdermal estrogen replacement therapy on C-reactive protein in postmeno-pausal women. J Am Coll Cardiol. 2003;41:1358–63. doi:10.1016/S0735-1097(03)00156-6.

90. Vehkavaara S, Hakala-Ala-Pietilä T, Virkamäki A, Bergholm R, Ehnholm C, Hovatta O, et al. Differential effects of oral and transdermal estrogen replacement therapy on endothelial func-tion in postmenopausal women. Circulation. 2000;102:2687–93.

91. Layton JB, Li D, Meier CR, Sharpless J, Stürmer T, Jick SS, et al. Testosterone lab testing and initiation in the United Kingdom and the United States, 2000–2011. J Clin Endocrinol Metab. 2013:jc.2013–3570–8. doi:10.1210/jc.2013-3570.

92. Gonzalo ITG, Swerdloff RS, Nelson AL, Clevenger B, Garcia R, Berman N, et al. Levonorgestrel implants (Norplant II) for male contraception clinical trials: combination with transdermal and injectable testosterone. J Clin Endocrinol Metab. 2002;87:3562–72. doi:10.1210/jcem.87.8.8710.

93. The Practice Committee of the American Society for Reproductive Medicine. Fertility pres-ervation in patients undergoing gonadotoxic therapy or gonadectomy: a committee opinion.

Fertil Steril (American Society for Reproductive Medicine). 2013;100:1214–23. doi:10.1016/j.fertnstert.2013.08.012.

94. Woodruff TK. The emergence of a new interdiscipline: oncofertility. In: Woodruff TK, Snyder KA, editors. Oncofertility fertility preservation for cancer survivors. Springer US; 2007. p. 3–11. doi:10.1007/978-0-387-72293-1.

95. Duncan FE, Pavone ME, Gunn AH, Badawy S, Gracia C, Ginsberg JP, et al. Pediatric and teen ovarian tissue removed for cryopreservation contains follicles irrespective of age, disease diagnosis, treatment history, and specimen processing methods. J Adolesc Young Adult Oncol. 2015:150908124647009–10. doi:10.1089/jayao.2015.0032.

96. Laronda MM, Duncan FE, Hornick JE, Xu M, Pahnke JE, Whelan KA, et al. Alginate encapsulation supports the growth and differentiation of human primordial follicles within ovarian cortical tissue. J Assist Reprod Genet (Springer US). 2014;31:1013–28. doi:10.1007/s10815-014-0252-x.

97. Donnez J, Dolmans M-M. Fertility preservation in women. Nat Rev Endocrinol (Nature Publishing Group). 2013;9:735–49. doi:10.1038/nrendo.2013.205.

98. Silber S, Kagawa N, Kuwayama M, Gosden R. Duration of fertility after fresh and frozen ovary transplantation. Fertil Steril (Elsevier Ltd). 2010;94:2191–6. doi:10.1016/j.fertnstert.2009.12.073.

99. Donnez JJ, Dolmans M-M, Demylle DD, Jadoul PP, Pirard CC, Squifflet JJ, et al. Livebirth after orthotopic transplantation of cryopreserved ovarian tissue. Lancet. 2004;364:1405–10. doi:10.1016/S0140-6736(04)17222-X.

100. Donnez J, Jadoul P, Pirard C, Hutchings G, Demylle D, Squifflet J, et al. Live birth after transplantation of frozen-thawed ovarian tissue oophorectomy for benign disease. Fertil Steril (Elsevier Inc). 2012;98:720–5. doi:10.1016/j.fertnstert.2012.05.017.

101. Oktay K, Economos K, Kan M, Rucinski J, Veeck L, Rosenwaks Z. Endocrine function and oocyte retrieval after autologous transplantation of ovarian cortical strips to the forearm. JAMA (American Medical Association). 2001;286:1490–3.

102. Oktay KK, Buyuk EE, Rosenwaks ZZ, Rucinski JJ. A technique for transplantation of ovarian cortical strips to the forearm. Fertil Steril. 2003;80:193–8. doi:10.1016/S0015-0282(03)00568-5.

103. Donnez J, Dolmans M-M. Ovarian cortex transplantation: 60 reported live births brings the success and worldwide expansion of the technique towards routine clinical practice. J Assist Reprod Genet (Springer US). 2015;32:1167–70. doi:10.1007/s10815-015-0544-9.

104. Gavish Z, Peer G, Hadassa R, Yoram C, Meirow D. Follicle activation and "burn-out" contribute to post-transplantation follicle loss in ovarian tissue grafts: the effect of graft thickness. Hum Reprod. 2014;29:989–96. doi:10.1093/humrep/deu015.

105. Laronda MM, Jakus AE, Whelan KA, Wertheim JA, Shah RN, Woodruff TK. Initiation of puberty in mice following decellularized ovary transplant. Biomaterials (Elsevier Ltd). 2015;50:20–9. doi:10.1016/j.biomaterials.2015.01.051.

106. Luyckx V, Durant JF, Camboni A, Gilliaux S, Amorim CA, Langendonckt A, et al. Is transplantation of cryopreserved ovarian tissue from patients with advanced-stage breast cancer safe? A pilot study. J Assist Reprod Genet. 2013. doi:10.1007/s10815-013-0065-3.

107. Bastings L, Beerendonk CCM, Westphal JR, Massuger LFAG, Kaal SEJ, van Leeuwen FE, et al. Autotransplantation of cryopreserved ovarian tissue in cancer survivors and the risk of reintroducing malignancy: a systematic review. Hum Reprod Update. 2013;19:483–506. doi:10.1093/humupd/dmt020.

108. Sasaki K, Yokobayashi S, Nakamura T, Okamoto I, Yabuta Y, Kurimoto K, et al. Robust in vitro induction of human germ cell fate from pluripotent stem cells. Stem Cell (Elsevier Inc). 2015;17:178–94. doi:10.1016/j.stem.2015.06.014.

109. Lan C-W, Chen M-J, Jan P-S, Chen H-F, Ho H-N. Differentiation of human embryonic stem cells into functional ovarian granulosa-like cells. J Clin Endocrinol Metab. 2013;98:3713–23. doi:10.1210/jc.2012-4302.

110. US Department of Health and Human Services Centers for Disease Control and Prevention. 2012 Assisted reproductive technology national summary report. 2014, p. 1–82.

111. Wyns C, Curaba M, Petit S, Vanabelle B, Laurent P, Wese JFX, et al. Management of fertility preservation in prepubertal patients: 5 years' experience at the Catholic University of Louvain. Hum Reprod (Oxford University Press). 2011;26:737–47. doi:10.1093/humrep/deq387.

112. Ginsberg JP, Carlson CA, Lin K, Hobbie WL, Wigo E, Wu X, et al. An experimental protocol for fertility preservation in prepubertal boys recently diagnosed with cancer: a report of acceptability and safety. Hum Reprod (Oxford University Press). 2010;25:37–41. doi:10.1093/humrep/dep371.

113. Sadri-Ardekani H. Propagation of human spermatogonial stem cells in vitro. JAMA. 2009;302:2127–12. doi:10.1001/jama.2009.1689.

114. Keros V, Hultenby K, Borgström B, Fridström M, Jahnukainen K, Hovatta O. Methods of cryopreservation of testicular tissue with viable spermatogonia in pre-pubertal boys undergoing gonadotoxic cancer treatment. Hum Reprod (Oxford University Press). 2007;22:1384–95. doi:10.1093/humrep/del508.

115. Goossens E, Van Saen D, Tournaye H. Spermatogonial stem cell preservation and transplantation: from research to clinic. Hum Reprod (Oxford University Press). 2013;28:897–907. doi:10.1093/humrep/det039.

116. Payne CJ. The next frontier: the promise of in vitro spermatogenesis coupled with intracytoplasmic sperm injection. Andrology-Open Access. 2012. doi:10.4172/2167-0420.1000191.

117. Nagano M, Patrizio P, Brinster RL. Long-term survival of human spermatogonial stem cells in mouse testes. Fertil Steril. 2002;78:1225–33.

118. Honaramooz A, Li M-W, Penedo MCT, Meyers S, Dobrinski I. Accelerated maturation of primate testis by xenografting into mice. Biol Reprod (Society for the Study of Reproduction). 2004;70:1500–3. doi:10.1095/biolreprod.103.025536.

119. Honaramooz A, Snedaker A, Boiani M, Schöler H, Dobrinski I, Schlatt S. Sperm from neonatal mammalian testes grafted in mice. Nature. 2002;418:778–81. doi:10.1038/nature00918.

120. Kim TH, Hargreaves HK, Brynes RK, Hawkins HK, Lui VK, Woodard J, et al. Pretreatment testicular biopsy in childhood acute lymphocytic leukaemia. Lancet. 1981;2:657–8.

第 8 章　男性生育力保存：目前的方案及研究进展

Kathrin Gassei，Peter H. Shaw，Glenn M. Cannon，
Lillian R. Meacham，Kyle E. Orwig
叶小云　译　陈　亮　尚　鹊　审校

概述

　　癌症治疗进步提高了患者的五年生存率[1]，同时也使患者对治疗后生活质量的关注与日俱增。癌症生存者表示繁衍后代对他们具有重要意义，不能生育的痛苦给他们的心理和人际关系造成了长久影响[2]。因此，美国临床肿瘤学会[3-4]和美国生殖医学学会[5-6]建议对患者进行健康教育，告知其治疗相关的生殖风险以及保存生育力的可选择的方案。

　　全身放疗，下丘脑、垂体或性腺放疗和烷化剂化疗对男性的生殖毒性尤其明显[7-10]。这是个重要的公共卫生问题，因为美国每年有近 25 000 名 44 岁以下的男性确诊为癌症。流行病学数据[10-12]显示，大部分癌症患者能存活下来，但其所接受的治疗却使他们成为不育的高危人群。儿童期癌症生存者研究（the Childhood Cancer Survivor Study，CCSS）结果显示，儿童期癌症男性生存者和他们的兄弟相比，伴侣怀孕的可能性只有一半[10]。CCSS 还发现，癌症生存者不育率为 46％，而其兄弟仅为 18％[13]。

　　面对癌症诊断和治疗计划时，患者及其家庭在开始治疗前可能并不会去讨论、思考或采取行动来保存他们未来的生育力。不幸的是，卫生健康保健专业人士坦言，通常，我们需要和患者讨论生育力保存，但是生殖咨询却并未始终如一地得到实施[14-15]。因此，很多家庭都没有被充分告知不育的风险[14]以及要保存孩子生育力可以采取的措施[16]。发生这种情况的一个重要因素是，医务人员缺乏如何与患者沟通这个敏感话题的相关培训。同时也有患者自身因素，诸如疾病严重程度、年龄、文化/

宗教等[17]。青少年癌症患者和其父母都把生育定为癌症治愈后的重要生活目标[18]。

精原干细胞（spermatogonial stem cell，SSC）是精子生成的基础，在男性青春期后的生命里维持精子持续不断地产生[19-22]。精子生成是一个非常高效的过程，成年男性睾丸每天会产生超过一亿个精子[23]。癌症治疗对快速分裂细胞具有细胞毒性，这样的精子生成系统使得自身不可避免地成为癌症治疗的非特异性靶点。耗尽干细胞池和（或）损毁体细胞的治疗可能导致暂时或永久性不育。癌症生存者由精子发生障碍导致的不育，特征为少精子症（＜1500 万精子/毫升精液）或者无精子症（精液中无精子）。高剂量的烷化剂（如环磷酰胺、白消安、美法仑、苯丁酸氮芥）、博莱霉素、睾丸放射剂量＞400 cGy，或者泌尿生殖手术是发生无精子症的高危因素[7-9,13,24-25]。和精子生成相比，睾丸产生类固醇的功能受癌症治疗的影响较小，产生睾酮的间质细胞似乎对癌症治疗的损伤具有相当的抵抗力[26]。

精子库：男性生育力保存的金标准程序

青春期后的男孩和成年男性可以在开始治疗前，冷冻保存含有精子的精液样本，未来解冻后可以通过宫内人工授精[27]、体外受精（in vitro fertilization，IVF[28]）或者体外受精合并单精子卵细胞质内注射（intra-cytoplasmic sperm injection，ICSI[29]）来实现受孕。遗憾的是，只有大约 24％的成年男子治疗前冷冻了精液样本[30]。一些 12、13 岁的年轻男子能够产生精液。精液可以通过自慰获得，也可以使用其他方法，如振动刺激[31]或者电刺激射精[32-33]。理想情况是患者间隔 2～3 天提供两份标本。由男科实验室进行精液分析，1 天内提供结果，确认精液标本是否含有精子。

睾丸切开取精术

对于未保留精液样本并且在癌症治疗后诊断为持续性无精子症的患者，可以选择接受睾丸切开取精术（testicular sperm extraction，TESE），通过外科手术直接从睾丸中寻找稀少的精子。此方法可行是因为在性腺毒性治疗中，少量精原细胞有可能存活，并在生精小管局部生成精子。最近 Hsiao 等叙述了他们通过 73 例化疗后的无精子症患者获得的经验[34]。他们的报道显示，37％的患者首次尝试即获得了精子，总体成功率为 42.9％。获取的精子受精率 57％，妊娠率 50％，活产率 42％。在该研究中，能否成功找到精子依赖于患者接受的治疗，接受烷化剂化疗的患者精子获取率最低（21％）[34]。Picton 等调研了来自五个中心（包括 Hsiao 的研究）的结果后报道，在化疗后接受 TESE 的无精子症患者，精子总体获得率为 44％[35]。

患 Klinefelter 综合征的成年和青少年男性接受 TESE

TESE 对 Klinefelter 综合征（Klinefelter syndrome，KS）患者也有效。这些患者通常为核型 46，XXY，表现为以支持细胞表型为特征的无精子症。但有时 KS 患者睾丸内会出现生殖细胞，并在睾丸局部生成精子。通过 TESE 从 KS 患者睾丸获得精子的成功率一般在 50％以上（50％～72％）[36-41]，这和非 KS 的无精子症患者接受 TESE 获得精子的成功率相似。最重要的是，有无 KS 的夫妻在接受 ICIS 后的妊娠率和活产率相似，由 KS 父亲生育的孩子具有正常的核型[36,38-39]。目前认为表型为 KS 的不育患者具有进展性，青少年期精子的生成急剧下降[42-44]。有关于 KS 患者的既往研究发现，35 岁以后精子获得率显著降低[39-41]。因此，早期干预对保存 KS 患者的生育力有重要意义。事实上，考虑到年龄越大获得精子的可能性会越低，一些中心已经制订了对患有 KS 的青春期男孩通过 TESE 获取精子的方案[42,45]。但是，其他研究并未发现在更小的年纪进行 TESE 能增加找到精子的机会[43,46]，而且对 KS 患者早期进行生育力干预是否得益也存在很大的争议[45,47]。

通常，以 Tanner 分期判断青春期发育，这个分期包括了阴毛和生殖器发育、睾丸大小及激素水平。正常男孩开始生成精子的年龄中位数在 13～14 岁，相当于 Tanner 分期的 II 或 III 期。由于 KS 患者发育延迟及发育模式的改变，上述参数可能无法确定是否已经能够生成精子。目前还不知道患 KS 的男孩什么时候开始精子生成。虽然人们普遍认为，青春期开始后 KS 患者的睾丸中生殖细胞逐渐耗尽，但支持这一观点的数据来自小群体患者，缺乏对照，且没有纵向资料，并不可靠。另外，患 KS 的男孩的标准治疗是睾酮替代治疗，可以激发青春期启动和进展、第二性征、骨发育及纵向生长。但是，由于下丘脑-垂体-性腺轴的负反馈，睾酮的替代治疗会进一步抑制精子生成（如果存在）。一些人认为，任何保留 KS 患者生育力的干预措施都应该先于激素替代治疗进行[48]，但有一项研究提出，对青春期的 KS 患者进行局部的睾酮替代治疗可能不会对精子生成产生负面影响[42]。必须仔细权衡像 TESE 这样的侵入性外科手术对男孩的风险和可能的获益。

需要进行纵向系统的研究来确定 KS 患者生精功能衰退的特征。

对于没有冷冻保存精液，同时使用 TESE/ICSI 方法不成功的成年不育患者，目前还没有标准的治疗方案。这些患者可以选择收养和第三方生殖组建家庭，但是大多数癌症生存者更倾向于有自己的亲生孩子[3]。因此，应和所有能够生成精子的青春期、青少年和成年男性讨论精子库相关问题。

性腺屏蔽

使用铅屏进行性腺屏蔽，可以保护睾丸免受放疗散射。应根据辐射总剂量、分次和外照射的方式，就每个病例仔细评估合适的屏蔽技术[49-51]。然而，当睾丸组织放疗成为癌症治疗的一部分时，就不能使用屏蔽。当放射靶点接近睾丸组织时，睾丸受到散射，也会导致精子生成受损。

睾丸组织库：生育力保存的试验性方案

如何保存不能产生精子的青春期前男孩的未来生育力，目前还没有标准的方案。这是重要的人类健康问题，因为随着治疗的改善，癌症儿童无事件存活率达到 85%[12]，这些生存者可以期望在治疗后还有可能过上充实而且能够生育后代的生活。估计美国每年有超过 2000 名男孩因为癌症或者其他疾病（例如，骨髓移植前的清髓处理）接受性腺毒性治疗，这会加大他们不育的风险[52]。青春期前的男孩虽然还不能产生精子，但他们的睾丸中的确有精原干细胞（SSC）存在，准备青春期开始产生精子[53]。在研究中有几种方法，包括 SSC 移植、睾丸组织同种或异种移植、睾丸组织器官培养和睾丸形态再生。可用冷冻保存的 SSC 和（或）睾丸组织恢复精子生成或生育力。诱导多能干细胞（induced pluripotent stem cell，iPSC）技术也可能成为未来癌症患者的生育选择。本章将就这些方法进行讨论。

预计将来会有新的治疗方法，美国和美国以外的许多中心已经确定，对于有不育症高风险且没有其他选择来保持其生育力的年轻患者，保留睾丸组织是合理的[35,54-60]。目前认为以睾丸组织为基础的儿童生育力保存方法是试验性的，需要在医院伦理委员会（Institutional Review Board，IRB）的监督和批准下进行。尽管目前为止，还没有人类冷冻保存睾丸组织受孕的报道，但是已经有两个中心报道，大多数父母代表他们的孩子同意这一生育力保存方案[55,61-62]。

睾丸组织获取、处理及冷冻的注意事项

冷冻保藏的睾丸组织可以通过针刺活检、楔形活检或者睾丸切除术获得，在性腺毒性治疗（手术、化疗、放疗）开始前进行最理想。目前还没有充足的经验或证据推荐某种特定的手术路径或睾丸切除术，每个中心都会依照个人和（或）机构的偏好做出对患者短期和长期利益最佳的决定。针吸活检损伤最小，但是不可预知的出血风险会增加，获得的后续用于恢复生育的组织数量最少。楔形切除比针吸活检损伤大，但是可获得更多冷冻复苏的睾丸组织（取决于外科医生的偏好），手术中的出血也能得到控制。睾丸切除术（切除整个睾丸）创伤最大，但复苏后可用于后续生育的睾丸组织最多，手术中出血也能够控制住。手术时获取更多的睾丸组织与复苏的 SSC 增多和未来生育应用更为灵活必然相关。但是，组织量有限不应成为阻碍睾丸组织冷冻的因素。有些基于细胞和组织的试验方案正在开发中，这些方案对所需细胞/组织的数量不同。

目前还没有成熟的处理和冷冻睾丸组织或细胞的"最佳实践"方法。有两个实验室研究比较了从人类冷冻的睾丸细胞悬液和冷冻的完整睾丸组织块中解冻复苏的精原细胞。Yango 等报道，从冷冻的胎儿睾丸组织中和从冷冻的睾丸细胞中复苏的 SSEA4$^+$ 精原细胞相似，但是，从冷冻保存的成年睾丸细胞复苏的 SSEA4$^+$ 细胞比从冷冻睾丸组织中复苏的多[63]。Pacchiarotti 等报道，在大多数方面，冷冻保存的睾丸组织与冷冻保存的细胞悬液具有可比性。然而，冷冻保存组织中的总细胞发育潜能高于冷冻保存的细胞悬液，冷冻保存的组织块中 SSEA4$^+$ 和 VASA$^+$ 生殖细胞的获得率多于冷冻保存的细胞悬液。但这些差异并不显著[64]。

为了保存生育力，大多数中心都会冻存患者完整的睾丸组织块，因为这为未来无论以组织还是以细胞为基础的治疗都保留了可能性[35,55-56,60,65]。通常活检获得的睾丸组织被切成小块（1～9 mm^3），用以DMSO 为基础的冻存液重悬，然后使用程序性冷冻仪（图 8.1）控制其缓慢冷冻[35,54-56,59,65-67]。有些中心报道了用乙二醇基冷冻液代替DMSO[68-70]，还有一些中心报道睾丸组织玻璃化冷冻和程序化慢速冷冻存活率相似[71-74]。这可能可以增加没有程序化冷冻仪的中心尝试进行睾丸组织冷冻的机会。用于评估冷冻方案的试验终点多种多样，包括细胞活力、精原细胞免疫组化标志物、超微结构、组织结构和（或）培养或者移植组织免疫组织化学检查，以及激素分泌量（表 8.1）。需要对青春期前的人类睾丸组织进行系统研究，对基于细胞和组织的终点都进行评估。最理想的冷冻条件可能取决于组织或细胞的预期用途。

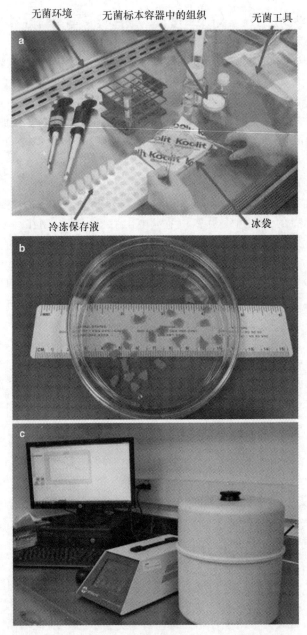

图 8.1 睾丸组织冷冻保存。将含有培养基的无菌标本容器置于冰上，将睾丸组织从手术室转移到男科实验室。（**a**）睾丸组织保持低温，使用无菌器械并在无菌环境中操作。（**b**）大多数中心将睾丸组织切成小片（2~9 mm³），使用 DMSO 冻存液储存在冻存管中。（**c**）使用冷冻仪控制缓慢降温

表 8.1　冷冻保存睾丸组织和细胞

组织或细胞	冻存方法	冻存条件	终点	参考文献
细胞	程序化慢速冷冻	10%HAS、10%DMSO、1%右旋糖苷	活力、Fc-SSEA4、LHR、VASA	[64]
组织	程序化慢速冷冻玻璃化	0.7 M DMSO、0.1 M 蔗糖　平衡液：15%EG、−7.5%EG、7.5%DMSO、0.25 M 蔗糖；玻化液：15%DMSO、15%EG、0.5 M 蔗糖	异种移植、IHC-MAGE-A4、Ki67、3p-HSD	[73]
组织	程序化慢速冷冻	0.7 M DMSO、5% HSA	IHC-MAGE-A4、TEM、器官培养	[67]
组织	程序化慢速冷冻玻璃化	0.7 M DMSO、0.1 M 蔗糖、10 mg/ml HSA　?	IHC-MAGE-A4、Ki67	[72]
组织	程序化慢速冷冻	1.5 M EG、0.1 M 蔗糖、10% HSA	形态、IHC-KIT	[68]
组织	程序化慢速冷冻	0~2.5 M DMSO 或 EG 或含 0.1% ITS 和 20% FBS 的甘油	活力、生精小管培养	[70]
组织	程序化慢速冷冻	5% DMSO、5% HSA	IHC-MAGE-A4、波形蛋白、CD34、TEM、组织培养	[59]
组织	程序化慢速冷冻	(1) 0.7 M 或 1.5 M DMSO 和 5% HAS (2) 0.7 M DMSO、0.1 M 蔗糖、10% HSA	IHC-TUNEL、PCNA、UCHL1、TEM	[71]
组织	非程序化慢速冷冻	0.7 M DMSO、0.15 M 蔗糖、10% HSA		
组织	固体表面玻璃化	平衡液：−1.35 M EG、1.05 M DMSO、玻化液：2.7 M EG、2.1 M DMSO、20% HSA		
	直接覆盖玻璃化			

表 8.1 冷冻保存睾丸组织和细胞（续表）

组织或细胞	冻存方法	冻存条件	终点	参考文献
细胞 组织	程序化慢速冷冻	1.28 M DMSO、25% FBS	Fc-CD45、THY1、SSEA4	[63]
细胞	程序化慢速冷冻	2% HSA、1.4 M DMSO	细胞复苏、活力	[74]
	非程序化慢速冷冻	2% HSA、0.7 M DMSO		
	玻璃化	平衡液：−2% HSA、1.1 M DMSO、1.34 M EG；玻璃化液：−2% HSA、0.67 M 蔗糖、2.3 M DMSO、1.34 M EG		
细胞	程序化慢速冷冻	4% FBS、1.5 M DMSO 或 EG 或甘油或1,2-丙二醇	活力	[69]

HAS、人类血清白蛋白；DMSO、二甲基亚砜；Fc、流式细胞术；EG、乙二醇；IHC、免疫组化；TEM、透射电镜；FBS、胎牛血清；M，mol/L。

Table 8.1 is reproduced from Valli et al., 2015[66], with permission of Springer

以睾丸细胞为基础的保存和恢复男性生育力的方法

精原干细胞移植

Ralph Brinster 等于 1994 年首次描述了精原干细胞（SSC）移植，他们证明分离并移植 SSC 可以使不育小鼠再次产生精子[75-76]。已经报道了在小鼠、大鼠、猪、山羊、公牛、绵羊、狗和猴子中进行 SSC 移植，并且小鼠、大鼠、山羊和绵羊通过自然繁殖产生了供体来源的后代[77-88]。从新生到成年，来自不同年龄层的供体 SSC 都具有重新再生精子的能力[78,89]，SSC 可以冷冻保存并在解冻移植后保持生精功能[85,90-91]。因此，青春期前的男孩在接受性腺毒性治疗之前，应接受睾丸组织活检，获得组织切片（包含 SSC），并冷冻，未来解冻并移植回其睾丸，恢复生精功能。如果移植细胞的生精功能强大，这种方法就可以恢复自然的生育能力，生存者能够通过自然的生理过程使伴侣怀孕并生育生物学后代。

Radford 等报道在 1999 年冷冻保存了 11 例非霍奇金淋巴瘤成年患者的睾丸细胞，随后其中 7 例生存者的冻存细胞解冻复苏自体回输至睾丸[92-93]。这项研究中患者的生育结局还没有报道，即使这些患者生育了后代，也不可能确定这些精子究竟是由移植的解冻干细胞还是内源性的干细胞产生。这种不确定性一直困扰人类对 SSC 移植的研究，由于基因修饰能够传递给后代，所以，对移植细胞进行基因标记在伦理上不可行。因此，需要几十年来产生的大量流行病学数据来证实 SSC 移植的生育效益。尽管如此，这项研究表明，即使不能保证生育，患者也愿意选择以干细胞为基础的试验方案。自 2003 年 Raford 非霍奇金淋巴瘤患者的随访报告之后，再没有人类 SSC 移植的公开报道[93]。

精原干细胞移植的临床转化：挑战与机遇

考虑到几种动物模型的进展以及世界各地已冷冻保存了数百位患者的睾丸组织这一事实[54-60,92-93]，有理由相信在未来的十年，SSC 移植和（或）其他干细胞技术将会影响生育力相关临床决策。当然也必须考虑安全性和可行性问题。

精原干细胞的培养

根据我们从匹兹堡生育力保存项目中获得的经验[54]和已发表的报道[56,59]，通过楔形活检和针刺活检从青春期前男孩的单侧睾丸取到 50～500 mg 的睾丸组织是合理的预想。和成人可以达到 11～26 g 睾丸组织相比，这一组织量非常少[94]。普遍认为，从青春期前男孩活检取得的干细胞数目很少，移植前必须对 SSC 进行培养扩增。维持和扩增啮齿动物 SSC 的培养条件已经建立完善，长期培养维持的 SSC 仍具有精子再生并恢复生育力的能力[95-100]。

如果培养的人类 SSC 功能类似于培育的啮齿动物 SSC，那么从青春期前男孩的活检睾丸组织中获得的少量干细胞就可以充分扩增，在其成年后移植回睾丸中，强劲生成精子。已有一些培养人类 SSC 的研究报道[57-58,101-109]，其中两项研究培养来自青春期前患者睾丸的 SSC[58,101]。人类 SSC 的培养已通过定量 PCR 或免疫细胞化学标记精原细胞或异种移植至小鼠的睾丸进行评估。每一项研究都采用了独特的精原细胞的分离培养策略，到目前为止，还没有任何方法由其他实验室独立复制。同时，由于缺乏培养的人类细胞全部生精潜能的功能分析测试，这一领域的发展受到限制。

恶性细胞污染

癌症患者，特别是白血病患者，睾丸活检取得的组织中可能含有恶性肿瘤细胞。Kim 等[110]报道，开始肿瘤治疗之前，20％的急性淋巴细胞贫血男孩的睾丸组织中存在恶性细胞。Jahnukainen 等[111]则报道了将终末期白血病大鼠的睾丸细胞移植入非白血病受体后，白血病传播。这一团队还进一步阐明，仅仅移植 20 个白血病细胞就足以导致疾病传播，并在 3 周内进入终末期白血病。

因为不育不威胁生命，生育力治疗不是必需的，所以将移植后肿瘤复发的风险降为零至关重要。利用荧光活化细胞分选（fluorescence-activated cell sorting，FACS）和磁活化细胞分选（magnetic-activated cell sorting，MACS）方案以分离和富集有治疗效应的精原细胞，同时去除恶性污染，研究结果不一。目前，已在具有 Ep-CAM[lo]、THY-1[lo]、

$CD49f^+$、$SSEA4^+$、$GPR125^+$ 和 $CD9^+$ 片段的人类睾丸细胞中找到睾丸精原细胞[94,102,105,112-114]。

Fujita 及其合作者从前向散射高且侧向散射低（阳性选择）的白血病小鼠睾丸中分离出生殖细胞，然后再进一步从中分离出片段为 CD45/MHC Ⅰ类抗原（$H-2K^b$/$H-2D^b$）双阳性和 CD45/MHC Ⅰ类抗原双阴性的细胞。所有注射了 $CD45^+$/MHC Ⅰ$^+$ 细胞的雄性受体在 40 天内即发展为终末期白血病。所有接受 CD^-/MHC Ⅰ$^-$ 细胞的小鼠则存活了 300 天，没有发生白血病而且能产生供体来源的后代[115]。在随后的研究中，同一团队报道，八种人类白血病细胞系中有七种表达了细胞表面抗原 CD45 和 MHC Ⅰ[116]。在 Roser T 细胞白血病大鼠模型中，Hou 等得出了这样的结论，用单一的参数选择，无论是白血病（CD45 和 MHC Ⅰ）还是 SSC（Ep-CAM）标记都不足以消除恶性细胞污染[117]，但是白血病和 SSC 联合标记（＋/－选择）就能够成功清除恶性细胞污染[114,118]。利用相似的阳性/阴性选择策略，Hermann 等从被 $THY-1^+$/$CD45^-$ 白血病细胞部分污染的青春期前非灵长类睾丸细胞中分离出 VASA＋的生殖细胞[118]，这一部分细胞在小鼠体内没有形成肿瘤。Dovey 等用 MOLT-4 急性淋巴细胞白血病细胞污染睾丸细胞，并通过异种移植阐明，以 $Ep-CAM^{lo}$/$HLA-ABC^-$/$CD49e^-$ 分离细胞，使可移植的人类精原细胞富集 12 倍，且没有恶性污染[114]。总体来说，这些结果鼓舞人心，但依然要保持谨慎，Greens 等得出结论，以 EL-4 淋巴瘤污染小鼠和人类睾丸后，以 FACS 和 MACS 为基础的方法不能充分清除恶性细胞污染[119]。

不可能在体内对患者样本进行全面的检测，因为这会限制可用于生育力治疗的样本量。已经有更灵敏的以 PCR 为基础的方法用于检测微小残留病变（minimal residual disease，MRD），这种方法在很多组织和免疫细胞化学检测的结果均为阴性的白血病患者卵巢组织样本中，证实了恶性污染[120-121]。然而，其中有一项研究，即 Dolmans 等从白血病患者卵巢组织的组织学、qRT-PCR 和异种移植研究中得到了完全不同的结果。检测 MRD 的定量 RT-PCR 显示，16 个样本中 9 个可能被恶性细胞污染，而组织学没有检测到。但是把这些卵巢组织移植到受体小鼠，9 个 MRD 阳性的标本中只有 5 个在移植后 3 个月找到白血病细胞的证据[120]。那么是 MRD 对其他 4 个病例判断错误，还是它们很精确，只是白血病细胞无法在冷冻、解冻、移植的条件下存活？在缺乏对恶性细胞污染有确定可行的检测方法的情况下，对患有血源性癌症、睾丸癌或者睾丸转移癌的患者需要自体移植的替代方法。

睾丸形态再生

睾丸细胞（包括生殖细胞、支持细胞、管周肌样细胞和睾丸间质细胞）在受体小鼠皮下移植时显现出强大的重组能力，可以形成外观正常的生精小管[122-126]。Ina Dobrinski 等分解了新生猪和绵羊的睾丸细胞，离心成颗粒，然后移植入免疫缺陷小鼠皮下，在移植 16～41 周后发现，细胞已经重组形成生精小管，并具有完整的生精功能[125-126]。这一方法引人注目的扩展是，Kita 等[124]把来自小鼠或大鼠的胎儿或新生儿睾丸细胞与 GFP+-培养的小鼠生殖细胞系干细胞和生长因子减少的人工基质混合后，移植到免疫缺陷小鼠皮下，移植后 7～10 周，观察到来自睾丸的生殖细胞及培养（GFP+）的生殖细胞均形成了具有完整生精功能的生精小管。解剖生精小管找到 GFP+ 的圆形精子细胞，注射入小鼠的卵母细胞，产生的胚胎移植入雌性受体，得到 10 只小鼠幼仔，其中有 4 只携带 GFP 转基因。这使得以分解的人类睾丸细胞建立人类睾丸成为可能，但是据我们所知，目前还未见相关报道。由于胎儿、新生儿、青春期前人类的睾丸细胞使用有限，人类试验变得很复杂。似乎没有人试图从分解的成人睾丸细胞中为任何物种"建立睾丸"。有朝一日，在体内或体外在人类去细胞的睾丸支架上"构建出睾丸"可能实现[127]。

以睾丸组织为基础的保存和恢复男性生育力的方法

睾丸组织移植及异种移植

睾丸组织移植可能是从睾丸少量活检组织中获得具有受精潜能的精子的一种替代方式。不同于 SSC 移植是将 SSC 从同源生态位移除，然后移植到受体生精小管，睾丸组织移植包括完整的 SSC 及其生态位。Honaramooz 等报道，还未建立生精功能的新生小鼠、大鼠、猪和羊的睾丸组织异种移植到裸鼠体内，能够成熟并完整生成精子[128]。这一团队随后还报道了从大鼠睾丸组织移植物中获得的精子产生了存活后代[129]。移植入小鼠的青春期前非人类灵长类睾丸组织异种移植物也能产生具有受精能力的精子[130]。这些结果表明，通过在小鼠或者其他动物受体（如猪）皮下异种移植青春期前癌症患者的小块睾丸组织，有获得具有受精能力的精子的可能性。猪已经是人类食物消耗、心脏瓣膜置换[131-132]和其他潜在器官的来源[133]。异种移植也能够避免恶性细胞污染问题。然而，异种移植引起了对外源生物的关注，因为来自小鼠、猪及其他物种的病毒可以传播到人类细胞[134-135]。目前还没有证据证明异种移植的人类睾丸组织可以在小鼠体内进行精子生成或产生精子[136-141]。不过有理由保持乐观，因为 Sato 等在将 3 个月大男婴的睾丸组织异种移植后 1 年，观察到出现了初级精母细胞，而在移植时，组织内显然没有精母细胞[140]。据我们所知，还未进行人类睾丸组织移植入除小鼠以外其他物种的测试。

如果不需要关注恶性细胞污染睾丸组织，就可以考虑自体睾丸组织移植。Luetjens 等已证明，从青春期前猕猴获得的新鲜自体睾丸组织，移植入阴囊而不是皮下，可以产生完整的精子生成[142]。在该研究中，冷冻后复苏移植物不会产生完整的精子生成，但那些移植物只在皮下进行了转移。因此，还需要进行额外的实验。睾丸组织移植不能恢复自然生育力，但可以产生单倍体精子，通过 ICSI 使卵母细胞受精。

睾丸组织器官培养

Sato 等报告，从新生小鼠（2.5～3.5 天）获得的完整睾丸组织能够在器官培养液中维持存活并成熟，产生精子生成，包括产生具有受精能力的单倍体生殖细胞[143-144]。把取自新生小鼠的睾丸组织切成碎片（1～3 mm³），放在琼脂糖培养基的表面培养。培养 3～6 周后组织中可发现单倍体圆形精子细胞和精子，通过 ICSI 可使小鼠卵子受精。胚胎移植入代孕母体，产生了健康后代，且长到成年并具有繁殖能力。如果睾丸组织器官培养能够应用于人类，这将成为除自体 SSC 移植、自体移植和异种移植以外的另一种可选择的方法，但要考虑恶性细胞污染睾丸组织的问题。同一作者还从冷冻复苏的睾丸组织中成功培育了单倍体生殖细胞，这一模式尤其适合癌症生存者。不过，还未检测这些精子的受精潜能[143]。

以诱导多能干细胞为基础的保存和恢复男性生育力的方法

一些团队已报道，多能胚胎干细胞（embryonic stem cell，ESC）或者诱导多能干细胞（induced pluripotent stem cell，iPSC）有可能产生生殖细胞[145-158]。Hayashi 等报道，ESC 或 iPSC 分化成外胚层样细胞（epiblast-like cell，EpiLC），然后在 BMP4 存在条件下培养出原始生殖细胞样细胞（primordial germ cell-like cell，PGCLC）是有可能的[145]。由此产生的生殖细胞移植到不育受体小鼠的生精小管中，在此产生精子生成并产生单倍体配子，通过 ICSI 使得小鼠卵细胞受精。胚胎移植入雌性受体中产生存活后代，但是一些后代会在颈部发生肿瘤并过早死亡，这意味着需要进一步优化培养和分化的方案[145]。最近有两组团队报道了人类多能干细胞分化为公认的 hPGCLC，其表达基因的方式和真实的人类 PGC 相似[146-147]。当然，不可能在人类细胞进行后代的功能验证研究。

如果 iPSC 技术得到合理的发展，其对于生殖细胞分化技术的重要意义在于，在性腺毒性治疗开始之前将不再需要保存生育力。那些想要组建家庭却又发现自己不育的成年儿童期癌症生存者，理论上可以通过自己的皮肤、血液或者其他类型体细胞产生精子以及生物学后代。这种情况不仅适用于于儿童期癌症生存者，同时也适用于那些在性腺毒性治疗前没有保存精液或者睾丸组织的生存者。非人类灵长类和人类多能干细胞已经分化出了生殖细胞系，产生推测可移植的生殖细胞，甚至罕见的单倍体细胞[148-155,157-159]。人类研究面临的挑战是不可能去检测推测的生殖细胞的生精和受精潜能，而在动物实验，这是金标准。因此，人类研究的举证责任远低于动物实验。非人类灵长类生精系谱的发展和睾丸解剖与人类相似[22]，这可能是一个安全性和可行性研究的平台，在这个平台中，通过移植检测推测的生殖细胞，通过受精[85]、胚胎移植和产生存活后代检测产生的配子。也许有一天，能够通过去细胞的睾丸支架在体内或体外建立人类睾丸，这将成为检测实验衍生出的人类生精细胞生精潜能的终极平台。

结论

世界各地的许多中心都在积极地为癌症患者保存睾丸组织或者睾丸细胞，以期待未来能够以生育为目的被使用。因此，负责地开发这项技术是医生和研究者的责任，这将使得患者能够利用这些样本实现组建家庭的目标。这非常重要，因为癌症生存者报告能否生育对他们治愈后的生活质量有着重要影响。由此可以推测那些因为遗传（比如 KS）、外科手术、年龄、事故或者其他原因导致不育的男性，生活质量存在相似的问题。已证明的保存男性生育力的首选方法是冷冻精液标本中或从睾丸中提取的精子。使用 IVF 和 IVF 联合 ICSI 技术，只需极少数的精子便可实现受孕。但不幸的是，精子库并非所有患者的选择，这其中包括了那些尚未产生精子的青春期前男孩们。

目前一些以睾丸细胞及组织为基础的技术正在研究中，可能适用于无法保存精子的患者。在这一章中描述的所有技术都以具有产生或者再生精子潜力的干细胞（SSC 或者 iPSC）为基础。SSC 移植、睾丸形态再生、睾丸组织器官培养、睾丸组织移植/异种移植以及 iPSC 衍生的生殖细胞，全都有精子生成并产生精子，在小鼠，这些精子能够使卵母细胞受精并产生存活后代。其中一些方法已经应用到更大的动物模型，包括非人类灵长类，这显示了其在人类生殖领域的临床应用潜能。

发展干细胞技术治疗男性不育问题最大的挑战在于缺少检测人类细胞生精及生育潜能的试验工具。这意味着，人类研究不可能采取动物研究所需的举证责任的标准。虽然证明人类干细胞衍生配子的受精潜能不现实，或者说不可能，但是却有可能开发检测人类生精潜能的系统，如睾丸形态再生或者去细胞化睾丸的移植。沿着这些思路进展，在干细胞技术成为男性生殖临床方法之前，将提供强有力的工具，以确保干细胞技术的合理发展并验证结果。

致谢：作者感谢 Scaife 基金会、Richard King Mellon 基金会、Magee-Womens 研究所和基金会、匹兹堡基金会儿童医院和匹兹堡大学妇产及生殖科、泌尿科，这些机构为支持匹兹堡生育力保存项目（http://www.mwrif.org/220）提供了大量资金。正是在这种背景下，我们有机会接触不孕不育患者，激发了我们生殖研究的激情。Orwig 试验室的资助来源于 Magee-Womens 研究所和基金会，Eunice Kennedy Shriver 国立儿童健康与人类发展研究所基金 HD075795 和 HD076412，美国–以色列两国科学基金，以及蒙大拿州立大学、Sylvia Bernassoli 和 Julie 与 Michael McMullen 的捐赠。

参考文献

1. Surviving Childhood Cancer. http://www.cancer.org/cancer/cancerinchildren/detailedguide/cancer-in-children-treating-survival-rates: American Cancer Society; 2015. Available from: http://www.cancer.org/cancer/cancerinchildren/detailedguide/cancer-in-children-treating-survival-rates.

2. Schover LR. Patient attitudes toward fertility preservation. Pediatr Blood Cancer. 2009;53(2):281–4.

3. Lee SJ, Schover LR, Partridge AH, Patrizio P, Wallace WH, Hagerty K, Beck LN, Brennan LV, Oktay K. American Society of Clinical Oncology recommendations on fertility preservation in cancer patients. J Clin Oncol Off J Am Soc Clin Oncol. 2006;24(18):2917–31.

4. Loren AW, Mangu PB, Beck LN, Brennan L, Magdalinski AJ, Partridge AH, Quinn G, Wallace WH, Oktay K, American Society of Clinical Oncology. Fertility preservation for patients with cancer: American Society of Clinical Oncology clinical practice guideline update. J Clin Oncol Off J Am Soc Clin Oncol. 2013;31(19):2500–10.

5. Ethics Committee of the American Society for Reproductive Medicine. Fertility preservation and reproduction in cancer patients. Fertil Steril. 2005;83(6):1622–28.

6. Practice Committee of American Society for Reproductive Medicine. Fertility preservation in patients undergoing gonadotoxic therapy or gonadectomy: a committee opinion. Fertil Steril. 2013;100(5):1214–23.

7. Wallace WH, Anderson RA, Irvine DS. Fertility preservation for young patients with cancer: who is at risk and what can be offered? Lancet Oncol. 2005;6(4):209–18.

8. Meistrich ML. Male gonadal toxicity. Pediatr Blood Cancer. 2009;53(2):261–6.

9. Levine J, Canada A, Stern CJ. Fertility preservation in adolescents and young adults with cancer. J Clin Oncol Off J Am Soc Clin Oncol. 2010;28(32):4831–41.

10. Green DM, Kawashima T, Stovall M, Leisenring W, Sklar CA, Mertens AC, Donaldson SS, Byrne J, Robison LL. Fertility of male survivors of childhood cancer: a report from the Childhood Cancer Survivor Study. J Clin Oncol Off J Am Soc Clin Oncol. 2010;28(2):332–9.

11. Meistrich ML, Vassilopoulou-Sellin R, Lipshultz LI. Adverse effects of treatment: gonadal dysfunction. In: DeVita VT, Hellman S, Rosenberg SA, editors. Principles and practice of oncology. 7th ed. Philadelphia: Lippincott Williams & Wilkins; 2004. p. 2560–74.

12. Howlader N, Noone AM, Krapcho M, Neyman N, Aminou R, Waldron W, Altekruse SF, Kosary CL, Ruhl J, Tatalovich Z, Cho H, Mariotto A, Eisner MP, Lewis DR, Chen HS, Feuer EJ, Cronin KA, Edwards BK. SEER cancer statistic review 1975–2008. Bethesda: National Cancer Institute; 2010. [cited 2011], Available from: http://seer.cancer.gov/csr/1975_2008/.

13. Wasilewski-Masker K, Seidel KD, Leisenring W, Mertens AC, Shnorhavorian M, Ritenour CW, Stovall M, Green DM, Sklar CA, Armstrong GT, Robison LL, Meacham LR. Male infertility in long-term survivors of pediatric cancer: a report from the childhood cancer survivor study. J Cancer Surviv. 2014;8(3):437–47.

14. Schover LR, Brey K, Lichtin A, Lipshultz LI, Jeha S. Knowledge and experience regarding cancer, infertility, and sperm banking in younger male survivors. J Clin Oncol Off J Am Soc Clin Oncol. 2002;20(7):1880–9.

15. Schover LR, Brey K, Lichtin A, Lipshultz LI, Jeha S. Oncologists' attitudes and practices regarding banking sperm before cancer treatment. J Clin Oncol Off J Am Soc Clin Oncol. 2002;20(7):1890–7.

16. Sadri-Ardekani H, Akhondi MM, Vossough P, Maleki H, Sedighnejad S, Kamali K, Ghorbani B, van Wely M, van der Veen F, Repping S. Parental attitudes toward fertility preservation in boys with cancer: context of different risk levels of infertility and success rates of fertility restoration. Fertil Steril. 2013;99(3):796–802.

17. Gilbert E, Adams A, Mehanna H, Harrison B, Hartshorne GM. Who should be offered sperm banking for fertility preservation? A survey of UK oncologists and haematologists. Ann Oncol Off J Eur Soc Med Oncol/ESMO. 2011;22(5):1209–14.

18. Klosky JL, Simmons JL, Russell KM, Foster RH, Sabbatini GM, Canavera KE, Hodges JR, Schover LR, McDermott MJ. Fertility as a priority among at-risk adolescent males newly diagnosed with cancer and their parents. Support Care Cancer Off J Multinatl Assoc Support Care Cancer. 2015;23(2):333–41.

19. Tegelenbosch RA, de Rooij DG. A quantitative study of spermatogonial multiplication and stem cell renewal in the C3H/101 F1 hybrid mouse. Mutat Res. 1993;290(2):193–200.

20. de Rooij DG, Grootegoed JA. Spermatogonial stem cells. Curr Opin Cell Biol. 1998;10(6):694–701.

21. Phillips BT, Gassei K, Orwig KE. Spermatogonial stem cell regulation and spermatogenesis. Philos Trans R Soc Lond B Biol Sci. 2010;365(1546):1663–78.

22. Valli H, Phillips BT, Gassei K, Nagano MC, Orwig KE. Spermatogonial stem cells and spermatogenesis. In: Plant TM, Zeleznik AJ, editors. Knobil and Neill's physiology of reproduction, vol. 1. 4th ed. San Diego: Elsevier; 2015. p. 595–635.

23. Sharpe RM. Regulation of spermatogenesis. In: Knobil E, Neill JD, editors. The physiology of reproduction. New York: Raven Press, Ltd.; 1994. p. 1363–434.

24. Bucci LR, Meistrich ML. Effects of busulfan on murine spermatogenesis: cytotoxicity, sterility, sperm abnormalities, and dominant lethal mutations. Mutat Res. 1987;176(2):259–68.

25. Meistrich ML, Wilson G, Brown BW, da Cunha MF, Lipshultz LI. Impact of cyclophosphamide on long-term reduction in sperm count in men treated with combination chemotherapy for Ewing and soft tissue sarcomas. Cancer. 1992;70(11):2703–12.

26. Chemaitilly W, Sklar CA. Endocrine complications in long-term survivors of childhood cancers. Endocr Relat Cancer. 2010;17(3):R141–59.

27. Agarwal A, Allamaneni SR. Artificial insemination. In: Falcone T, Hurd W, editors. Clinical reproductive medicine and surgery. Philadelphia: Elsevier; 2007. p. 539–48.

28. Steptoe PC, Edwards RG. Birth after the reimplantation of a human embryo. Lancet. 1978;2(8085):366.

29. Palermo G, Joris H, Devroey P, Van Steirteghem AC. Pregnancies after intracytoplasmic injection of single spermatozoon into an oocyte. Lancet. 1992;340(8810):17–8.

30. Schover LR, Brey K, Lichtin A, Lipshultz LI, Jeha S. Knowledge and experience regarding cancer, infertility, and sperm banking in younger male survivors. J Clin Oncol. 2002;20(7):1880–9.

31. Schmiegelow ML, Sommer P, Carlsen E, Sønksen JOR, Schmiegelow K, Muller JR. Penile vibratory stimulation and electroejaculation before anticancer therapy in two pubertal boys. J Pediatr Hematol Oncol. 1998;20(5):429–30.

32. Adank MC, van Dorp W, Smit M, van Casteren NJ, Laven JSE, Pieters R, van den Heuvel-Eibrink MM. Electroejaculation as a method of fertility preservation in boys diagnosed with cancer: a single-center experience and review of the literature. Fertil Steril. 2014;102(1):199–205.e191.

33. Gat I, Toren A, Hourvitz A, Raviv G, Band G, Baum M, Lerner-Geva L, Inbar R, Madgar I. Sperm preservation by electroejaculation in adolescent cancer patients. Pediatr Blood Cancer. 2014;61(2):286–90.

34. Hsiao W, Stahl PJ, Osterberg EC, Nejat E, Palermo GD, Rosenwaks Z, Schlegel PN. Successful treatment of postchemotherapy azoospermia with microsurgical testicular sperm extraction: the Weill Cornell experience. J Clin Oncol. 2011;29(12):1607–11.

35. Picton HM, Wyns C, Anderson RA, Goossens E, Jahnukainen K, Kliesch S, Mitchell RT, Pennings G, Rives N, Tournaye H, van Pelt AM, Eichenlaub-Ritter U, Schlatt S. A European perspective on testicular tissue cryopreservation for fertility preservation in prepubertal and adolescent boysdagger. Hum Reprod. 2015;30(11):2463–75.

36. Schiff JD, Palermo GD, Veeck LL, Goldstein M, Rosenwaks Z, Schlegel PN. Success of testicular sperm extraction [corrected] and intracytoplasmic sperm injection in men with Klinefelter syndrome. J Clin Endocrinol Metab. 2005;90(11):6263–7.

37. Koga M, Tsujimura A, Takeyama M, Kiuchi H, Takao T, Miyagawa Y, Takada S, Matsumiya K, Fujioka H, Okamoto Y, Nonomura N, Okuyama A. Clinical comparison of successful and failed microdissection testicular sperm extraction in patients with nonmosaic Klinefelter syndrome. Urology. 2007;70(2):341–5.

38. Yarali H, Polat M, Bozdag G, Gunel M, Alpas I, Esinler I, Dogan U, Tiras B. TESE-ICSI in patients with non-mosaic Klinefelter syndrome: a comparative study. Reprod Biomed Online. 2009;18(6):756–60.

39. Bakircioglu ME, Ulug U, Erden HF, Tosun S, Bayram A, Ciray N, Bahceci M. Klinefelter syndrome: does it confer a bad prognosis in treatment of nonobstructive azoospermia? Fertil Steril. 2011;95(5):1696–9.

40. Ramasamy R, Ricci JA, Palermo GD, Gosden LV, Rosenwaks Z, Schlegel PN. Successful fertility treatment for Klinefelter's syndrome. J Urol. 2009;182(3):1108–13.

41. Okada H, Goda K, Yamamoto Y, Sofikitis N, Miyagawa I, Mio Y, Koshida M, Horie S. Age as a limiting factor for successful sperm retrieval in patients with nonmosaic Klinefelter's syndrome. Fertil Steril. 2005;84(6):1662–4.

42. Mehta A, Paduch DA, Schlegel PN. Successful testicular sperm retrieval in adolescents with Klinefelter syndrome treated with at least 1 year of topical testosterone and aromatase inhibitor. Fertil Steril. 2013;100(4):e27.

43. Wikstrom AM, Raivio T, Hadziselimovic F, Wikstrom S, Tuuri T, Dunkel L. Klinefelter syndrome in adolescence: onset of puberty is associated with accelerated germ cell depletion. J Clin Endocrinol Metab. 2004;89(5):2263–70.

44. Aksglaede L, Wikstrom AM, Rajpert-De Meyts E, Dunkel L, Skakkebaek NE, Juul A. Natural history of seminiferous tubule degeneration in Klinefelter syndrome. Hum Reprod Update. 2006;12(1):39–48.

45. Oates RD. Sperm retrieval in adolescents with Klinefelter syndrome. Fertil Steril. 2013;100(4):943–4.

46. Plotton I, Giscard d'Estaing S, Cuzin B, Brosse A, Benchaib M, Lornage J, Ecochard R, Dijoud F, Lejeune H. Preliminary results of a prospective study of testicular sperm extraction in young versus adult patients with nonmosaic 47, XXY Klinefelter syndrome. J Clin Endocrinol Metab. 2015;100(3):961–7.

47. Rives N, Milazzo JP, Perdrix A, Castanet M, Joly-Helas G, Sibert L, Bironneau A, Way A, Mace B. The feasibility of fertility preservation in adolescents with Klinefelter syndrome. Hum Reprod. 2013;28(6):1468–79.

48. Verit FF, Verit A. Klinefelter syndrome: an argument for early aggressive hormonal and fertility management. Fertil Steril. 2012;98(5):e25. author reply e26.

49. Fraass BA, Kinsella TJ, Harrington FS, Glatstein E. Peripheral dose to the testes: the design and clinical use of a practical and effective gonadal shield. Int J Radiat Oncol Biol Phys. 1985;11(3):609–15.

50. Yadav P, Kozak K, Tolakanahalli R, Ramasubramanian V, Paliwal BR, Welsh JS, Rong Y. Adaptive planning using megavoltage fan-beam CT for radiation therapy with testicular shielding. Med Dosim. 2012;37(2):157–62.

51. Sanghvi PR, Kaurin DG, McDonald TL, Holland JM. Testicular shielding in low-dose total body irradiation. Bone Marrow Transplant. 2007;39(4):247–8.

52. Valli H, Phillips BT, Shetty G, Byrne JA, Clark AT, Meistrich ML, Orwig KE. Germline stem cells: toward the regeneration of spermatogenesis. Fertil Steril. 2014;101(1):3–13.

53. Paniagua R, Nistal M. Morphological and histometric study of human spermatogonia from birth to the onset of puberty. J Anat. 1984;139(Pt 3):535–52.

54. Orwig KE, Shaw PH, Sanfilippo JS, Kauma SW, Nayak S, Cannon GM. Fertility preservation program of Magee-Womens Hospital in Pittsburgh. http://www.mwrif.org/220. Available from: http://www.mwrif.org/220.

55. Wyns C, Curaba M, Petit S, Vanabelle B, Laurent P, Wese JF, Donnez J. Management of fertility preservation in prepubertal patients: 5 years' experience at the Catholic University of Louvain. Hum Reprod. 2011;26(4):737–47.

56. Ginsberg JP, Carlson CA, Lin K, Hobbie WL, Wigo E, Wu X, Brinster RL, Kolon TF. An experimental protocol for fertility preservation in prepubertal boys recently diagnosed with cancer: a report of acceptability and safety. Hum Reprod. 2010;25(1):37–41.

57. Sadri-Ardekani H, Mizrak SC, van Daalen SK, Korver CM, Roepers-Gajadien HL, Koruji M, Hovingh S, de Reijke TM, de la Rosette JJ, van der Veen F, de Rooij DG, Repping S, van Pelt AM. Propagation of human spermatogonial stem cells in vitro. J Am Med Assoc. 2009;302(19):2127–34.

58. Sadri-Ardekani H, Akhondi MA, van der Veen F, Repping S, van Pelt AM. In vitro propagation of human prepubertal spermatogonial stem cells. J Am Med Assoc. 2011;305(23):2416–8.

59. Keros V, Hultenby K, Borgstrom B, Fridstrom M, Jahnukainen K, Hovatta O. Methods of cryopreservation of testicular tissue with viable spermatogonia in pre-pubertal boys undergoing gonadotoxic cancer treatment. Hum Reprod. 2007;22(5):1384–95.

60. Goossens E, Van Saen D, Tournaye H. Spermatogonial stem cell preservation and transplantation: from research to clinic. Hum Reprod. 2013;28(4):897–907.

61. Ginsberg JP. New advances in fertility preservation for pediatric cancer patients. Curr Opin Pediatr. 2011;23(1):9–13.

62. Wyns C, Collienne C, Shenfield F, Robert A, Laurent P, Roegiers L, Brichard B. Fertility preservation in the male pediatric population: factors influencing the decision of parents and children. Hum Reprod. 2015;30:2022–30.

63. Yango P, Altman E, Smith JF, Klatsky PC, Tran ND. Optimizing cryopreservation of human spermatogonial stem cells: comparing the effectiveness of testicular tissue and single cell suspension cryopreservation. Fertil Steril. 2014;102(5):1491–8. e1491.

64. Pacchiarotti J, Ramos T, Howerton K, Greilach S, Zaragoza K, Olmstead M, Izadyar F. Developing a clinical-grade cryopreservation protocol for human testicular tissue and cells. BioMed Res Int. 2013;2013:10.

65. Valli H, Gassei K, Orwig KE. Stem cell therapies for male infertility: where are we now and where are we going? In: Carrell DT, Schlegel PN, Racowsky C, Gianaroli L, editors. Biennial review of infertility, vol. 4. Switzerland: Springer International Publishing; 2015. p. 17–39.

66. Wyns C, Curaba M, Martinez-Madrid B, Van Langendonckt A, Francois-Xavier W, Donnez J. Spermatogonial survival after cryopreservation and short-term orthotopic immature human cryptorchid testicular tissue grafting to immunodeficient mice. Hum Reprod. 2007;22(6): 1603–11.

67. Keros V, Rosenlund B, Hultenby K, Aghajanova L, Levkov L, Hovatta O. Optimizing cryopreservation of human testicular tissue: comparison of protocols with glycerol, propanediol and dimethylsulphoxide as cryoprotectants. Hum Reprod. 2005;20(6):1676–87.

68. Kvist K, Thorup J, Byskov AG, Hoyer PE, Mollgard K, Yding AC. Cryopreservation of intact testicular tissue from boys with cryptorchidism. Hum Reprod. 2006;21(2):484–91.

69. Brook PF, Radford JA, Shalet SM, Joyce AD, Gosden RG. Isolation of germ cells from human testicular tissue for low temperature storage and autotransplantation. Fertil Steril. 2001;75(2):269–74.

70. Unni S, Kasiviswanathan S, D'Souza S, Khavale S, Mukherjee S, Patwardhan S, Bhartiya D. Efficient cryopreservation of testicular tissue: effect of age, sample state, and concentration of cryoprotectant. Fertil Steril. 2012;97(1):200–8. e201.

71. Baert Y, Van Saen D, Haentjens P, In't Veld P, Tournaye H, Goossens E. What is the best cryopreservation protocol for human testicular tissue banking? Hum Reprod. 2013;28: 1816–26.

72. Curaba M, Poels J, van Langendonckt A, Donnez J, Wyns C. Can prepubertal human testicular tissue be cryopreserved by vitrification? Fertil Steril. 2011;95(6):2123.e2129–12.

73. Poels J, Van Langendonckt A, Many MC, Wese FX, Wyns C. Vitrification preserves proliferation capacity in human spermatogonia. Hum Reprod. 2013;28(3):578–89.

74. Sa R, Cremades N, Malheiro I, Sousa M. Cryopreservation of human testicular diploid germ cell suspensions. Andrologia. 2012;44(6):366–72.

75. Brinster RL, Zimmermann JW. Spermatogenesis following male germ-cell transplantation. Proc Natl Acad Sci U S A. 1994;91(24):11298–302.

76. Brinster RL, Avarbock MR. Germline transmission of donor haplotype following spermatogonial transplantation. Proc Natl Acad Sci U S A. 1994;91(24):11303–7.

77. Ogawa T, Dobrinski I, Avarbock MR, Brinster RL. Transplantation of male germ line stem cells restores fertility in infertile mice. Nat Med. 2000;6(1):29–34.

78. Shinohara T, Orwig KE, Avarbock MR, Brinster RL. Remodeling of the postnatal mouse testis is accompanied by dramatic changes in stem cell number and niche accessibility. Proc Natl Acad Sci U S A. 2001;98(11):6186–91.

79. Nagano M, Brinster CJ, Orwig KE, Ryu BY, Avarbock MR, Brinster RL. Transgenic mice produced by retroviral transduction of male germ-line stem cells. Proc Natl Acad Sci U S A. 2001;98(23):13090–5.

80. Brinster CJ, Ryu BY, Avarbock MR, Karagenc L, Brinster RL, Orwig KE. Restoration of fertility by germ cell transplantation requires effective recipient preparation. Biol Reprod. 2003;69(2):412–20.

81. Honaramooz A, Behboodi E, Megee SO, Overton SA, Galantino-Homer H, Echelard Y, Dobrinski I. Fertility and germline transmission of donor haplotype following germ cell transplantation in immunocompetent goats. Biol Reprod. 2003;69(4):1260–4.

82. Mikkola M, Sironen A, Kopp C, Taponen J, Sukura A, Vilkki J, Katila T, Andersson M. Transplantation of normal boar testicular cells resulted in complete focal spermatogenesis in a boar affected by the immotile short-tail sperm defect. Reprod Domest Anim (Zuchthygiene). 2006;41(2):124–8.

83. Kim Y, Turner D, Nelson J, Dobrinski I, McEntee M, Travis AJ. Production of donor-derived sperm after spermatogonial stem cell transplantation in the dog. Reproduction. 2008;136(6):823–31.

84. Herrid M, Olejnik J, Jackson M, Suchowerska N, Stockwell S, Davey R, Hutton K, Hope S, Hill JR. Irradiation enhances the efficiency of testicular germ cell transplantation in sheep. Biol Reprod. 2009;81(5):898–905.

85. Hermann BP, Sukhwani M, Winkler F, Pascarella JN, Peters KA, Sheng Y, Valli H, Rodriguez M, Ezzelarab M, Dargo G, Peterson K, Masterson K, Ramsey C, Ward T, Lienesch M, Volk A, Cooper DK, Thomson AW, Kiss JE, Penedo MC, Schatten GP, Mitalipov S, Orwig KE. Spermatogonial stem cell transplantation into rhesus testes regenerates spermatogenesis producing functional sperm. Cell Stem Cell. 2012;11(5):715–26.

86. Izadyar F, Den Ouden K, Stout TA, Stout J, Coret J, Lankveld DP, Spoormakers TJ, Colenbrander B, Oldenbroek JK, Van der Ploeg KD, Woelders H, Kal HB, De Rooij DG. Autologous and homologous transplantation of bovine spermatogonial stem cells. Reproduction. 2003;126(6):765–74.

87. Schlatt S, Foppiani L, Rolf C, Weinbauer GF, Nieschlag E. Germ cell transplantation into X-irradiated monkey testes. Hum Reprod. 2002;17(1):55–62.

88. Jahnukainen K, Ehmcke J, Quader MA, Saiful Huq M, Epperly MW, Hergenrother S, Nurmio M, Schlatt S. Testicular recovery after irradiation differs in prepubertal and pubertal non-human primates, and can be enhanced by autologous germ cell transplantation. Hum Reprod. 2011;26(8):1945–54.

89. Ryu BY, Orwig KE, Avarbock MR, Brinster RL. Stem cell and niche development in the postnatal rat testis. Dev Biol. 2003;263(2):253–63.

90. Dobrinski I, Avarbock MR, Brinster RL. Transplantation of germ cells from rabbits and dogs into mouse testes. Biol Reprod. 1999;61(5):1331–9.

91. Dobrinski I, Avarbock MR, Brinster RL. Germ cell transplantation from large domestic animals into mouse testes. Mol Reprod Dev. 2000;57(3):270–9.

92. Radford JA, Shalet SM, Lieberman BA. Fertility after treatment for cancer. BMJ. 1999;319(7215):935–6.

93. Radford J. Restoration of fertility after treatment for cancer. Horm Res. 2003;59 Suppl 1:21–3.

94. Valli H, Sukhwani M, Dovey SL, Peters KA, Donohue J, Castro CA, Chu T, Marshall GR, Orwig KE. Fluorescence- and magnetic-activated cell sorting strategies to isolate and enrich human spermatogonial stem cells. Fertil Steril. 2014;102(2):566–80.

95. Hamra FK, Chapman KM, Nguyen DM, Williams-Stephens AA, Hammer RE, Garbers DL. Self renewal, expansion, and transfection of rat spermatogonial stem cells in culture. Proc Natl Acad Sci U S A. 2005;102(48):17430–5.

96. Richardson TE, Chapman KM, Tenenhaus Dann C, Hammer RE, Hamra FK. Sterile testis complementation with spermatogonial lines restores fertility to DAZL-deficient rats and maximizes donor germline transmission. PLoS ONE. 2009;4(7):e6308.

97. Ryu BY, Kubota H, Avarbock MR, Brinster RL. Conservation of spermatogonial stem cell self-renewal signaling between mouse and rat. Proc Natl Acad Sci U S A. 2005;102(40):14302–7.

98. Kanatsu-Shinohara M, Ogonuki N, Inoue K, Miki H, Ogura A, Toyokuni S, Shinohara T. Long-term proliferation in culture and germline transmission of mouse male germline stem cells. Biol Reprod. 2003;69(2):612–6.

99. Kubota H, Avarbock MR, Brinster RL. Growth factors essential for self-renewal and expansion of mouse spermatogonial stem cells. Proc Natl Acad Sci U S A. 2004;101(47):16489–94.

100. Kanatsu-Shinohara M, Muneto T, Lee J, Takenaka M, Chuma S, Nakatsuji N, Horiuchi T, Shinohara T. Long-term culture of male germline stem cells from hamster testes. Biol Reprod. 2008;78(4):611–7.

101. Wu X, Schmidt JA, Avarbock MR, Tobias JW, Carlson CA, Kolon TF, Ginsberg JP, Brinster RL. Prepubertal human spermatogonia and mouse gonocytes share conserved gene expression of germline stem cell regulatory molecules. Proc Natl Acad Sci U S A. 2009;106(51):21672–7.

102. He Z, Kokkinaki M, Jiang J, Dobrinski I, Dym M. Isolation, characterization, and culture of human spermatogonia. Biol Reprod. 2010;82(2):363–72.

103. Mirzapour T, Movahedin M, Tengku Ibrahim TA, Koruji M, Haron AW, Nowroozi MR, Rafieian SH. Effects of basic fibroblast growth factor and leukaemia inhibitory factor on proliferation and short-term culture of human spermatogonial stem cells. Andrologia. 2012;44:41–55.

104. Chen B, Wang YB, Zhang ZL, Xia WL, Wang HX, Xiang ZQ, Hu K, Han YF, Wang YX, Huang YR, Wang Z. Xeno-free culture of human spermatogonial stem cells supported by human embryonic stem cell-derived fibroblast-like cells. Asian J Androl. 2009;11(5):557–65.

105. Kokkinaki M, Djourabtchi A, Golestaneh N. Long-term culture of human SSEA-4 positive spermatogonial stem cells (SSCs). J Stem Cell Res Ther. 2011;2(2):pii: 2488.

106. Liu S, Tang Z, Xiong T, Tang W. Isolation and characterization of human spermatogonial stem cells. Reprod Biol Endocrinol RB&E. 2011;9:141.

107. Smith JF, Yango P, Altman E, Choudhry S, Poelzl A, Zamah AM, Rosen M, Klatsky PC, Tran ND. Testicular niche required for human spermatogonial stem cell expansion. Stem Cells Transl Med. 2014;3(9):1043–54.

108. Nowroozi MR, Ahmadi H, Rafiian S, Mirzapour T, Movahedin M. In vitro colonization of human spermatogonia stem cells: effect of patient's clinical characteristics and testicular histologic findings. Urology. 2011;78(5):1075–81.

109. Piravar Z, Jeddi-Tehrani M, Sadeghi MR, Mohazzab A, Eidi A, Akhondi MM. In vitro culture of human testicular stem cells on feeder-free condition. J Reprod Infertility. 2013;14(1):17–22.

110. Kim TH, Hargreaves HK, Brynes RK, Hawkins HK, Lui VK, Woodard J, Ragab AH. Pretreatment testicular biopsy in childhood acute lymphocytic leukaemia. Lancet. 1981;2(8248):657–8.

111. Jahnukainen K, Hou M, Petersen C, Setchell B, Soder O. Intratesticular transplantation of testicular cells from leukemic rats causes transmission of leukemia. Cancer Res. 2001;61(2):706–10.

112. Izadyar F, Wong J, Maki C, Pacchiarotti J, Ramos T, Howerton K, Yuen C, Greilach S, Zhao HH, Chow M, Chow YC, Rao J, Barritt J, Bar-Chama N, Copperman A. Identification and characterization of repopulating spermatogonial stem cells from the adult human testis. Hum Reprod. 2011;26(6):1296–306.

113. Zohni K, Zhang X, Tan SL, Chan P, Nagano M. CD9 is expressed on human male germ cells that have a long-term repopulation potential after transplantation into mouse testes. Biol Reprod. 2012;87(2):27.

114. Dovey SL, Valli H, Hermann BP, Sukhwani M, Donohue J, Castro CA, Chu T, Sanfilippo JS, Orwig KE. Eliminating malignant contamination from therapeutic human spermatogonial stem cells. J Clin Invest. 2013;123(4):1833–43.

115. Fujita K, Ohta H, Tsujimura A, Takao T, Miyagawa Y, Takada S, Matsumiya K, Wakayama T, Okuyama A. Transplantation of spermatogonial stem cells isolated from leukemic mice restores fertility without inducing leukemia. J Clin Investig. 2005;115(7):1855–61.

116. Fujita K, Tsujimura A, Miyagawa Y, Kiuchi H, Matsuoka Y, Takao T, Takada S, Nonomura N, Okuyama A. Isolation of germ cells from leukemia and lymphoma cells in a human in vitro model: potential clinical application for restoring human fertility after anticancer therapy. Cancer Res. 2006;66(23):11166–71.

117. Hou M, Andersson M, Zheng C, Sundblad A, Soder O, Jahnukainen K. Decontamination of leukemic cells and enrichment of germ cells from testicular samples from rats with Roser's T-cell leukemia by flow cytometric sorting. Reproduction. 2007;134(6):767–79.

118. Hermann BP, Sukhwani M, Salati J, Sheng Y, Chu T, Orwig KE. Separating spermatogonia from cancer cells in contaminated prepubertal primate testis cell suspensions. Hum Reprod. 2011;26(12):3222–31.

119. Geens M, Van de Velde H, De Block G, Goossens E, Van Steirteghem A, Tournaye H. The efficiency of magnetic-activated cell sorting and fluorescence-activated cell sorting in the decontamination of testicular cell suspensions in cancer patients. Hum Reprod. 2007;22(3):733–42.

120. Dolmans MM, Marinescu C, Saussoy P, Van Langendonckt A, Amorim C, Donnez J. Reimplantation of cryopreserved ovarian tissue from patients with acute lymphoblastic leukemia is potentially unsafe. Blood. 2010;116(16):2908–14.

121. Rosendahl M, Andersen MT, Ralfkiaer E, Kjeldsen L, Andersen MK, Andersen CY. Evidence of residual disease in cryopreserved ovarian cortex from female patients with leukemia. Fertil Steril. 2010;94(6):2186–90.

122. Dufour JM, Rajotte RV, Korbutt GS. Development of an in vivo model to study testicular morphogenesis. J Androl. 2002;23(5):635–44.

123. Gassei K, Schlatt S, Ehmcke J. De novo morphogenesis of seminiferous tubules from dissociated immature rat testicular cells in xenografts. J Androl. 2006;27(4):611–8.

124. Kita K, Watanabe T, Ohsaka K, Hayashi H, Kubota Y, Nagashima Y, Aoki I, Taniguchi H, Noce T, Inoue K, Miki H, Ogonuki N, Tanaka H, Ogura A, Ogawa T. Production of functional spermatids from mouse germline stem cells in ectopically reconstituted seminiferous tubules. Biol Reprod. 2007;76(2):211–7.

125. Honaramooz A, Megee SO, Rathi R, Dobrinski I. Building a testis: formation of functional testis tissue after transplantation of isolated porcine (Sus scrofa) testis cells. Biol Reprod. 2007;76(1):43–7.

126. Arregui L, Rathi R, Megee SO, Honaramooz A, Gomendio M, Roldan ER, Dobrinski I. Xenografting of sheep testis tissue and isolated cells as a model for preservation of genetic material from endangered ungulates. Reproduction. 2008;136(1):85–93.

127. Baert Y, Stukenborg JB, Landreh M, De Kock J, Jornvall H, Soder O, Goossens E. Derivation and characterization of a cytocompatible scaffold from human testis. Hum Reprod. 2015;30(2):256–67.

128. Honaramooz A, Snedaker A, Boiani M, Scholer H, Dobrinski I, Schlatt S. Sperm from neonatal mammalian testes grafted in mice. Nature. 2002;418(6899):778–81.

129. Schlatt S, Honaramooz A, Boiani M, Scholer HR, Dobrinski I. Progeny from sperm obtained after ectopic grafting of neonatal mouse testes. Biol Reprod. 2003;68(6):2331–5.

130. Honaramooz A, Li MW, Penedo MCT, Meyers S, Dobrinski I. Accelerated maturation of primate testis by xenografting into mice. Biol Reprod. 2004;70(5):1500–3.

131. Jamieson SW, Madani MM. The choice of valve protheses*. J Am Coll Cardiol. 2004;44(2):389–90.

132. Andreas M, Wallner S, Ruetzler K, Wiedemann D, Ehrlich M, Heinze G, Binder T, Moritz A, Hiesmayr MJ, Kocher A, Laufer G. Comparable long-term results for porcine and pericardial prostheses after isolated aortic valve replacement. Eur J Cardiothorac Surg. 2014;18:2014.

133. Cozzi E, White DJ. The generation of transgenic pigs as potential organ donors for humans. Nat Med. 1995;1(9):964–6.

134. Kimsa MC, Strzalka-Mrozik B, Kimsa MW, Gola J, Nicholson P, Lopata K, Mazurek U. Porcine endogenous retroviruses in xenotransplantation—molecular aspects. Viruses. 2014;6(5):2062–83.

135. Weiss RA. The discovery of endogenous retroviruses. Retrovirology. 2006;3:67.

136. Geens M, De Block G, Goossens E, Frederickx V, Van Steirteghem A, Tournaye H. Spermatogonial survival after grafting human testicular tissue to immunodeficient mice. Hum Reprod. 2006;21(2):390–6.

137. Goossens E, Geens M, De Block G, Tournaye H. Spermatogonial survival in long-term human prepubertal xenografts. Fertil Steril. 2008;90(5):2019–22.

138. Van Saen D, Goossens E, Bourgain C, Ferster A, Tournaye H. Meiotic activity in orthotopic xenografts derived from human postpubertal testicular tissue. Hum Reprod. 2011;26(2): 282–93.

139. Schlatt S, Honaramooz A, Ehmcke J, Goebell PJ, Rubben H, Dhir R, Dobrinski I, Patrizio P. Limited survival of adult human testicular tissue as ectopic xenograft. Hum Reprod. 2006;21(2):384–9.

140. Sato Y, Nozawa S, Yoshiike M, Arai M, Sasaki C, Iwamoto T. Xenografting of testicular tissue from an infant human donor results in accelerated testicular maturation. Hum Reprod. 2010;25(5):1113–22.

141. Wyns C, Van Langendonckt A, Wese FX, Donnez J, Curaba M. Long-term spermatogonial survival in cryopreserved and xenografted immature human testicular tissue. Hum Reprod. 2008;23(11):2402–14.

142. Luetjens CM, Stukenborg J-B, Nieschlag E, Simoni M, Wistuba J. Complete spermatogenesis in orthotopic but not in ectopic transplants of autologously grafted marmoset testicular tissue. Endocrinology. 2008;149(4):1736–47.

143. Sato T, Katagiri K, Gohbara A, Inoue K, Ogonuki N, Ogura A, Kubota Y, Ogawa T. In vitro production of functional sperm in cultured neonatal mouse testes. Nature. 2011; 471(7339):504–7.

144. Sato T, Katagiri K, Kubota Y, Ogawa T. In vitro sperm production from mouse spermatogonial stem cell lines using an organ culture method. Nat Protoc. 2013;8(11):2098–104.

145. Hayashi K, Ohta H, Kurimoto K, Aramaki S, Saitou M. Reconstitution of the mouse germ cell specification pathway in culture by pluripotent stem cells. Cell. 2011;146(4):519–32.

146. Sasaki K, Yokobayashi S, Nakamura T, Okamoto I, Yabuta Y, Kurimoto K, Ohta H, Moritoki Y, Iwatani C, Tsuchiya H, Nakamura S, Sekiguchi K, Sakuma T, Yamamoto T, Mori T, Woltjen K, Nakagawa M, Yamamoto T, Takahashi K, Yamanaka S, Saitou M. Robust in vitro induction of human germ cell fate from pluripotent stem cells. Cell Stem Cell. 2015;17(2):178–94.

147. Irie N, Weinberger L, Tang WW, Kobayashi T, Viukov S, Manor YS, Dietmann S, Hanna JH, Surani MA. SOX17 is a critical specifier of human primordial germ cell fate. Cell. 2015;160(1–2):253–68.

148. Teramura T, Takehara T, Kawata N, Fujinami N, Mitani T, Takenoshita M, Matsumoto K, Saeki K, Iritani A, Sagawa N, Hosoi Y. Primate embryonic stem cells proceed to early gametogenesis in vitro. Cloning Stem Cells. 2007;9(2):144–56.

149. Yamauchi K, Hasegawa K, Chuma S, Nakatsuji N, Suemori H. In vitro germ cell differentiation from cynomolgus monkey embryonic stem cells. PLoS ONE. 2009;4(4):e5338.

150. Park TS, Galic Z, Conway AE, Lindgren A, van Handel BJ, Magnusson M, Richter L, Teitell MA, Mikkola HK, Lowry WE, Plath K, Clark AT. Derivation of primordial germ cells from human embryonic and induced pluripotent stem cells is significantly improved by coculture with human fetal gonadal cells. Stem Cells. 2009;27(4):783–95.

151. Easley CA, Phillips BT, McGuire MM, Barringer JM, Valli H, Hermann BP, Simerly CR, Rajkovic A, Miki T, Orwig KE, Schatten GP. Direct differentiation of human pluripotent stem cells into haploid spermatogenic cells. Cell Rep. 2012;2(3):440–6.

152. Kee K, Gonsalves JM, Clark AT, Pera RA. Bone morphogenetic proteins induce germ cell differentiation from human embryonic stem cells. Stem Cells Dev. 2006;15(6):831–7.

153. Kee K, Angeles VT, Flores M, Nguyen HN, Reijo Pera RA. Human DAZL, DAZ and BOULE genes modulate primordial germ-cell and haploid gamete formation. Nature. 2009; 462(7270):222–5.

154. Durruthy Durruthy J, Ramathal C, Sukhwani M, Fang F, Cui J, Orwig KE, Reijo Pera RA. Fate of induced pluripotent stem cells following transplantation to murine seminiferous tubules. Hum Mol Genet. 2014;23(12):3071–84.

155. Ramathal C, Durruthy-Durruthy J, Sukhwani M, Arakaki JE, Turek PJ, Orwig KE, Reijo Pera RA. Fate of iPSCs derived from azoospermic and fertile men following xenotransplantation to murine seminiferous tubules. Cell Rep. 2014;7(4):1284–97.

156. Ramathal C, Angulo B, Sukhwani M, Cui J, Durruthy-Durruthy J, Fang F, Schanes P, Turek PJ, Orwig KE, Reijo Pera R. DDX3Y gene rescue of a Y chromosome AZFa deletion restores germ cell formation and transcriptional programs. Sci Rep. 2015;5:15041.
157. Panula S, Medrano JV, Kee K, Bergstrom R, Nguyen HN, Byers B, Wilson KD, Wu JC, Simon C, Hovatta O, Reijo Pera RA. Human germ cell differentiation from fetal- and adult-derived induced pluripotent stem cells. Hum Mol Genet. 2011;20(4):752–62.
158. Dominguez AA, Chiang HR, Sukhwani M, Orwig KE, Reijo Pera RA. Human germ cell formation in xenotransplants of induced pluripotent stem cells carrying X chromosome aneuploidies. Sci Rep. 2014;4:6432.
159. Easley CA, Simerly CR, Schatten G. Stem cell therapeutic possibilities: future therapeutic options for male-factor and female-factor infertility? Reprod Biomed Online. 2013; 27(1):75–80.

第9章 男性肿瘤患者睾丸储备的评估方法

James A. Kashanian，Robert E. Brannigan

叶小云 译 陈 亮 尚 鹊 审校

概述

在过去的十年里，许多专业组织发表了有关生育力保存的建议，呼吁将肿瘤治疗与生育力保存无缝衔接。对感兴趣的男性而言，在癌症治疗开始之前冷冻精子已经成为肿瘤全面治疗的重要方面。因为生育力保存是男性恶性肿瘤患者主要关注的问题，所以诊断癌症后尽快与其讨论生育力的保存问题对医务人员至关重要。

美国临床肿瘤学会（American Society of Clinical Oncology，ASCO）在 2013 年更新的指南中指出，所有患者都应该就肿瘤治疗可能导致不育增加这一问题得到咨询。此外，指南呼吁临床医生尽早帮助有生育要求的患者转诊到生育力保存专家，深入讨论生育力保存问题，并帮助患者得到相关治疗[1]。

尽管有指南建议，但估计仅有不足一半的青春期男性患者会被转诊，进行生育力保存咨询及精子冷冻。而且，熟悉 ASCO 中生育力保存建议的儿科肿瘤学专家也只占小部分。尽管已有研究明确指出男性肿瘤生存者最大的遗憾在于没有接受癌症治疗的生殖毒性及生育选择的讨论，但这方面的欠缺仍然显著存在[2]。

一部分男性在癌症治疗后会永久失去产生有活力精子的能力，而另一部分男性随着时间的推移，精液中会恢复精子。准确确定治疗后的生育力是正在进行的治疗的一个关键方面，且生育力会在数周、数月甚至数年中持续变化。临床医生必须熟练掌握各种癌症治疗相关的生殖毒性，这些副作用会影响男性的生殖内分泌系统、生成精子的睾丸，以及负责将精子运输进女性生殖管道的流出管道。当患者考虑生育方案时，临床医生必须能够为他们提供准确的咨询。

正常的睾丸功能以完整的下丘脑-垂体-性腺（hypothalamic-pituitary-gonadal，HPG）轴为基础。HPG轴驱动男性的性发育和生育。这一过程由下丘脑脉冲式分泌促性腺激素释放激素（gonadotropin-releasing hormone，GnRH）启动。这些脉冲独特的频率和振幅直接刺激垂体前叶分泌黄体生成素（follicle stimulating hormone，FSH）和卵泡刺激素（luteinizing hormone，LH），FSH和LH分别作用于睾丸支持细胞和间质细胞。

睾丸功能包括生殖功能（精子生成）和雄激素（睾酮）功能，男性可能会在两者之一或两方面都存在先天或后天的缺陷。评估男性睾丸生殖和雄激素功能时，区分病因是原发还是继发尤为重要。原发性睾丸功能障碍病因复杂，包括隐睾症、性发育障碍（disorders of sexual development，DSDs）、创伤、感染、医源性病因及药物使用等。包括外科手术、化疗、放疗的癌症治疗也会导致原发性睾丸衰竭，对生育产生不利影响。继发性睾丸衰竭的原因包括HPG轴基因异常、脑肿瘤、创伤、医源性因素。同样，肿瘤治疗，例如外科手术、化疗、放疗也能影响HPG轴，导致继发性睾丸衰竭，对生育力产生不利影响。肿瘤治疗对生育的影响，无论是导致原发性还是继发性睾丸衰竭，都表现出剂量和治疗依赖性[3-6]。例如，受化疗影响的精子生成具有剂量依赖性[3]。化疗史经常与治疗后促性腺激素（LH和FSH）水平升高相关，这表示垂体正在积极修正受损的睾丸产生睾酮和精子的功能[7]。同样，放疗可能会破坏生殖细胞和间质细胞，从而影响睾丸功能。在极低剂量（不超过 2 Gy）放疗中，生精功能暂时受到影响很常见。累积剂量超过 2 Gy会导致暂时性或永久性无精子症[8]。剂量超过 20 Gy 时，间质细胞的睾酮合成功能通常会受到影响，部分男性会发展为持续原发性性腺功能减退[8]。

生物标记物定义是机体生理状态下可检测的指标。理想的生物标记物，包括男性雄激素和生殖功能的生物标记物，应具有的特征是敏感、特异、低成本和可获得性[9]。如下所示，已有许多生物标记物用于量化动物和人类的生殖功能[9]。临床医生应该知道，在评估男性癌症生存者的睾丸储备功能时，初始评估的最低标准应该包括完整的病史、体格检查和测定血清睾酮和 FSH 水平[10]。

评估

完整的病史，包括肿瘤所有治疗的详细记录，是对男性癌症生存者进行全面生殖评估的第一步。治疗模式、药物剂量、疗程通常都会对睾丸功能障碍的严重程度和持续时间产生影响。完整的泌尿生殖检查也是评估的重要组成部分。还应特别注意患者的整体外观，对低雄激素的临床表现进行评估。这些变化包括肌肉量和体毛减少等。男子乳房女性化是雌激素过多的常见症状，应通过乳房检查进行评估。此外，还应进行详细的阴囊检查，包括记录双侧睾丸大小、一致性及位置。评估附睾和输精管是否存在及状态也很重要。临床医生应该仔细评估这些结构，以发现那些可能是炎症和（或）梗阻的证据，而炎症或梗阻有时是对癌症的反应或者是癌症治疗引起的医源性反应。尽管睾丸的大小不是一个万无一失的生育潜能的决定性因素，但却是睾丸功能（激素和精子产生）的一个有意义的预测指标[11]。

激素

血清睾酮和 FSH 水平有助于判定生育潜能和划分生育力受损及不育的亚型[10]。内分泌异常在某些肿瘤中非常普遍。例如，有半数的睾丸肿瘤生存者在后续治疗中，睾酮、LH 和 FSH 至少有一项长期异常[7]。

FSH 作用于睾丸支持细胞，支持精原细胞通过减数分裂增殖和成熟。目前已证明 FSH 水平与睾丸生精功能成负相关，通常是精子生成的"晴雨表"。Schoor 等发表的数据显示，89％的非梗阻性无精子症的男性血清 FSH 水平高于 7.6 mIU/ml，并且睾丸长轴小于 4.6 cm。这些研究者还发现，90％以上正常产生精子的男性其 FSH 在正常范围内[12]。其他几个研究组成员对 FSH 作为精子生成的生物标记物进行了严格的评估后也报告了类似的发现，推荐成年男性 FSH 的参考范围正常上限为 7.5～7.8 mIU/ml 之间[13-14]。由于 FSH 水平昼夜变化极小，单次结果就足以评估精子生成[15]。

偶尔，肿瘤患者血清 FSH 水平会过低，这可能是由于肿瘤或癌症治疗（特别是放疗或外科手术）波及下丘脑和（或）垂体。对于受 FSH 水平过低影响的患者，重组 FSH（r-FSH）治疗通常会使 FSH 水平正常化并恢复生育能力。

LH 刺激睾丸间质细胞产生睾酮。血清 LH 水平有助于说明睾丸雄激素衰竭是继发于中枢原因（低 LH）还是原发于睾丸（LH 正常或增加）。有时会发现肿瘤患者血清 LH 水平异常低，这种情况就和低 FSH 一样，可能是由于肿瘤或癌症治疗波及下丘脑和（或）垂体。对 LH 水平异常低的患者，hCG 治疗通常能使睾丸激素水平正常化并恢复生育潜能。

睾酮是雄性激素，它能刺激男性产生肌肉、毛发生长、性欲、勃起、骨骼健康并促进红细胞产生，在精子生成过程中也最为重要[16-18]。睾酮由 LH 刺激睾丸间质细胞产生，可进行自分泌、旁分泌和内分泌。低水平的睾酮虽然不一定能预测精子生成障碍，但能导致精子生成减少和精液中精子低浓度。睾酮水平在清晨达到峰值，首选上午的检测结果进行相关评估。在癌症治疗后的背景下，患者年龄增长和残留睾丸体积小（<12 cc）是睾酮水平低的最佳预测因子[19]。

抑制素 B 是睾丸支持细胞分泌的由 α 和 β 亚基组成的二聚体。抑制素 B 负反馈作用于垂体前叶分泌的 FSH，因此血清抑制素 B 和血清 FSH 水平之间存在反比关系。抑制素 B 水平与睾丸体积和精子浓度正相关。在不育患者中，抑制素 B 水平降低，FSH 水平增加。一般来说，生精功能损伤越严重，精子生成被破坏出现得越早，抑制素 B 的水平越低。

接受过放、化疗的患者，抑制素 B 水平通常降低[20]。一些研究人员认为，抑制素 B 和抑制素 B/FSH 比率是比单独 FSH 水平更敏感的男性不育指标[21]。另一些研究表明，抑制素 B 的水平可以预测基础和储备支持细胞的活力[22]。尽管有这些发现，但文献中也有矛盾的结论，因此以抑制素 B 作为生精功能的指标，作用有限。例如，抑制素 B 水平不能可靠地预测无精子症男性存在的一些精子生成灶[23]。由于这些结果不一致，大多数临床医生并不会常规使用血清抑制素 B 作为预测精子生成的标记物。

抗苗勒管激素（anti-Müllerian hormone，AMH）是另一种可能作为男性生殖生物标记物的激素。在女性，AMH 是卵巢储备的生物标记物。在男性，一些研究者认为该蛋白有助于帮助测定性腺功能，包括 FSH 对睾丸的活性和睾丸中雄激素的活性[24]。一些研究还专门研究了 AMH 作为精子生成的标志物的作用[25]，更确切地说，是对化疗诱导的睾丸毒性的标志物作用[26]。迄今为止，AMH 还没有成为不育男性（包括有肿瘤治疗史的男性）精子生成的可靠预测指标。因此，与 AMH 确定卵巢储备的有效性形成鲜明对比，AMH 并没有常规用于确定睾丸储备功能。

　　雌激素在男性是通过脂肪、大脑、皮肤和骨骼组织中的外周睾酮芳香化产生的。雌激素在精子生成和成熟中的作用还在研究中。其水平过高会抑制 GnRH 和 LH 的释放。目前，雌激素并不常规用于癌症治疗后睾丸储备的评估，但在不育男性临床评估中却是常用的实验室指标。应评估肥胖的癌症生存者血清雌二醇的水平，以确保其不会升高进而抑制睾酮的分泌。

精液检查

　　在具有性腺毒性的癌症治疗开始之前冷冻保存精子，是保存男性生育力的首选方法。所有恶性肿瘤，尤其是睾丸癌、白血病和淋巴瘤的男性患者，都应该考虑精子储存。研究表明，大多数癌症患者仍然对未来的生育能力感兴趣并在癌症治疗结束后继续储存精子，因而精子冷冻保存的重要性也就显而易见[27-28]。和那些拒绝储存精子的男性相比，冷冻精子的男性更年轻且单身。此外，储存精子的男性更有可能在治疗后有自己的孩子，可能通过自然手段，也可能采用 IVF[29-30]。虽然对生育力保存的兴趣很高，但 10％～15％ 的肿瘤患者由于各种原因无法储存精子，诸如社会心理问题、不射精症、死精子症或无精子症[28,31]。这些男性通常可以通过手术将精子从睾丸中提取出来进行冷冻保存。同样，虽然有较高比例的患者选择了冻存精子，但也有一些男性选择不这样做。对于那些在开始肿瘤治疗前就反对精子冷冻的人来说，适当的生殖咨询必不可少，因为他们可能会使自己面临终身不育的危险。

　　和生育年龄的对照组相比，患有某种恶性肿瘤的患者，癌症治疗开始之前的基线精子浓度更低，精子质量更差[28,31-32]。所有肿瘤患者中 6％～11.8％ 会表现出无精子症[31,33-35]，这与一般人群无精子症 1％ 的发生率形成了鲜明对比[36]。总的肿瘤负荷和肿瘤分期在部分男性患者中是影响精液参数的因素[37-38]。化疗方案也会对精子生成产生一系列的影响。这种影响可以表现为从对精液参数无影响或影响微小，到可明显恢复到正常暂时性少精子症或无精子症[4]，再到不可逆转的少精子症，甚至直接是无精子症[3]。后一种结果与烷化剂化疗极为相关。同样，放疗也会在一定时期内影响精液的定量特性，但是精液参数通常会在治疗后 24 个月恢复到基线水平[32]。然而，对精子生成的最终影响很大程度上取决于放疗的剂量和位置。Bujan 等证实，因睾丸癌接受放疗 12 个月，6％ 的男性仍处于无精子状态，而 24 个月后则有 2％为无精子症[32]。

　　和女性卵巢储备在子宫内形成并随时间推移下降不同，精子生成在青春期形成，并持续至整个生命周期。正因为如此，精液分析目前已经成了评估男性生育状态的金标准。在大多数的三级护理中心都能进行这一检测，能够在青春期后的任一年龄段进行。精液分析简单易行、经济有效，是检测男性生育能力的无创性检查。正常精液分析的重要参数包括精液体积、精子浓度、精子活动力和精子形态。

　　2010 年世界卫生组织（World Health Organization，WHO）发布了第 5 版《人类精液检测和处理实验室操作手册》。正常的参考范围依据那些伴侣在为期 12 个月试孕期间怀孕的男性的精子参数制定，以 5％为判定是否正常的切割值[39]。表 9.1 展示了世界卫生组织第 4 版和第 5 版大部分精液参数的正常值参考范围。

表 9.1　主要精液参数

	WHO 第 4 版	WHO 第 5 版
体积	$\geqslant 2.0$ ml	$\geqslant 1.5$ ml
精子浓度	$\geqslant 20 \times 10^6 /$ml	$\geqslant 15 \times 10^6 /$ml
精子活动力	$\geqslant 50％$总活动力	$\geqslant 40％$总活动力
精子形态	$\geqslant 14％$正常形态	$> 4％$正常形态
白细胞数	$\leqslant 1.0 \times 10^6 /$ml	$< 1.0 \times 10^6 /$ml

　　尽管在讨论男性生育力的时候这些指标都被考虑在内，但还没有一种基于男性精子浓度、活动力和形态的预测男性未来生育力的可靠算法。在预测绝对生育潜力时，计算精子总数、活动精子总数和观察形态都不准确。

未来展望

　　在这个个体化医疗不断发展的时代，男性生育的遗传问题受到越来越多的关注。和其他疾病一样，生物标记物经常用于诊断和分层、治疗选择、疾病进展监测以及预测患者对治疗的反应[40]。精液分析测试被认为是男性生育力的替代指标，但从蛋白质组学、表观基因组学和基因组学中获得的生物标志物却呈指数级增长，这将有助于形成男性生育研究的新方向。焦点的转变可能会成为个体化医疗的下一个前沿领域。然而，尽管许多研究已经评估了男性生育力的遗传基础，但基础科学和转化科学并没有带来大量可在临床使用的诊断检测。理想情况下，应深入理解各种癌症治疗中的遗传易感性，同时了解每个个体在肿瘤治疗结束后重获生殖功能的倾向。

睾丸独特表达的基因超过 3000 种（约人类基因的 4%），其中几百种能影响人类的生殖功能[41]。此外，精浆中表达的蛋白质超过 4000 种。因此，人们的注意力主要集中在睾丸、精子、精液和附睾的蛋白组学上[42]。这些蛋白质可能是男性生育力生物标志物的丰富来源[43]，这些生殖蛋白的特性可能会显著改善对男性生殖道的评估[44-45]。

对个体生育力标记物的深入理解可能有助于为患者开发更全面的预后模型，此方法的优势在于增强诊断能力、降低费用，以及在基线（肿瘤治疗前）和肿瘤治疗后提早考虑生育成功率的个体化的生育力治疗。此方面尚属新兴领域，据估计，将有超过 1000 个生物标记物来准确评估男性的生育潜力[46]。尽管需要更多的临床研究，但更个体化的不育症风险分层是对临床医生和患者都非常有用的工具。

总之，血清睾酮水平、血清 FSH 水平、精液分析是目前评估男性癌症生存者睾丸储备最有力的生物标志物。随着"个体化医疗"时代的发展，满足评估基线生育潜力和治疗后不育风险分层要求的生物标记物组将有助于医疗工作者和患者进行临床决策。

参考文献

1. Loren AW, Mangu PB, Beck LN, Brennan L, Magdalinski AJ, Partridge AH, et al. Fertility preservation for patients with cancer: American Society of Clinical Oncology clinical practice guideline update. J Clin Oncol Off J Am Soc Clin Oncol. 2013;31(19):2500–10.
2. Stein DM, Victorson DE, Choy JT, Waimey KE, Pearman TP, Smith K, et al. Fertility preservation preferences and perspectives among adult male survivors of pediatric cancer and their parents. J Adolesc Young Adult Oncol. 2014;3(2):75–82.
3. Green DM, Liu W, Kutteh WH, Ke RW, Shelton KC, Sklar CA, et al. Cumulative alkylating agent exposure and semen parameters in adult survivors of childhood cancer: a report from the St Jude Lifetime Cohort Study. Lancet Oncol. 2014;15(11):1215–23.
4. Howell SJ, Shalet SM. Testicular function following chemotherapy. Hum Reprod Update. 2001;7(4):363–9.
5. De Mas P, Daudin M, Vincent MC, Bourrouillou G, Calvas P, Mieusset R, et al. Increased aneuploidy in spermatozoa from testicular tumour patients after chemotherapy with cisplatin, etoposide and bleomycin. Hum Reprod (Oxford, Engl). 2001;16(6):1204–8.
6. Stahl O, Eberhard J, Cavallin-Stahl E, Jepson K, Friberg B, Tingsmark C, et al. Sperm DNA integrity in cancer patients: the effect of disease and treatment. Int J Androl. 2009;32(6):695–703.
7. Sprauten M, Brydoy M, Haugnes HS, Cvancarova M, Bjoro T, Bjerner J, et al. Longitudinal serum testosterone, luteinizing hormone, and follicle-stimulating hormone levels in a population-based sample of long-term testicular cancer survivors. J Clin Oncol Off J Am Soc

Clin Oncol. 2014;32(6):571–8.

8. Shalet SM. Effect of irradiation treatment on gonadal function in men treated for germ cell cancer. Eur Urol. 1993;23(1):148–51. discussion 52.

9. Dere E, Anderson LM, Hwang K, Boekelheide K. Biomarkers of chemotherapy-induced testicular damage. Fertil Steril. 2013;100(5):1192–202.

10. The optimal evaluation of the infertile male: best practice statement. American Urological Association. Reviewed and validity confirmed 2011.

11. Bahk JY, Jung JH, Jin LM, Min SK. Cut-off value of testes volume in young adults and correlation among testes volume, body mass index, hormonal level, and seminal profiles. Urology. 2010;75(6):1318–23.

12. Schoor RA, Elhanbly S, Niederberger CS, Ross LS. The role of testicular biopsy in the modern management of male infertility. J Urol. 2002;167(1):197–200.

13. Barbotin AL, Ballot C, Sigala J, Ramdane N, Duhamel A, Marcelli F, et al. The serum inhibin B concentration and reference ranges in normozoospermia. Eur J Endocrinol/Eur Fed Endocr Soc. 2015;172(6):669–76.

14. Gordetsky J, van Wijngaarden E, O'Brien J. Redefining abnormal follicle-stimulating hormone in the male infertility population. BJU Int. 2012;110(4):568–72.

15. Spratt DI, O'Dea LS, Schoenfeld D, Butler J, Rao PN, Crowley Jr WF. Neuroendocrine-gonadal axis in men: frequent sampling of LH, FSH, and testosterone. Am J Phys. 1988;254(5 Pt 1):E658–66.

16. Huang HF, Boccabella AV. Dissociation of qualitative and quantitative effects of the suppression of testicular testosterone upon spermatogenesis. Acta Endocrinol. 1988;118(2):209–17.

17. Jarow JP, Zirkin BR. The androgen microenvironment of the human testis and hormonal control of spermatogenesis. Ann N Y Acad Sci. 2005;1061:208–20.

18. Tsai MY, Yeh SD, Wang RS, Yeh S, Zhang C, Lin HY, et al. Differential effects of spermatogenesis and fertility in mice lacking androgen receptor in individual testis cells. Proc Natl Acad Sci U S A. 2006;103(50):18975–80.

19. Puhse G, Secker A, Kemper S, Hertle L, Kliesch S. Testosterone deficiency in testicular germ-cell cancer patients is not influenced by oncological treatment. Int J Androl. 2011;34(5 Pt 2):e351–7.

20. Marchetti C, Hamdane M, Mitchell V, Mayo K, Devisme L, Rigot JM, et al. Immunolocalization of inhibin and activin alpha and betaB subunits and expression of corresponding messenger RNAs in the human adult testis. Biol Reprod. 2003;68(1):230–5.

21. Grunewald S, Glander HJ, Paasch U, Kratzsch J. Age-dependent inhibin B concentration in relation to FSH and semen sample qualities: a study in 2448 men. Reproduction (Cambridge, England). 2013;145(3):237–44.

22. Adamopoulos D, Kapolla N, Nicopoulou S, Pappa A, Koukkou E, Gregoriou A. Assessment of Sertoli cell functional reserve and its relationship to sperm parameters. Int J Androl. 2003;26(4):215–25.

23. Tunc L, Kirac M, Gurocak S, Yucel A, Kupeli B, Alkibay T, et al. Can serum Inhibin B and FSH levels, testicular histology and volume predict the outcome of testicular sperm extraction in patients with non-obstructive azoospermia? Int Urol Nephrol. 2006;38(3–4):629–35.

24. Grinspon RP, Rey RA. New perspectives in the diagnosis of pediatric male hypogonadism: the importance of AMH as a Sertoli cell marker. Arq Bras Endocrinol Metabologia. 2011;55(8):512–9.

25. Tuttelmann F, Dykstra N, Themmen AP, Visser JA, Nieschlag E, Simoni M. Anti-Mullerian hormone in men with normal and reduced sperm concentration and men with maldescended testes. Fertil Steril. 2009;91(5):1812–9.

26. Levi M, Hasky N, Stemmer SM, Shalgi R, Ben-Aharon I. Anti-Mullerian hormone is a marker for chemotherapy-induced testicular toxicity. Endocrinology. 2015;156:3818–27. en20151310.

27. Johnson MD, Cooper AR, Jungheim ES, Lanzendorf SE, Odem RR, Ratts VS. Sperm banking for fertility preservation: a 20-year experience. Eur J Obstet Gynecol Reprod Biol. 2013;170(1):177–82.

28. Bizet P, Saias-Magnan J, Jouve E, Grillo JM, Karsenty G, Metzler-Guillemain C, et al. Sperm cryopreservation before cancer treatment: a 15-year monocentric experience. Reprod Biomed Online. 2012;24(3):321–30.

29. Girasole CR, Cookson MS, Smith Jr JA, Ivey BS, Roth BJ, Chang SS. Sperm banking: use and outcomes in patients treated for testicular cancer. BJU Int. 2007;99(1):33–6.

30. Pacey A, Merrick H, Arden-Close E, Morris K, Rowe R, Stark D, et al. Implications of sperm banking for health-related quality of life up to 1 year after cancer diagnosis. Br J Cancer. 2013;108(5):1004–11.

31. van Casteren NJ, Boellaard WP, Romijn JC, Dohle GR. Gonadal dysfunction in male cancer patients before cytotoxic treatment. Int J Androl. 2010;33(1):73–9.

32. Bujan L, Walschaerts M, Moinard N, Hennebicq S, Saias J, Brugnon F, et al. Impact of chemotherapy and radiotherapy for testicular germ cell tumors on spermatogenesis and sperm DNA: a multicenter prospective study from the CECOS network. Fertil Steril. 2013;100(3):673–80.

33. Crha I, Ventruba P, Zakova J, Huser M, Kubesova B, Hudecek R, et al. Survival and infertility treatment in male cancer patients after sperm banking. Fertil Steril. 2009;91(6):2344–8.

34. Molnar Z, Benyo M, Bazsane Kassai Z, Levai I, Varga A, Jakab A. Influence of malignant tumors occurring in the reproductive age on spermiogenesis: studies on patients with testicular tumor and lymphoma. Orv Hetil. 2014;155(33):1306–11.

35. Zakova J, Lousova E, Ventruba P, Crha I, Pochopova H, Vinklarkova J, et al. Sperm cryopreservation before testicular cancer treatment and its subsequent utilization for the treatment of infertility. TheScientificWorldJournal. 2014;2014:575978.

36. Gangel EK, American Urological Association Inc, American Society for Reproductive Medicine. AUA and ASRM produce recommendations for male infertility. American Urological Association, Inc and American Society for Reproductive Medicine. Am Fam Physician. 2002;65(12):2589–90.

37. Smit M, van Casteren NJ, Wildhagen MF, Romijn JC, Dohle GR. Sperm DNA integrity in cancer patients before and after cytotoxic treatment. Hum Reprod (Oxford, Engl). 2010;25(8):1877–83.

38. Gandini L, Lombardo F, Salacone P, Paoli D, Anselmo AP, Culasso F, et al. Testicular cancer and Hodgkin's disease: evaluation of semen quality. Hum Reprod (Oxford, Engl). 2003;18(4):796–801.

39. World Health Organization. WHO laboratory manual for the examination and processing of human semen. 5th ed. Geneva: World Health Organization; 2010. xiv, 271 p. p.

40. Plebani M. Proteomics: the next revolution in laboratory medicine? Clin Chim Acta Int J Clin Chem. 2005;357(2):113–22.

41. Zorrilla M, Yatsenko AN. The genetics of infertility: current status of the field. Curr Genet Med Rep. 2013;1(4):1–22.

42. Upadhyay RD, Balasinor NH, Kumar AV, Sachdeva G, Parte P, Dumasia K. Proteomics in reproductive biology: beacon for unraveling the molecular complexities. Biochim Biophys Acta. 2013;1834(1):8–15.

43. Gilany K, Minai-Tehrani A, Savadi-Shiraz E, Rezadoost H, Lakpour N. Exploring the human seminal plasma proteome: an unexplored gold mine of biomarker for male infertility and male reproduction disorder. J Reprod Infertility. 2015;16(2):61–71.

44. Kolialexi A, Mavrou A, Spyrou G, Tsangaris GT. Mass spectrometry-based proteomics in reproductive medicine. Mass Spectrom Rev. 2008;27(6):624–34.

45. Fernandez-Encinas A, Garcia-Peiro A, Ribas-Maynou J, Abad C, Amengual MJ, Navarro J, et al. Characterization of nuclease activity in human seminal plasma and its relationship with semen parameters, sperm DNA fragmentation and male infertility. J Urol. 2016;195(1):213–9.

46. Zhu WB, Long XY, Fan LQ. Male fecundity prognosis and infertility diagnosis in the era of personalised medicine. Asian J Androl. 2010;12(4):463–7.

第 10 章　男性性行为

Brooke Cherven，Linda Ballard，
Chad Ritenour，Lillian Meacham

叶小云　译　陈　亮　尚　鹊　审校

性行为包含生理和情感成分，受社会规范和价值观的影响，同时也影响着人们的生活质量。男性性功能障碍有多种病因。20 世纪中后期，人们认为男性性功能障碍主要是心因性起源；此后，可能部分原因是药物及外科干预对性功能障碍的影响受到关注，性功能障碍的生理因素也逐渐得到了重视。目前认为性健康是多维度的，且对机体整体的健康及生活质量影响深远。勃起功能障碍是男性性功能障碍常见的表现之一，不同研究人群中的患病率在 10％到 55％之间[1-2]。国民健康与社会生活调查（National Health and Social Life Survey，NHSLS）把性功能障碍分为以下问题：①性欲；②性唤起困难；③无法达到高潮或射精；④性行为焦虑；⑤高潮或射精过快；⑥性交时躯体疼痛；⑦没有性快感[1]。从这个全面的定义来看，性功能障碍显然受到躯体、心理和社会因素影响。有关儿童和青少年癌症生存者性功能障碍的出版物有限，且主要专注这一群体性功能障碍的心理社会维度。最近的一份出版物认为，1/3 的男性和一半女性儿童期癌症生存者存在性功能障碍问题[3]。这项研究关注到男性相对于女性更容易抱怨性症状带来的痛苦体验。另一项研究对比了儿童期癌症生存者和一般人群，发现男性生存者对性兴趣和性满意度存在问题，而女性则没有[4]。对儿童期癌症的男性生存者进行潜在性功能障碍的教育、筛查，并提供治疗方案，对减轻性功能障碍对其生活质量的影响具有重要意义。

正常性发育和性功能

男性生殖系统的解剖、内分泌及生理的概况对研究男性儿童及青少年癌症生存者性功能障碍很重要。性分化出现在胚胎 6～12 周。在睾丸

激素功能存在时，米勒管退化，阴茎和阴囊形成，同时出现中肾管。孕中期，下丘脑-垂体-性腺轴成熟。下丘脑基底内侧产生促性腺激素释放激素（gonadotropin-releasing hormone，GnRH）释放到垂体门脉循环，从而调节黄体生成素（luteinizing hormone，LH）和卵泡刺激素（follicle-stimulating hormone，FSH）的分泌。LH 调节睾丸间质细胞产生睾酮，而 FSH 对精子生成很重要。男性下丘脑-垂体轴在婴儿早期短暂活动后就静止了，直到 11.5～12 岁进入青春期才重新开始活动。随着儿童到成人的生理转变，第二性征出现，性行为也同时出现。尽管射精的平均年龄是 13 岁，但男性开始自慰及与他人发生性关系的时间会被社会习俗、家庭观念和个人的健康及信仰改变。

要理解性功能障碍的病理生理原因，重要的是了解男性生殖泌尿系统解剖和与性行为有关的正常心理功能[5]。阴茎由一个围绕着尿道的尿道海绵体和一对在勃起时充满血液的阴茎海绵体构成。阴茎的神经支配包括体神经、副交感神经和交感神经。体神经有感觉和运动功能；副交感神经起源于骶神经 S_2 和 S_4，穿过腹膜后间隙，作为勃起神经信号，发出海绵体血管扩张信号，引发勃起。与之平衡的交感神经系统调节性活动中的输精管、精囊、前列腺和膀胱颈的收缩，引起排精。此外，交感神经系统还调节性活动的阴茎充血消退。

男性性活动可分为不同的阶段和亚阶段，亚阶段总结如下：欲望或性欲、勃起、排精/射精及消退[6-9]。心理因素、社会因素、慢性疾病、药物治疗及药物滥用均能改变正常性功能（表 10.1）。有很多已发表的关于正常成年男性性功能障碍的报道，其中大量研究集中在勃起功能障碍。估计到 2025 年将有 322 000 000 名勃起功能障碍患者[10]。这一章节内容包括普通人群性功能障碍的概况和关于儿童和青少年癌症生存者的已发表的有限的几项研究。

表 10.1　男性性功能障碍

根据性周期活动划分的功能障碍	性功能障碍的原因
性欲/欲望：	心理因素
性欲低下	雄激素缺乏
15％成年男性	主要是心理障碍
	慢性疾病
	药物（降压药、精神药物、多巴胺阻断剂）
	药物滥用（酒精、毒品）
勃起功能障碍：	心理因素

表 10.1 男性性功能障碍（续表）

根据性周期活动划分的功能障碍	性功能障碍的原因
＞18 岁中 12％	雄激素缺乏
60～70 岁中 25％～50％	主要是心理障碍
大量男性衰老研究中 52％	慢性病（糖尿病，血管、心脏疾病，肝、肾、肺癌）
	阴茎疾病［佩罗尼病（阴茎纤维性海绵体炎）、先天性畸形］
	药物（降压药、抗胆碱能类药物、精神药物）
	物质滥用（吸烟、酗酒、吸毒）
射精：	心理因素
早泄	健康状态不佳
患病率 20％～30％	交感神经阻滞（糖尿病、手术或者放疗）
排精障碍或者逆行射精	药物（交感神经阻滞药、降压药、MAO 抑制剂、中枢神经系统镇静剂、抗精神病药物）
	雄激素缺乏
性高潮：	心理因素
性高潮障碍	药物（SSRI、TCA、MAO 抑制剂）
相对罕见——发病率 3％～10％	物质滥用
	中枢神经系统疾病（多发性硬化、帕金森病、亨廷顿舞蹈症、腰交感神经切除术）
消退：	结构异常（佩罗尼病、包皮过长）
消退障碍（阴茎异常勃起）	原发性阴茎异常勃起（特发性）
	疾病（镰状细胞、淀粉样变、炎症、实体瘤、创伤）或药物（吩噻嗪、曲唑酮、可卡因）导致的继发性阴茎异常勃起

勃起功能障碍

NIH 将勃起功能障碍（erectile dysfunction，ED）定义为"不能持续性达到或维持满意性生活的阴茎勃起"[11]。勃起功能是血管、神经、激素及心理因素等共同作用的结果，可能显著影响生活质量。流行病学数据显示，ED 在世界范围流行广，发病率高。美国马萨诸塞州男性衰老研究（the Massachusetts Male Aging Study，MMAS）是第一项以社区为基础的大型 ED 研究[2]。此研究显示，在波士顿地区，40～70 岁非住院男性 ED 的发生率为 52%；Furlow 报告称，18 岁以上男性 ED 发生率为 12%[12]，其他研究显示 60~70 岁男性发生率为 25%~30%[13-14]。

病因

ED 的病理生理学可能包含血管、神经、解剖、激素、药物诱导和（或）精神心理性因素，ED 也可能是多种病因混合作用的结果（见表 10.1）。全身疾病，如慢性肝病、肾病、糖尿病，或癌症都与 ED 相关[5]。心血管疾病和 ED 密切相关，以 ED 为主诉就诊的患者可能会发现潜在的高血压或冠状动脉疾病。解剖异常包括佩罗尼病（阴茎纤维性海绵体炎）、先天畸形和泌尿生殖系统损伤，激素紊乱包括性腺功能减退症和高催乳素血症。与 ED 相关的药物主要包括抗高血压药物和精神药物。此外，已证明正常衰老会导致性反应力下降，这表现为老年组对 ED 的主诉增加[2]。

诊断

ED 筛查第一步是详细了解患者的性生活史和病史。如果有条件，还要包括性伴的性史及病史。

性史

性史包括既往和现在的性关系，勃起障碍的起病、严重程度、持续时间，做过的咨询和治疗等信息。详细的性史需要描述性刺激和早晨勃起的硬度、持续时间以及性唤起、射精和性高潮的问题[15]。还应该包括性功能障碍其他方面的评估，如射精、性欲和性高潮等。已经编制了一些评估 ED 的患者调查问卷，包括男性性健康量表（the Sexual Health Inventory for Men，SHIM）和国际勃起功能指数（the International Index of Erectile Function，IIEF)[15]。其中的任何一种都可以作为诊断 ED 的辅助手段。

病史

应筛查 ED 患者可能出现的性腺功能减退的症状，包括精力减少、性欲减退和疲劳，以及有症状的下尿路感染，还要回顾心脏病、高血压、糖尿病、神经系统疾病和肾疾病等病史。生活方式，如吸烟、肥胖、高脂饮食、使用软性毒品和酒精以及运动缺乏都可能引起 ED。抑郁症是 ED 最常见的伴随疾病，所以应重点观察患者的精神健康史和目前的心理状态。抗高血压、心脏、精神和降糖药物等药也往往与 ED 有关。但是，要从存在的疾病中分离出这些导致 ED 的药物可能不容易。盆腔器官、睾丸、前列腺、中枢神经系统癌症和脊髓肿瘤的病史以及相关治疗，如外科手术、放疗都可能导致 ED。

体格检查

体格检查应重点关注泌尿生殖系统、内分泌系统、血管和神经系统。检查可能发现原本没有考虑到的疾病，如佩罗尼病 [白膜获得性局部纤维性疾病，可引起阴茎畸形、肿块和（或）疼痛]，或性腺功能减退。性腺功能减退的症状包括睾丸体积减小和（或）睾丸肿胀、第二性征的改变和男性乳房发育。血压和股动脉及外周脉搏能反映血管的健康状态。应进行包括视野在内的全面的神经系统检查，以评估垂体肿瘤相关症状。

实验室检查

应根据患者的主诉和危险因素选择实验室检查，可包括空腹血糖或 HbA1c、尿检、血生化和血脂检查。ED 可能是冠状动脉疾病的早期表现[16]，考虑心血管相关疾病可能需要进一步检查和（或）转诊到心脏病专家。激素测定包括清晨的总睾酮。由于维持勃起功能的睾酮阈值很低，而且 ED 通常是严重性腺功能减退的症状，所以，睾酮水平低时还要进行其他激素的检测，如催乳素、黄体生成素。若观察到任何的异常，应转诊给内分泌科医师。

专科检查

通过全面的病史和体格检查，大多数 ED 患者都能得到确诊，但是部分患者可能还需要转诊去泌尿科进行专科检查。检查内容包括：夜间阴茎勃起功能测试，阴茎海绵体注射检查、阴茎多普勒超声检查、动脉造影和阴茎海绵体动态测压及造影。

治疗方案

ED 患者管理策略的主要目的是尽可能确定 ED 的潜在病因并加以治疗。美国泌尿协会（the American Urological Association，AUA）发布了诊断和治疗 ED 的循证指南[17]。该指南在 1996 年首次撰写，并分别在 2005 年和 2011 年进行了修订，详细描述了 ED 的管理策略。

ED 可能与生活方式和（或）药物治疗等可变的或可逆的危险因素相关，这些危险因素可能在特定治疗之前或在治疗过程中发生改变。由于心脏病患者进行性行为存在潜在风险，治疗 ED 前必须进行心血管疾病筛查[18]。普林斯顿共识小组[17]制定的指南描述了心血管危险因素的三个层次（高、中、低）。在开始 ED 治疗之前，高、中级风险的患者应由心脏病专家进行评估。

目前治疗 ED 可行的方法包括：药物〔口服磷酸二酯酶 5（PDE-5）抑制剂〕、尿道内前列地尔、海绵窦内注射血管活性药物、真空收缩装置和阴茎假体植入。这些治疗方案疗效的增强伴随着侵入性及风险的增加，应平衡风险和获益，逐步增强治疗[17]，建议患者转诊泌尿科。正在服用硝酸盐的男性禁止使用 PDE-5 抑制剂，而服用肾上腺素 α-阻滞剂的男性则应谨慎使用，PDE-5 抑制剂的具体制剂（短效或长效）选择取决于性交的频率和患者的个人体验。

阴茎异常，如尿道下裂、先天性阴茎弯曲或者佩罗尼病导致 ED 的患者可能需要手术。有明确内分泌疾病的患者，内分泌疗法是解决性腺功能减退或高催乳素血症的合理措施。性腺功能减退单独使用 PED-5 无效的患者接受 PED-5 抑制剂和睾酮的联合治疗可性有效。睾酮治疗应该由内分泌专家指导，需要密切监测副作用（肝、前列腺）。患有不稳定心脏病或者担心前列腺疾病的患者应慎用睾酮[19]。

性心理疗法联合药物及外科治疗可能对 ED 患者有效。对部分患者来说，短期的教育、支持和安慰可能就足以使其恢复性功能，但对另一些人来说，却要转诊进行更专业、更深入的咨询。

射精功能障碍

早泄

早泄（premature ejaculation，PE）是一种常见的男性性功能障碍。多项研究显示，成年男性 PE 的患病率从 20％到 30％不等[15,20]，但欧洲研究结果显示，PE 患病率大约为 5％[16]。PE 很难定义，而且鲜有男性接受治疗。DSM-Ⅵ系统中，PE 定义为在插入阴道前或之后不久，轻微性刺激下出现持续或反复射精，特别是出现在患者希望射精前。

病因

PE 的病因和病理生理学还不明确。相当比例的 ED 患者也伴随早泄，而且二者难以区分。PE 其他潜在的风险还包括遗传倾向、整体健康状态不良和肥胖、前列腺炎症、甲状腺激素紊乱、情绪问题和压力以及创伤性性体验等[16]。

诊断

根据患者的病史和性史诊断 PE。重要标准有：PE 是否是情境性的，比如对特定的性伴或者某种环境；是终身的还是后天的；是否对患者及其性伴的性活动和生活质量产生了影响。体格检查可能有助于发现潜在的相关问题，比如内分泌疾病和泌尿系异常。

有一些用于诊断 PE 的患者问卷，其中使用最普遍的是早泄诊断工具（the Premature Ejaculation Diagnostic Tool，PEDT）[21]。

治疗

治疗方法包括行为矫正治疗和（或）心理治疗，减少感觉输入，控制性使用副作用为延迟射精的药物。目前已明确口服抗抑郁药（SSRIs）和局部麻醉药物会延迟 PE 男性患者射精，而且副作用轻微，但美国食品药品管理局（FDA）还没有批准这一适应证。口服抗抑郁药治疗时，应以最低有效剂量起始，从而增加成功的机会。同时患有 PE 和 ED 的患者，应先治疗 ED[20]。定期随访是评估疗效和副作用的重要方法。支持和教育患者及其性伴侣（可能的话），是 PE 治疗不可或缺的一部分[20]。

抑制型射精

在普通男性群体中，抑制型射精的患病率约为 1.5‰[15]。发生率随着年龄增加而增加，在 50～54 岁的男性中总发病率为 3%[22]。这种障碍可能是终身的或后天获得的，也可能是针对特定情境或特定伴侣的，称为延迟射精或者不射精。

病因

大多数抑制型射精的患者都没有明确的病因。有报道认为这与个人及伴侣间压力及总体健康状况相关[15]。任何妨碍控制射精中枢（包括脊髓及脊髓上神经元）或输精管道自主神经（包括精囊、尿道前列腺部、膀胱颈的交感神经，或支配涉及射精的解剖结构的感觉神经）的疾病、药物或者外科操作都能导致延迟射精、不射精和无性高潮[23]。延迟射精或不射精的具体原因包括药物治疗、交感神经去神经支配、激素缺乏、下尿路感染和脊髓损伤。

治疗

治疗包括性心理咨询、药物治疗或停止影响射精的药物、激素替代以及振动刺激。

逆行射精

病因

逆行射精（retrograde ejaculation，RE）是支配射精系统和膀胱颈的交感神经损伤导致的。RE可能是由于尿道狭窄、膀胱颈切除术或纤维化等解剖异常引起。神经方面的原因包括多发性硬化、脊髓损伤、腹膜后淋巴结切除术、前列腺或结直肠手术，还有糖尿病神经病变。药物也可能导致RE，主要有抗高血压药、α-肾上腺素能阻滞剂、抗精神病药物和抗抑郁药[15]。

诊断

用精液分析和尿分析检测无射精或者射精量低的患者。射精后的尿液样本中存在精子可确诊。因为无精，患者可能被诊断为不育。

治疗

如果是药物的原因，那么停用药物或许可以解决问题。针对神经方面的病因，特别是局部神经损伤，最常用的是药物治疗。目前的药物包括α-肾上腺素能阻滞剂，如麻黄碱，或抗胆碱能的三环类抗抑郁药。局部神经损伤患者最有可能好转。

射精疼痛

射精疼痛罕见，可能是输精管切除术后附睾充血、输精管感染或阻塞、睾丸扭转、肿块类病变、下尿道感染，或前列腺炎引起，也可能是心理因素导致的。

性心理问题

社会心理因素通常是性功能障碍潜在的原因和（或）结果。个人情感关系状态、伴侣关系紧张、生活变化和压力都会影响性功能。任何有性功能障碍的患者都应该接受心理状态评估。即使发现了身体方面的原因，也不能排除潜在的心理原因或心理暗示。

ED 和射精相关问题常与心理问题，特别是抑郁和焦虑有关。美国马萨诸塞州男性衰老研究发现 ED 与抑郁症状有关（OR 1.82，95% CI 1.21～2.73)[2]。

性欲活动减少（hypoactive sexual desire，HSD）或性欲减退，是对性欲产生频率减少或缺失的主观评价。它经常与其他性功能障碍，比如 ED 联系在一起，受社会文化规范影响[15]。抑郁和伴侣关系紧张会影响性欲，故而 HSD 患者转诊心理学专家可能会受益。

儿童期癌症生存者的性活动

儿童期癌症生存者性功能障碍的风险

儿童期癌症生存者应接受癌症治疗迟发效应的终身的专业随访。存活护理是个体化的，依据诊断和治疗暴露制订，最好依据存活医疗保健计划（Survivorship Healthcare Plan，SHP）制订。SHP 包括癌症治疗的详细医学总结，个体化迟发效应风险概况以及尽早发现迟发效应的监测计划，根据美国儿童肿瘤学组制定的儿童、青少年和青年癌症生存者长期随访指南建立[24]。这些指南是儿童期癌症存活领域多学科临床医学专家提出的循证筛查意见。除了筛查各种健康问题的建议，该指南还详细描述了与潜在性功能障碍相关的治疗，如放疗和手术（表 10.3)[25]。

还没有在儿童期癌症生存者中广泛研究癌症治疗对性行为的影响。Relander[26]发现，男性生存者中性功能正常者占 60%，而接受下丘脑-垂体区域肿瘤治疗和睾丸放疗或高剂量烷化剂化疗的患者性功能障碍比例更高。性功能的主观评价通常并不针对问题的具体类型。儿童期癌症治疗与 ED、射精问题、性心理问题以及性功能障碍对生存者社会心理影响的有限证据，将在下文讨论。

勃起功能障碍

生存者病因

生存者治疗相关的具体风险因素包括颅内、骨盆或脊柱手术，放疗和激素缺乏，还有那些在普通人群中发现的风险因素，如年龄增长和情绪低落等[27]。未经治疗的雄激素缺乏可能影响勃起功能。儿童期癌症生存者研究发现，由于放疗对阴茎海绵体或阴茎球的影响，睾丸放疗和盆腔放疗一样，和 ED 有关[28]。研究发现，仅仅 10 Gy 的放射暴露就与 ED 有关，这意味着年轻时接受治疗的男性可能容易发生阴茎结构永久性的改变[28]。治疗相关并发症，如肥胖、糖尿病、高脂血症、肾疾病、心脏功能障碍，和（或）抑郁及焦虑，可能导致或恶化 ED。而且在相同情况下，许多生存者面临比同龄人更高的风险[29-30]。表 10.2 列举了与性功能障碍相关的健康状况，那些由生存者的治疗暴露史导致的问题以斜体字标出。表 10.3 列举了可能会增加性功能障碍的风险的儿童期癌症的特殊治疗。

表 10.2　性功能障碍相关的健康状况

血管疾病	心血管疾病（高血压、动脉粥样硬化、高脂血症）
	糖尿病
神经性因素	中枢原因
	退化性疾病（多发性硬化、帕金森病等）
	卒中
	中枢神经系统肿瘤
	外周原因
	脊髓损伤或疾病
	多发性神经病
	1 型或 2 型糖尿病
	慢性肾衰竭
解剖或结构因素	尿道下裂/尿道上裂
	小阴茎
	先天性阴茎下弯
	佩罗尼病
激素因素	性腺功能减退症
	高催乳素血症

表 10.2 性功能障碍相关的健康状况（续表）

药物副作用	抗高血压药物（利尿剂是致 ED 最常见的药物）
	抗抑郁药（选择性 5-羟色胺再摄取抑制剂，三环类药物）
	抗精神病药物（包括精神安定剂）
	抗雄激素药物
	GnRH 类似物和拮抗剂
	软性毒品（酒精、海洛因、可卡因、大麻、美沙酮）
精神性因素	*普遍的因素*
	性唤起能力缺乏和性亲密障碍
	情境因素
	伴侣相关，压力所致的行为相关问题
创伤	阴茎断裂
	佩罗尼病

斜体字表示许多生存者因其治疗史具有风险的情况。
参见儿童肿瘤学组长期随访指南中治疗相关的各种健康问题风险（www. survivorshipguide-lines. org）

表 10.3 与性功能障碍风险增加相关的肿瘤治疗暴露[a]

化疗	放疗部位	外科手术
无	盆腔	脊髓手术
	脊柱	盆腔手术
	睾丸	膀胱切除术
		腹膜后肿瘤或结节切除

[a] 依据儿童肿瘤学组长期随访指南

生存者的发病率

儿童期癌症生存者 ED 的具体发病率还没有得到很好的研究。部分研究报告称这些患者 ED 的发病率约为 20%[3,28,31]。在一项纳入 1622 名儿童期癌症的成年生存者的研究中，Ritenour 等使用国际勃起功能指数发现，12% 的生存者符合 ED 标准，而他们健康的兄弟只有 4%（相对风险 2.66，95%CI 1.41~5.01）符合标准。生存者进行 ED 治疗的可能性也比其同胞兄弟高一倍[28]。和普通人群相似的是，不管过去接受了什么治疗方法，性功能障碍在年长的生存者中更常见[31]。

射精问题

生存者病因

涉及膀胱或者其他盆腔器官的外科手术和（或）盆腔放疗可能会影

响神经和血管功能。目前知道腹膜后淋巴结切除术会导致逆行射精,虽然手术过程已有所改善,但仍然存在风险。脊髓功能受损的患者可能会射精困难[15]。

存在与癌症诊断和治疗相关并发症的患者可能会因药物出现射精障碍,比如抗高血压药物和抗抑郁药治疗。

生存者发病率

Sundberg 将青年男性生存者与健康同龄人进行比较,发现生存者更容易出现性功能障碍。生存者中早泄的发生率为 9%,同龄人为 7%;10% 的生存者在性交中出现性高潮障碍,而同龄人只有 3%[4]。Jonker-Pool 等对睾丸癌(青年人群中的常见诊断)生存者的研究进行了荟萃分析,显示 44% 的生存者存在射精障碍,且和腹膜后手术有关[32]。

生存者的性心理问题

大部分关于儿童期癌症生存者性功能障碍已经了解的内容都是通过评估性行为、性满意度和对生活质量的影响以及生活满意度得到的。最近的一项研究调查了 87 名生存者及与其年龄/性别匹配的对照组的身体形象和性满意度[33]。虽然这项研究结果所显示的满意度和性心理发育相差不大,但其他研究却发现生存者存在 NHSLS 分类中的问题,例如,性欲和性兴奋减退等,还有健康问题对性满意度存在不良影响。

Zebrack 调查了 599 名年龄在 18~39 岁的儿童期癌症生存者,发现 20% 的男性缺乏性兴趣,无法放松和享受性爱,16% 的人表示至少在性唤起方面有困难[3]。van Dijk 等调查了 60 名 21 岁以前被诊断为癌症的 16~40 岁生存者(31 名男性),评估他们性心理和生活质量之间的关系,发现许多生存者都经历过性问题[34],包括,超过 40% 的受访者表示很少或从未感觉自己具有性吸引力,44% 的人觉得几乎没有性吸引力也很少对自己的性生活感到满意,44% 的人很少或从未觉察自己对别人具有性吸引力[34]。

患性功能障碍的人群健康相关的生活质量也更差,在男性中这二者之间的关联比女性更强[3]。按性别比较时发现,女性更易报告性功能方面的问题,但性功能障碍却对男性的生活质量有着更大的影响。这一发现与 van Dijk 的研究结果一致,研究显示,18% 的男性生存者认为疾病使他们的性生活受到了限制,这主要与对自身身体的不确定性、情感困难、伤疤以及可能的生育问题有关[34]。意外的是，一项关于癌症生存者下肢骨的研究发现，施行截肢或 Van Nes 旋转成形术比保肢手术的人有更好的性功能[35]。

癌症对正常性发育的影响

癌症通常会影响常规的儿童发育轨迹，那些治疗可能中断青春期的患儿更是如此。研究发现，和健康同龄人相比，这些癌症生存者性伴侣少，而且达到性成熟里程碑事件的时间更晚，初次恋爱和性交的年龄通常会更大[36]。van Dijk 发现在青少年时期就接受过癌症治疗的生存者更是如此[34]。青少年生存者的定性研究再次验证了这些发现，他们叙述了在接受治疗期间发展恋爱关系的挑战以及需要优先治疗而不是约会[37]。

感情关系和性关系

癌症诊断和治疗会对未来的感情关系产生影响。超过 1/3 的青少年和青年癌症生存者表示癌症对约会有负面影响，40%～60%的人称对他们的性功能/亲密关系有负面影响，与 15～20 岁的青少年相比，年长的儿童期癌症生存者（30～39 岁）受到的影响更大[38]。在一项青少年生存者的定性研究中，Stinson 等发现，青少年期望癌症对未来的性关系不会造成影响，但是在同一项研究中，父母们担心他们孩子的癌症史会影响未来的感情关系[37]。生存者经常因为是否对新恋人坦白他们的癌症病史而内心挣扎，如果他们担心自己未来的生育能力以及对形成亲密关系的潜在影响，就会更有压力[39]。

如何接近癌症生存者

为评估性功能障碍问题，儿童期癌症患者的监护人提供完整的病史至关重要。Bolte 等建议在癌症治疗后与青少年和青年生存者进行有关性的讨论时，使用许可、限制信息、具体建议、强化治疗（PLISSIT）模型[40-41]（表 10.4）。谈论性和性功能可能会让信息提供者感到不舒服，但是他们可能会发现普遍的有助于启动对话的开放式问题。使用诸如"告诉我你的朋友谈论性方面的什么问题……你在担忧什么……"之类的话语，可以帮助快速判断患者的发育情况并确定他们的关注点（更多建议见表 10.4）。

表 10.4　使用 PLISSIT 模型与男性癌症生存者沟通

PLISSIT 模型	问题示例
许可：允许性挑战的存在，允许发起讨论并使问题合法化	一些生存者在癌症治疗后出现性问题，这是你今天想要多谈谈的问题吗？
限制信息：虚构情景，对患者进行性健康再教育，提供资源	盆腔接受放疗有时会导致勃起功能障碍，你有过这样的经历吗？
具体建议：个性化建议，避免医学术语	许多人从药物或者其他干预措施中受益，今天你是否有兴趣听听与治疗方案相关的内容？
强化治疗：为患者提供机会表达因癌症治疗后性改变而产生的害怕、失望	勃起功能障碍通常令人紧张且影响亲密关系，你想要在这里见见专门的咨询师吗？

当就诊于泌尿科医师时，监护人应该如存活医疗保健计划（SHP）中所做那样，提供详细完整的病史以确保泌尿科医师熟悉患者的前期治疗导致的健康情况和迟发效应相关的风险。生存者也可能因转诊心理学专家而受益。

挑战及未来展望

评估性功能障碍的真正发生率很困难。由于许多生存者转入成人保健，使得确诊迟发效应及其对生活质量的影响十分困难。因为这些问题在儿科领域中并不常见，许多生存者没有意识到他们出现性健康问题的风险可能会增加。确保生存者知道自己的风险，并且自信地与医务人员谈论性功能，对生存者获得所需要的护理非常重要，在他们转入成人保健时尤其重要。教育成年监护人儿童期癌症治疗相关的性功能障碍风险及对健康的长期影响始终具有重要意义。

参考文献

1. Laumann EO, Paik A, Rosen RC. Sexual dysfunction in the United States: prevalence and predictors. JAMA. 1999;281(6):537–44.
2. Feldman HA, et al. Impotence and its medical and psychosocial correlates: results of the Massachusetts Male Aging Study. J Urol. 1994;151(1):54–61.
3. Zebrack BJ, et al. Sexual functioning in young adult survivors of childhood cancer. Psychooncology. 2010;19(8):814–22.
4. Sundberg KK, et al. Sexual function and experience among long-term survivors of childhood cancer. Eur J Cancer. 2011;47(3):397–403.
5. Kandeel FR, Koussa VK, Swerdloff RS. Male sexual function and its disorders: physiology, pathophysiology, clinical investigation, and treatment. Endocr Rev. 2001;22(3):342–88.

6. Kolodyn RC, Masters WH, Johnson VE. Textbook of sexual medicine. Boston: Little Brown and Co; 1979. p. 1–28.

7. Govier FE, et al. Timing of penile color flow duplex ultrasonography using a triple drug mixture. J Urol. 1995;153(5):1472–5.

8. Lue TF, Tanagho E. Contemporary management of impotence and infertility. Baltimore: Williams & Wilkins; 1988.

9. Walsh PC, Wilson J. Harrison's principles of internal medicine. 11th ed. New York: McGraw-Hill Book Co.; 1987.

10. Ayta IA, McKinlay JB, Krane RJ. The likely worldwide increase in erectile dysfunction between 1995 and 2025 and some possible policy consequences. BJU Int. 1999;84(1):50–6.

11. Online, N.C.S., Impotence. 1992. 10(4):1–31.

12. Furlow WL. Prevalence of impotence in the United States. Med Aspects Hum Sex. 1985;19: 13–6.

13. Schiavi RC, et al. Healthy aging and male sexual function. Am J Psychiatry. 1990;147(6): 766–71.

14. Diokno AC, Brown MB, Herzog AR. Sexual function in the elderly. Arch Intern Med. 1990;150(1):197–200.

15. Porst H, Buvat J. Standard practice in sexual medicine. Maiden: Blackwell Publishing; 2006.

16. Wespes E, et al. EAU guidelines on erectile dysfunction: an update. Eur Urol. 2006;49(5): 806–15.

17. Montague DK, et al. Clinical guidelines panel on erectile dysfunction: summary report on the treatment of organic erectile dysfunction. The American Urological Association. J Urol. 1996;156(6):2007–11.

18. Nehra A, et al. The Princeton III Consensus recommendations for the management of erectile dysfunction and cardiovascular disease. Mayo Clin Proc. 2012;87(8):766–78.

19. Bhasin S, et al. Testosterone therapy in adult men with androgen deficiency syndromes: an endocrine society clinical practice guideline. J Clin Endocrinol Metab. 2006;91(6):1995–2010.

20. Montague DK, et al. AUA guideline on the pharmacologic management of premature ejaculation. J Urol. 2004;172(1):290–4.

21. Symonds T, et al. Development and validation of a premature ejaculation diagnostic tool. Eur Urol. 2007;52(2):565–73.

22. Blanker MH, et al. Erectile and ejaculatory dysfunction in a community-based sample of men 50 to 78 years old: prevalence, concern, and relation to sexual activity. Urology. 2001;57(4):763–8.

23. Coolen LM, et al. Central regulation of ejaculation. Physiol Behav. 2004;83(2):203–15.

24. Children's Oncology Group. Long-term follow-up guidelines for survivors of childhood, adolescent and young adult cancers, Version 4.0. Monrovia, CA: Children's Oncology Group. 2013. Retrieved from http://www.survivorshipguidelines.org.

25. Landier W, et al. Development of risk-based guidelines for pediatric cancer survivors: the Children's Oncology Group Long-Term Follow-Up Guidelines from the Children's Oncology Group Late Effects Committee and Nursing Discipline. J Clin Oncol. 2004;22(24):4979–90.

26. Relander T, et al. Gonadal and sexual function in men treated for childhood cancer. Med Pediatr Oncol. 2000;35(1):52–63.

27. Kenney LB, et al. Male reproductive health after childhood, adolescent, and young adult cancers: a report from the Children's Oncology Group. J Clin Oncol. 2012;30(27):3408–16.

28. Ritenour CW, et al. Sexual health in male childhood cancer survivors: a report from the childhood cancer survivor study (CCSS). 13th international conference on long-term complications of treatment of children and adolescents for cancer poster presentation. Memphis, TN. 2014.

29. Oeffinger KC, et al. Chronic health conditions in adult survivors of childhood cancer. N Engl J Med. 2006;355(15):1572–82.

30. Hudson MM, et al. Clinical ascertainment of health outcomes among adults treated for childhood cancer. JAMA. 2013;309(22):2371–81.

31. Bober SL, et al. Sexual function in childhood cancer survivors: a report from Project REACH. J Sex Med. 2013;10(8):2084–93.

32. Jonker-Pool G, et al. Sexual functioning after treatment for testicular cancer – review and meta-

analysis of 36 empirical studies between 1975–2000. Arch Sex Behav. 2001;30(1):55–74.

33. Lehmann V, et al. Body issues, sexual satisfaction, and relationship status satisfaction in long-term childhood cancer survivors and healthy controls. Psychooncology. 2015;25(2):210–6.

34. van Dijk EM, et al. Psychosexual functioning of childhood cancer survivors. Psychooncology. 2008;17(5):506–11.

35. Barrera M, et al. Sexual function in adolescent and young adult survivors of lower extremity bone tumors. Pediatr Blood Cancer. 2010;55(7):1370–6.

36. Stam H, Grootenhuis MA, Last BF. The course of life of survivors of childhood cancer. Psychooncology. 2005;14(3):227–38.

37. Stinson J, et al. A qualitative study of the impact of cancer on romantic relationships, sexual relationships, and fertility: perspectives of Canadian adolescents and parents during and after treatment. J Adolesc Young Adult Oncol. 2015;4(2):84–90.

38. Bellizzi KM, et al. Positive and negative psychosocial impact of being diagnosed with cancer as an adolescent or young adult. Cancer. 2012;118(20):5155–62.

39. Thompson AL, Long KA, Marsland AL. Impact of childhood cancer on emerging adult survivors' romantic relationships: a qualitative account. J Sex Med. 2013;10 Suppl 1:65–73.

40. Bolte S, Zebrack B. Sexual issues in special populations: adolescents and young adults. Semin Oncol Nurs. 2008;24(2):115–9.

41. Annon J. The PLISSIT model: a proposed conceptual scheme for the behavioral treatment of sexual problems. J Sex Educ Ther. 1976;2:1–15.

第11章　性别发育异常患者的生育力保存

Courtney A. Finlayson

李　昕　译　尚　鹊　王玉琼　审校

癌症患者生育力保存取得的巨大进展促进了其他不孕不育相关疾病生育力保存的发展。其中一个新兴领域是性别发育异常患者的生育力保存。

性别发育异常（disorders of sex development，DSD）指个体染色体核型、性腺发育和表型性别不一致的现象[1]。性别形成过程中存在三个主要步骤：性染色体性别建立、性腺性别决定和表型性别分化。遗传物质减数分裂或者易位错误均可能造成性染色体型 DSD 的发生。决定性腺进一步分化为睾丸或者卵巢的转录因子异常，造成性腺发育障碍型 DSD。最后，雄激素合成紊乱、雄激素合成过多、雄激素作用异常是其他类型 DSD 发生的主要病因[2]。

DSD 既往通常被认为是婴儿外生殖器模糊的一种疾病，但其还有多种临床表现。儿童可能表现为过早男性化，青少年可能出现原发性闭经，而成人可能表现为不孕不育。根据 2006 年发布的 DSD 共识，表 11.1 对 DSD 进行了分类和管理[2]。这项里程碑式的共识改变了 DSD 的诊治方法。在过去的 50 年中，一直依据"最佳性别政策"这一治疗原则，即在患者小时候就进行性别分配，接受性别调整手术治疗。该理论认为 DSD 患者性别心理为中性，不考虑患者意愿的早期手术治疗能够促进患者形成稳定的性别认同感并且建立适当的性别角色行为[3]。随着时间的推移，这种治疗方法开始受到质疑[4]。接受这种治疗的患者成年后，开始对其隐私、手术疗效以及一些常用术语，如"阴阳人（intersex）""雌雄同体（hermaphrodite）"等用词表达不满。分子遗传学的不断发展同时也改变了人们对该疾病的认识。这些因素促成 2006 年发布的共识中提出了 DSD 诊治中的争议，并且对于 DSD 的命名、评估提出相应意见，同时建议组成一支包含外科医生、内分泌科医生、行为学专家、伦理学专家和遗传学专家的多学科团队诊治这类患者。全世界越来越多的 DSD 患者已使用这种方案进行诊治。

表 11.1　性别发育异常分类

性染色体型 DSD	46,XY DSD	46,XX DSD
性腺发育异常		
45,X、45,X/46,XX、45,X/46,XY Turner 综合征	完全型性腺发育不全	卵睾型 DSD
47,XYY Klinefelter 综合征	部分型性腺发育不全	睾丸型 DSD
45,X/46,XY 混合性性腺发育障碍，卵睾型 DSD	性腺退化	性腺发育不全
46,XX/46,XY 嵌合型，卵睾型 DSD	卵睾型 DSD	
	雄激素合成障碍或者功能异常	雄激素分泌过多
	雄激素合成缺陷（如 5-α 还原酶的缺乏）	胎儿雄激素过量（如 21 羟化酶缺乏症、先天性肾上腺皮质增生症）
	雄激素作用缺陷（如完全雄激素不敏感或部分雄激素不敏感综合征）	胎盘雄激素过量（如芳香化酶缺乏）
	LH 受体缺陷 其他类型	母体（如黄体瘤）
	泄殖腔外翻	泄殖腔外翻
	抗苗勒管激素异常	阴道闭锁
	重度尿道下裂	Mayer-Rokitansky-Kuster-Hauser 综合征

　　然而，这一领域的学术命名仍存在一定的争议。2006 年的共识将"intersex"和"hermaphrodite"两术语更改为 DSD，减少命名的贬义色彩。其他名称，如"性别发育变异（variationin sex development）""性别发育差异（difference in sex development）"，也被考虑，但是最终选择 DSD 作为学术名词。一些患者接受"intersex"这个名称，一些患者更喜欢 DSD 这个名称，当然还有部分患者对于这两种称呼都不喜欢。大概是因为"disorder"和"sex"这两个词语对于一些患者意味着贬义色彩，并且有一些研究也证明了这一点。关于这方面的研究仍较为缺乏。在一项纳入 19 例性别发育异常患者双亲和 25 例患者的研究中，发现 DSD 是

比 "intersex" 更受欢迎的名词[5]。患者父母认为这个名词可以更容易地理解患者目前的状态，并且容易向患者本身解释，但是 DSD 这一名词仅能较为贴切地形容 36.8％的因出生时性别器官不清导致无法进行性别归类的患者。该研究由于研究样本量小，得出的结论具有局限性。2015年，Lin-Su 等对 589 例先天性肾上腺皮质增多的患者进行调研，所有纳入患者均为 CARES 项目成员[6]。这组患者中有 71％不喜欢，甚至非常讨厌 DSD 这一称呼。当然这群患者病因特殊并且有特定的项目支持，并不能反映整体患者状态。截至目前，并无大样本的研究发现这个学术名称是否被大众接受。由于 DSD 是目前被接受的医学术语，因此在这一章节中我们暂时应用 DSD 这一名词，但是需要清楚，DSD 并不能很确切地反映许多患者的状态。

DSD 患者药物治疗、外科手术以及心理治疗都在改进，但尽管这些患者的不孕不育风险很高，他们的生育力保存没有受到关注。DSD 患者的生育力风险与癌症患者不同。表 11.2 列出了特定病因的 DSD 患者所面临的具体生育问题。首先，一些 DSD 患者是由于性腺发育异常，最终导致条索状性腺或者睾丸、卵巢发育异常[7]。患者自出生起即出现性腺衰竭，或者到儿童期、青春期出现进行性性腺衰竭。因此，这类患者生殖细胞是否存在及质量差别极大，但我们无法评估出生时的生殖细胞数量。此外，性腺功能衰退的速度在不同的条件下也有差别。尽管接受肿瘤生育力保存治疗的患者结果存在不确定性，但是性腺切除手术或者开始性腺毒性化疗均有一个较为明确的时间，DSD 患者的保健与之明显不同。

表 11.2　DSD 患者的生育问题

类别	症状	染色体核型	生育问题	恶变可能	性别认同和性腺类型不一致
性染色体 DSD					
	Turner 综合征	45,X 45,X/46,XX 45,X/46,XY	卵巢早衰，条索样生殖腺	如果体内存在Y 染色体，有恶变可能	否
	Klinefelter 综合征	47,XXY	睾丸衰竭	否	否
	混合性性腺发育障碍	45,X/46,XY	性腺衰竭	是	是

表 11.2　DSD 患者的生育问题（续表）

类别	症状	染色体核型	生殖问题	恶变可能	性别认同和性腺类型不一致
46,XY DSD					
	完全型或者部分型性腺发育不全（如 SRY、SOX9）	46,XY	潜在条索状性腺或者性腺发育不良	是	是
	卵睾型 DSD	46,XY	潜在条索状性腺或者性腺发育不良	是	是
	LH 受体突变	46,XY	睾丸略小且成熟睾丸间质细胞缺乏/稀少（Leydig 细胞发育不全）	否	否
	5-α 还原酶缺乏	46,XY	无精子症,少精子症	否	是
	完全性雄激素不敏感综合征	46,XY	证据不足，可能表现为无精子症或少精子症	是	是
	部分性雄激素不敏感综合征	46,XY	证据不足，可能表现为无精子症或者少精子症	是	是
	苗勒管永存综合征	46,XY	可能产生正常的精子（隐睾或解剖堵塞）	可能（隐睾或者苗勒管残留物）	否
46,XXDSD					
	性腺发育不全	46,XX	潜在条索状性腺或者性腺衰竭	是	是
	卵睾型 DSD	46,XX	潜在条索状性腺或者性腺衰竭	可能	是
	睾丸型 DSD（SRY+,dup SOX9）	46,XX	潜在不孕	可能	否
	先天性肾上腺皮质增生症	46,XX	无排卵，可通过药物改善	否	否
	芳香化酶缺乏	46,XX	高促性腺性生殖器官发育不良	否	是

第二，异常性腺的存在，尤其是染色体为 46，XY 的 DSD 患者，发生性腺肿瘤的风险明显增高[8]。通过影像学技术不能确切地排除腹腔内性腺肿瘤[9]。为了预防发展为癌症，建议 46，XY 的 DSD 患者诊断即接受性腺切除，通常在婴儿期或者幼儿期。然而，这一处理方法正在改变，越来越多的病例在自身特定的具体条件下进行性腺肿瘤风险评估。Abaci 等近期的综述评估了每种类型的 DSD 发生肿瘤的风险。癌变风险分别为：①高危状态：腹腔内性腺发育不全，15％～35％；部分雄激素不敏感综合征（partial androgen insensitivity syndrome，PAIS）伴非阴囊性腺，50％。②中危状态：含 Y 染色体的 Turner 综合征，12％；PAIS 伴阴囊性腺，风险不明；阴囊性腺发育不良，风险不明；低危状态：雄激素完全不敏感综合征（complete androgen insensitivity syndrome，CAIS）和卵睾型 DSD[10]。因此，这些证据表明，在某些情况下，性腺切除应当在明确诊断时及时进行，而在其他情况下性腺切除可以适当推迟[11]。推迟进行性腺切除的理由之一是可能保留患者的生物学生育能力。性腺切除术从婴儿期到青春期均可进行，对于大多数患者本人及家庭都是一个极具挑战的决定。

第三，由于性发育障碍，性腺和生殖细胞可能并不和患者的性别认知保持一致。例如，CAIS 患者的染色体核型为 46，XY，其性腺是睾丸，但是因为编码雄激素受体的基因突变，机体不能对雄激素产生反应。因此，虽然患者体内有睾丸、沃尔夫管结构，没有苗勒管结构，但是却具有完全的女性外生殖器及阴道，只是阴道顶端呈盲端。绝大部分这类患者认同女性性别。此类患者性腺母细胞瘤的风险较高，因此大多患者需要接受性腺切除术，这种手术在任何年龄均可进行，但是一般选择在青春期之后。如果这类患者考虑进行生育力保存，那么就会是一个认定并且表现为女性的患者保存精子。

在 Turner 综合征和 Klinefelter 综合征这两种状态下，生育力保存已经获得一定的进展。Turner 患者自然妊娠的概率极低，估计为 2％～5％[12]。该类患者自宫内胎龄 18 周时或者在出生后的数月至数年起，卵巢中的卵母细胞会加速闭锁，致使多数患者在青春期完成前就已经丧失了全部生殖细胞[12]。Turner 综合征女性养育后代历来侧重于领养，目前越来越多的患者关注生育生物学后代的方法。包括 Turner 综合征患者通过 IVF 技术使用自己的卵或供卵形成胚胎，移植后获得活产。其他的技术手段也在尝试采用，但现仍未获得活产。这些方法包括在理论上可行的冻存自身卵母细胞，或者仍在试验阶段的青春期前冻存卵巢组织[13]。Turner 综合征患者的妊娠并发症比非 Turner 综合征患者高得多，因此是否应当让这类患者妊娠存在极大争议[14]。其孕期问题是循环系统并发症风险增加，比如主动脉夹层。美国生殖医学学会指出，Turner 综合征是妊娠相对禁忌证，合并明确心脏疾病史的 Turner 综合征是妊娠的绝对禁忌证[15]。因此，建议 Turner 综合征患者采用代孕完成生育。

经典 Klinefelter 综合征的特点是生殖细胞自宫内开始退化，青春期退化加速，最终在青春期晚期和成年时出现睾丸纤维化和生精小管透明化和间质增生[16]。通常在这一状态下睾酮生成受阻，青春期发育不完全。此外，通常出现不孕。许多患者为无精子症，但是睾丸取精和 ICSI 技术成功帮助了 Klinefeler 综合征成年男性患者获得生育。既往建议最好在青春期早期进行精子冻存。个体青春期性成熟的年龄和速率差别很大，青春期男孩手淫射精的能力也是如此，因此这种方法实施存在困难[16]。对 13～16 岁 Klinefelter 综合征患者进行睾丸活检显示，睾丸组织呈现大量纤维化和透明化，仅在最小的患者的标本组织中发现了管状精原细胞，这提示睾丸组织冻存在年轻患者中进行最可能成功[17]。

对于 DSD 患者及需要在儿童成熟到能参与决定过程之前做出抉择的患儿父母而言，不孕不育问题显然存在，同时又极其复杂。这是需要深思熟虑的重要抉择，但由于相关研究还未开展，还没有针对 DSD 患者生育力的权威观点[18-19]。更好地了解 DSD 患者的观点，对于指导这一领域非常重要。假设部分 DSD 患者生育力保存意愿较为强烈，那么会有更多的问题出现。哪种类型 DSD 患者进行生育力保存会获益，什么时候进行生育力保存可以获得最佳的效果？同样，几乎没有证据证明 DSD 患者生殖细胞的数量和质量，这一问题需要评估。是否应该让健康的孩子接受手术并承担风险以进行尚在试验阶段的冷冻保存生殖组织？一些 DSD 患者可能接受性腺切除，同时接受生育力保存技术，但是其他患者可能没有接受此类手术。例如，传统的 45，X 或者 45，X/46，XX（译者注：原文为 45，XX，译者改为 46，XX）嵌合型 Turner 综合征患者，生殖细胞渐进性丢失，但是没有证据表明这类患者应当接受性腺切除。因为患者幼儿期有更多的生殖细胞，患者父母是否有权利决定患儿此时接受手术保存生殖细胞？Turner 综合征患者妊娠相关风险较高，是否应该建议这类患者保存生育力？由于患者的性别认同可能与患者的性腺和潜在保存的配子不一致，这部分的患者的生育力保存如何进行？假如父母可以在生育力保存中担当患儿的决策者，如何界定保存的生育力的责任人和生殖材料的所有权？由于许多 DSD 由基因突变引起，后代可能具有相同的遗传风险，这是否影响生育力保存的决策？哪些病例应当接受植入前遗传学诊断？DSD 患者的生育力保存目前面临许多复杂问题。未来的研究工作必须解决这些问题才能更好地为这些患者提供服务。

参考文献

1. Ohnesorg T, Vilain E, Sinclair AH. The genetics of disorders of sex development in humans. Sex Dev Genet Mol Biol Evol Endocrinol Embryol Pathol Sex Determination Diff. 2014;8(5):262–72.
2. Houk CP, Hughes IA, Ahmed SF, Lee PA, Writing Committee for the International Intersex Consensus Conference Participants. Summary of consensus statement on intersex disorders and their management. International Intersex Consensus Conference. Pediatrics. 2006;118(2):753–7.
3. Wiesemann C, Ude-Koeller S, Sinnecker GH, Thyen U. Ethical principles and recommendations for the medical management of differences of sex development (DSD)/intersex in children and adolescents. Eur J Pediatr. 2010;169(6):671–9.
4. Diamond M, Sigmundson HK. Sex reassignment at birth. Long-term review and clinical implications. Arch Pediatr Adolesc Med. 1997;151(3):298–304.
5. Davies JH, Knight EJ, Savage A, Brown J, Malone PS. Evaluation of terminology used to describe disorders of sex development. J Pediatr Urol. 2011;7(4):412–5.
6. Lin-Su K, Lekarev O, Poppas DP, Vogiatzi MG. Congenital adrenal hyperplasia patient perception of 'disorders of sex development' nomenclature. Int J Pediatr Endocrinol. 2015;2015(1):9.
7. Cools M, van Aerde K, Kersemaekers AM, Boter M, Drop SL, Wolffenbuttel KP, et al. Morphological and immunohistochemical differences between gonadal maturation delay and early germ cell neoplasia in patients with undervirilization syndromes. J Clin Endocrinol Metab. 2005;90(9):5295–303.
8. Cools M, Looijenga LH, Wolffenbuttel KP, T'Sjoen G. Managing the risk of germ cell tumourigenesis in disorders of sex development patients. Endocr Dev. 2014;27:185–96.
9. Nakhal RS, Hall-Craggs M, Freeman A, Kirkham A, Conway GS, Arora R, et al. Evaluation of retained testes in adolescent girls and women with complete androgen insensitivity syndrome. Radiology. 2013;268(1):153–60.
10. Abaci A, Catli G, Berberoglu M. Gonadal malignancy risk and prophylactic gonadectomy in disorders of sexual development. J Pediatr Endocrinol Metab. 2015;28:1019–27.
11. van der Zwan YG, Biermann K, Wolffenbuttel KP, Cools M, Looijenga LH. Gonadal maldevelopment as risk factor for germ cell cancer: towards a clinical decision model. Eur Urol. 2015;67(4):692–701.
12. Hovatta O. Pregnancies in women with Turner's syndrome. Ann Med. 1999;31(2):106–10.
13. Hewitt JK, Jayasinghe Y, Amor DJ, Gillam LH, Warne GL, Grover S, et al. Fertility in Turner syndrome. Clin Endocrinol (Oxf). 2013;79(5):606–14.
14. Hagman A, Kallen K, Bryman I, Landin-Wilhelmsen K, Barrenas ML, Wennerholm UB. Morbidity and mortality after childbirth in women with Turner karyotype. Hum Reprod. 2013;28(7):1961–73.
15. Practice Committee of American Society For Reproductive Medicine. Increased maternal cardiovascular mortality associated with pregnancy in women with Turner syndrome. Fertil Steril. 2012;97(2):282–4.

16. Aksglaede L, Juul A. Testicular function and fertility in men with Klinefelter syndrome: a review. Eur J Endocrinol. 2013;168(4):R67–76.

17. Van Saen D, Gies I, De Schepper J, Tournaye H, Goossens E. Can pubertal boys with Klinefelter syndrome benefit from spermatogonial stem cell banking? Hum Reprod. 2012;27(2):323–30.

18. Rives N, Milazzo JP, Perdrix A, Castanet M, Joly-Helas G, Sibert L, et al. The feasibility of fertility preservation in adolescents with Klinefelter syndrome. Hum Reprod. 2013;28(6):1468–79.

19. Sanders C, Carter B, Lwin R. Young women with a disorder of sex development: learning to share information with health professionals, friends and intimate partners about bodily differences and infertility. J Adv Nurs. 2015;71(8):1904–13.

第 12 章　性别焦虑症患者的生育力保存

Jason Jarin，Emilie Johnson，Veronica Gomez-Lobo

黄　禾　译　尚　鹊　审校

概述

近年来越来越多的媒体开始关注变性者。2013 年《精神障碍诊断和统计手册》（第 5 版）（the Diagnostic and Statistical Manual of Mental Disorders，DSM-5）将变性者的医学命名由性别认同障碍更改为性别焦虑症（gender dysphoria，GD）。性别焦虑症是指一种自我性别认同与出生性别相反的心理困扰。精神病学关注的重点在于患者性别分配和自我性别认同不一致而经历的痛苦，目前的证据表明，性别确认治疗可获得明显疗效[1]。美国精神病协会进一步指出，性别焦虑症患者应获得关怀治疗，且不受歧视，治疗选择包括咨询、跨性别激素治疗、变性手术以及社会和法律的性别转变[1]。2009 年，内分泌学会协同儿科内分泌学会、世界变性健康专业协会（World Professional Association for Transgender Health，WPATH）、欧洲内分泌学会和欧洲儿科内分泌学会发表了《变性者内分泌治疗：内分泌学会临床实践指南》[2]。这些学会和指南支持对性别焦虑症患者使用跨性别激素治疗以及新性别确认，并由于跨性别激素治疗可能损害生育力，推荐患者进行生育力保存的咨询。

命名规则

本章的标题是"性别焦虑症患者的生育力保存"，本章的信息和概念适用于那些表现出性别差异（gender dysphoria）并有意进行医疗干预促使性别转换的患者。如上所述，这些医疗干预措施包括抑制青春期、跨性别激素治疗和性腺切除手术。所有这些干预方式都可能影响未来的生育能力。为了保持本章中内容的一致性，作者选择使用术语"变性者（trans）""变性男性（trans-man）"和"变性女性（trans-woman）"。然而，有更多的术语适用于性别差异个体的心理和身体健康。许多患者可能会寻求可能影响未来生育力的医学干预。

作者认识到变性相关术语正在演变，本章的目的是为相关术语提供一些基本信息。要注意文中的一些术语可能对一些人有所冒犯，但对其他人很有用。此外，本章内容可能无法完全反映出近期关于变性语言使用上的变化。以下相关术语的汇编注释有助于读者对本章内容的理解。

生理性别与社会性别

生理性别（sex）：生殖系统解剖结构与第二性征。

社会性别（gender）：基于生理性别和文化的社会角色。

社会性别相关术语

生物性别/出生性别（biological sex/natal sex）：出生时基于解剖结构与染色体核型的性别。

性别认同/认知性别（gender identity/affirmed gender）：一个人对自己性别的内在感觉，可能是男性、女性或其他性别。可能不符合生物/出生性别。

性别表现（gender expression）：一个人性别身份的外观表现（如服装、举止、人称代词、名字选择）。

性别角色（gender role）：男性和女性应该具有的思想、行为、语言、装扮的社会规范。

性别差异，性别不符（gender variance，gender nonconforming）：与社会性别规范（服饰、活动等）不相符的行为的描述。

性别认同（gender identity）

顺性别（cisgender）：个人的生理性别与其行为或其扮演的角色完全一致。

变性者（transgender，trans）：个人的性别认同与解剖和出生性别不相符。通常缩写为 trans*，以强调非传统顺性别男性或女性的个体。

transsexual：个人具有强烈欲望拥有相反性别的身体特征和性别角色。该术语具有双层含义，近年来受到一些负面评价，因此现在使用较少，更常使用 transgender 或 trans。

＊　故意出现语法错误，以避免使用基于性别的二元论术语

变性女性（trans-woman），男性转变为女性的变性者 [male-to-female（MTF）transgender]：个人的生理性别为男性，但性别认同为女性。在本章中，作者选择"变性女性"这一术语，因为它肯定了个体的性别认同。

变性男性（trans-man），女性转变为男性的变性者 [female-to-male（FTM）transgender]：个人的生理性别为女性，但性别认同为男性。在本章中，作者选择"变性男性"这一术语，因为它肯定了个体的性别认同。

中性人（genderqueer）：个人同时认同男性和女性两种性别或同时摈弃两种性别。

性别不固定（gender fluid）：性别认同在男性和女性之间动态转变。

其他有用的术语

性别焦虑症（gender dysphoria）：医学和心理卫生专业人员使用 DSM-5 来描述个人对生理性别不满引起的心理痛苦。性别认同障碍（gender identity disorder，GID）是 DSM-4 以前使用的术语，现已不再使用。

性别转变（transitioning）：永久地改变身体外部性别特征以符合一个人内在性别认同的过程。变性手术不是必需的。

性取向（sexual orientation）：性吸引力的模式，独立于性别认同和性别表达。例如，变性男性不一定只喜欢女性。传统类别包括异性恋、同性恋和双性恋。新的分类包括无性恋、多性恋和泛性恋。

目前的治疗指南

心理评估

需由有经验的心理健康专家对 GD 患者进行评估和管理，以评估他们是否确实符合诊断，同时评估混淆的心理因素。心理健康专家还可提供心理治疗，并评估患者对于青春期抑制和跨性别激素治疗等医学干预的心理准备状态。GD 患者有较高的心理健康风险，可能表现为焦虑、抑郁、自残、自杀、学校表现差、滥用药物和酗酒等[3]。因此，理想条件下，在患者的性别转变期，精神卫生工作人员需提供持续的评估和支持。

青春期抑制

一些 GD 儿童患者随着青春期身体的变化，焦虑加重。美国内分泌学会指南支持从 GD 儿童发育达到 Tanner 2 期时（女孩乳房开始发育，男孩的睾丸体积达到 4cc）开始使用青春期阻滞剂[2]。精神卫生工作者需评估患者是否符合医学资格，并为儿科内分泌学专家或妇科医生提供支持治疗证明，以开始使用青春期阻滞剂。这种治疗不仅解决了孩子的精神困扰，而且阻止了第二性征的发育（一些特征在以后可能难以改变，如喉结或已发育的乳房）。一般来说，青春期抑制通常是通过促性腺激素释放激素（GnRH）激动剂，如组氨瑞林棒（histrelin rod）或微球化亮丙瑞林（Depo-Lupron）实现。

跨性别激素治疗

不管是否进行了青春期抑制，内分泌学会指南都支持在 16 岁左右开始使用跨性别激素治疗。患者需要充分咨询跨性别激素治疗的相关信息，了解女性化/男性化药物的预期结果及其可能对健康产生的不利影响。患者需了解跨性别激素治疗对生育的影响和保存生育力的选择，跨性别激素治疗可能会损害未来的生育力。此外，WPATH 建议在开始跨性别激素治疗之前，精神卫生专业人员应提供文件（如转介信），包含患者个人史和治疗史、治疗资格以及跨性别激素治疗的必要性等内容。

变性男性的睾酮治疗

推荐 GD 女性使用睾酮治疗来达到男性化的目的。对已经接受青春期抑制治疗的青少年，给予低剂量睾酮并缓慢增量（如同青春期诱导）。对于青春期前或青春期后的患者，通常采用的治疗方案是每 1～2 周皮下或肌内注射能维持男性化以及正常男性生理水平（320～1000 ng/dl）的最低剂量睾酮[4]。治疗开始前医生与患者要充分讨论的内容不仅是男性化激素治疗的风险，还要包括达到预期男性化外观的时间，从而使患者具有合理的期望。不良反应的监测包括针对激素治疗的风险和患者的个人风险及并发症的临床和实验室评估[5]。变性男性常见红细胞增多症，可以通过减少睾酮剂量或献血来治疗。

变性女性的雌激素治疗

要求女性化转变的青少年的激素治疗更为复杂，大多数临床研究显示如果患者没有接受青春期抑制，就要考虑同时使用抗雄激素和雌激素治疗[6]。接受过青春期抑制的患者，可使用口服雌激素以及经皮（贴片）雌激素和肠外制剂等进行青春期诱导。尽管青少年使用雌激素治疗的血栓风险低于成年人，经皮贴剂的优点仍是血栓风险更低[3]。青春期诱导后，血清雌二醇应维持在绝经前水平（＜200 pg/ml），睾酮应处于女性生理范围（＜55 ng/dl）。对于经历过青春期的患者，雌激素治疗剂量需提高至 2～6 mg，并同时使用雄激素阻断剂，如螺内酯。与睾酮治疗一样，应定期进行临床和实验室评估以监测不良反应。

跨性别激素治疗对生育力的影响

变性女性的雌激素治疗和生育力

虽然精子发生必需一定量雌激素，但过量的雌激素可能对生育不利。目前缺乏有关外源性雌激素对变性女性精子生成的影响的具体数据。然而，来自动物研究、人类流行病学研究和有关肥胖对人类男性生殖功能影响的研究的数据显示，变性女性未来可能有希望生育生物学后代。

动物研究数据

大量文献表明，暴露于宫内雌激素化合物的雄性啮齿动物的生育力参数降低并且生殖器解剖结构改变。对于那些可能在青春期或成年期开始补充雌激素的变性女性来说，更相关的是，目前已有一些研究开始探索外源性雌激素对成年啮齿动物生育潜力的影响。例如，增加外源性雌激素剂量可影响成年雄性大鼠的精子数量和活力[7]、睾丸组织结构[8]和附睾精子含量[9]改变。成年雄性大鼠使用高剂量外源性雌激素生育力降低（以幼崽大小来评估）[7-9]；一项研究甚至表明，在最高剂量的雌激素受体-α 激动剂作用下生育力完全丧失[8]。已经证实雌激素对睾丸组织学的影响是可逆的，表明雌激素对生育潜力的影响可能不是永久性的[9]。

人类研究证据

环境雌激素

除了动物数据，多年来人们一直担心环境雌激素可能减弱男性生殖健康和功能受损，导致男性不育[10]。人们关注环境雌激素对男性生育影很大程度上是由于研究显示宫内己烯雌酚（diethylstilbestrol，DES）暴露与成年男性不育可能存在相关性。尽管有若干研究表明胎儿 DES 暴露与成人精液参数降低之间存在联系，但数据远达不到确定的结论[11]。相似地，尽管因果关系还不明确，人们仍担心暴露于具有雌激素性质的内分泌干扰物，如邻苯二甲酸酯、多氯联苯（polychlorinated biphenyls，PCB）和双酚 A（bisphenol A，BPA）可能与男性不育相关[12]。

一些研究试图探究环境内分泌干扰物与男性不育的关系。例如，阿根廷的一项研究表明，接触杀虫剂和一些溶剂（自我报告）与精液各参数指标降低相关[13]。在那项研究中，与不接触杀虫剂的男性相比，接触杀虫剂者血清雌激素水平升高，黄体生成素水平降低[13]。这表明，化学暴露对生育能力的影响可能至少部分是激素介导的。

一项对印度不育诊所就诊的男性进行的研究，发现不育男性的精浆中可检测到多氯联苯，而正常对照组未检测到[14]。与对照组相比，不育男性的精浆中邻苯二甲酸酯含量也较高[14]。意料之中，该研究中不育男性的活动精子总数也较低，但研究尚未证实雌激素化学物质和生育率之间的因果关系。

肥胖男性雌激素水平升高

肥胖导致男性不育的机制可能是多因素的。除了激素异常，肥胖还与勃起功能障碍和阴囊内温度升高有关，这些均可导致不育[15]。从内分泌学观点来看，BMI 的增加与不育和激素紊乱相关，包括低睾酮、高雌二醇和低抑制素 B 水平[16]。此外，一些研究尽管结果存在差异，但均发现不育肥胖男性精液参数改变[15-17]。

肥胖男性的激素水平与精液参数和生育力的关系还有待进一步阐明。不管 BMI 如何，血清睾酮/雌二醇比值降低也与不育相关，再次表明雌二醇升高可能对生育力有不利影响[18]。然而，升高的雌激素对生育的具体影响尚未确定。

总结

- 尽管低水平的雌激素是男性生育必需的，但是高水平的外源性雌激素似乎对雄性配子的生育潜能产生不利影响，啮齿动物数据和人类临床、流行病学研究都证实了这一点。

- 雌激素对睾丸的不利影响似乎至少部分可逆。
- 对生育率产生负面影响的外源性雌激素剂量和持续时间阈值尚未确定。

变性男性的睾酮及生育力

与雌激素在男性生育中的作用类似，女性正常的生殖功能必须有一定量的睾酮。与雌激素对睾丸功能的影响相似，外源性睾酮可能对卵巢功能造成不利影响，导致不孕。然而，很少有数据专门研究睾酮对变性男性未来生育能力的影响。回顾既往研究，确实存在相关的动物数据，并且多囊卵巢综合征（polycystic ovarian syndrome，PCOS）女性中睾酮升高的影响也可以作为使用外源性睾酮的变性男性的参考。

动物研究数据

动物研究的数据已经证实，超生理剂量的雄激素水平降低卵巢功能。例如，外源性睾酮与成年雌性大鼠[19]和信鸽[20]的卵巢重量减少相关。可能的机制包括睾酮的抗雌激素作用[19]延缓卵泡成熟和促进卵泡闭锁[20]。对成年雌性大鼠给予强效的雄激素脱氢表雄酮（didehydroepiandros-terone，DHEA），可导致卵泡闭锁[21]。此外，DHEA给药可能导致卵巢局部产生睾酮和炎症，生育力降低[21]。

人类研究证据

PCOS 数据

PCOS以内分泌和生殖功能障碍为特征。PCOS患者具有高雄激素血症的表现，可能存在生育问题。除了雄激素升高外，还存在其他内分泌异常，包括胰岛素、抑制素B和黄体生成激素水平升高[22]。多个因素导致卵泡成熟延迟或停滞，卵泡生成障碍[22-23]。尽管雄激素确实在PCOS相关的卵巢功能降低中起作用，但与PCOS相关的不孕症并不仅仅由于雄激素升高。PCOS女性不孕的一个关键因素可能是雌二醇与睾酮的比率，较低的比率与排卵障碍相关[24]。

变性男性的妊娠报告

尽管有来自人类和动物研究的数据，但已有之前使用过睾酮的变性男性妊娠的报道（根据自我报告描述）[25-26]。这表明睾酮（变性男性通常使用的剂量）对卵巢功能的负面影响不完全和（或）至少部分可逆。

总结

- 低水平的睾酮是女性生育所必需的，而高水平的睾酮与卵巢组织学和功能的改变相关并可能导致不孕。
- 外源性睾酮对卵巢的影响不导致不育，因为已有之前使用过睾酮的变性男性妊娠的报告。
- 导致生育力下降的外源性睾酮暴露的剂量和持续时间阈值水平尚未确定。

变性者生育力保存的伦理

由于激素治疗对生育力的潜在影响，长期以来生殖潜能丧失被视为不可避免的结果[27]。直到 2001 年，内分泌学会才明确指出，需要在开始变性治疗之前讨论生育问题。此外，美国儿童和青少年精神病学会坚持认为，没有可信的证据表明父母的性取向或性别认同会对后代的发展产生不利影响，这进一步支持了讨论变性者生殖需求及其成为父母的可能性[28]。

目前存在的生育力保存方法包括精子、卵母细胞和胚胎冷冻，这些都是接受性腺毒性治疗患者的生育力保存的标准方法[29]。将这些标准方法推广到接受跨性别激素治疗的变性男性和变性女性是合理的。在青少年中使用辅助生育技术需获得知情同意，因为他们是未成年人，这带来了更多的伦理问题。然而，关于认知和能力的研究表明，青少年有足够的能力提供知情同意，建议提供给青少年知情同意书的内容和措辞应与成年人使用的内容和措辞相似[30]。美国儿科学会指出，儿童和青少年需以适当的逐步推进的方式参与涉及自身医疗保健的决定[31]。这包括在涉及青少年的事项上需在治疗前同时获得父母以及能够理解治疗选择的未成年人自己的同意。

试验性方法，如卵巢或睾丸组织冷冻保存，需在机构伦理委员会（institutional review board，IRB）监督下可以给成年变性者实施[29]。然而，目前 WPATH 建议不对变性青少年进行不可逆的手术，同时现仍缺乏关于这些治疗的性腺毒性实际风险的数据，因此目前在变性青少年群体中不能使用这些方法。

跨性别激素治疗启动前的生育力保存选择

变性女性

经历过男性青春期的变性女性在开始雌激素治疗之前，可选择通过精子冷冻来保存生育力。1953 年，Bunge 和 Sherman 首次报道了精子冷冻，此后该方式已成为面临生育力威胁的男性最广泛使用的生育力保存方法[32]。通常精子通过手淫获得，储存在精子库，很容易实施[33]。如果不能通过射精获得精子，也可通过外科手术获得精子冷冻保存，包括睾丸精子抽吸（testicular sperm aspiration，TESA）、经皮精子抽吸（percutaneous sperm aspiration，PESA）和睾丸精子提取（testicular sperm extraction，TESE）。这些内容的详细讨论请参阅第 7 章。

变性男性

经历过女性青春期的变性男性可以选择胚胎冷冻或卵母细胞冷冻来保存生育力。研究和实践早已证明胚胎冷冻保存可成功实现未来妊娠。此外，卵母细胞冷冻保存技术在过去十年中已有显著进步，美国生殖医学协会目前建议接受化疗或其他潜在性腺毒性治疗的患者进行卵母细胞冷冻保存生育力[34]。这两种方法的讨论详见第 6 章。值得注意的是，虽然在接受睾酮治疗的变性男性中已有通过辅助生育技术成功妊娠的报道，但是仍然没有使用冷冻保存的卵母细胞实现变性男性妊娠的相关数据[25]。但有一例关于变性男性在开始雄激素治疗之前接受了卵巢刺激、获得卵母细胞并冷冻保存的病例报道[35]。

卵巢组织冷冻保存目前仍是一个试验性的选择，但具有最大潜能并已用于将要接受化疗的女性[36]。卵巢组织冷冻保存不需要激素刺激，但如前所述，鉴于卵巢切除的不可逆性，不建议对变性青少年进行该操作。

特殊考虑

青春期抑制后的生育力保存

因为内分泌学会建议在性腺（睾丸和卵巢）处在 Tanner 2 期、尚未成熟时开始青春期抑制治疗，青春期抑制后的生育力保存存在特殊问题。有报道称，对于计划接受性腺毒疗法治疗恶性肿瘤的青少年，通过电刺激射精或睾丸精子提取可成功提取精子；然而，成功提取精子的报道仅见于发育至少达到 Tanner 3 期的青少年[37]。在青少年中诱导排卵也存在类似的问题，仅有 1 例月经初潮前 Tanner 3 期乳房和 Tanner 1 期阴毛发育的女性通过卵巢刺激，成功获得卵母细胞的病例报道[38]。

为了避免这种情况，内分泌学会指南建议在促性腺激素抑制后，但在变性激素治疗之前进行生育力保存[2]。GnRH 类似物的青春期抑制是可逆的，不应阻止停止治疗后青春期发育的恢复。然而，需要告知患者在该人群中缺乏足够的青春期抑制后精子生成或排卵恢复所需时间的数据[39]。此外，停止青春期抑制治疗而不进行后续的跨性别激素治疗，若停止治疗的时间长，可能会出现不可逆和非自我预期的性特征[2]。

性腺切除术后的生育力保存选择

目前，在美国，有几项针对生育力受到癌症治疗威胁的年轻男性和女性的睾丸或卵巢组织冷冻的研究方案。方案内容涉及切除部分或整个性腺组织冷冻保存并未来可能解冻和使用。这些程序在第 6 章和第 7 章中讨论。美国临床肿瘤学会目前建议，由于这些方法是试验性的，需在 IRB 的监督下进行[39]。如上所述，内分泌学会指南指出，作为变性青少年和成年人的性别认同手术的一部分，18 岁以后进行性腺切除是合理的，并且此时可考虑根据 IRB 方案进行组织冷冻[2]。大多数患者在开始激素治疗之后接受手术，性腺功能可能已受到影响。这突出表明，在药物和手术治疗之前，所有变性者需被告知和咨询生育力保存可选择的方案。

未来的研究重点

随着肿瘤生育领域的进步，人们开始考虑并越来越关注肿瘤患者的生育力，然而，在跨性别医学领域中，变性者生育力保存治疗才刚刚开始。虽然我们知道长期使用跨性别激素对卵巢和睾丸功能都有负面影响，但是没有导致变性男性和变性女性不育的药物剂量和时间的相关数据。明确跨性别激素治疗的性腺毒性程度将有助于临床医生更好地告知患者保存生育能力的选择和预后。此外，青春期抑制提高了在青春期中期或晚期但性发育尚处于早期的青少年中诱导排卵和提取精子的可能性[37-38]。需要进一步的研究来确定这些干预措施对 Tanner 2～3 期儿童的安全性。

总结

肿瘤生育学领域的发展进步为特殊群体，包括变性儿童和青少年的生育力保存打开了大门。然而，由于青春期早期抑制和跨性别激素性腺毒性程度未知，儿童和青少年生育力保存存在挑战。此外，虽然已有关于父母和儿童在癌症情况下对保存生育力的观点的数据，但是几乎没有文献描述变性儿童和青少年对未来生育潜能的态度[40]。无论如何，在开始青春期抑制或跨性别激素治疗之前，所有变性者需被告知和咨询他们生育相关的选择。

参考文献

1. American Psychiatric Association. Diagnostic and statistical manual of mental disorders. 5th ed. Arlington: American Psychiatric Association; 2013.
2. Hembree WC, Cohen-Kettenis P, Delemarre-van de Waal HA, Endocrine Society, et al. Endocrine treatment of transsexual persons: an Endocrine Society clinical practice guideline. J Clin Endocrinol Metab. 2009;94(9):3132–54.
3. World Professional Association for Transgender Health (WPATH). Standards of Care for the Health of Transsexual, Transgender, and Gender-Nonconforming People. 7th Version. World Professional Association for Transgender Health. 2012.
4. de Delemarre-Van de Waal HA, Cohen-Kettenis PT. Clinical management of gender identity disorder in adolescents. Eur J Endocrinol. 2006;155 Suppl 1:S131–7.
5. Feldman J, Safer J. Hormone therapy in adults: suggested revisions to the sixth version of the standards of care. Int J Transgenderism. 2009;11(3):146–82.
6. Gooren L. Hormone treatment of the adult transsexual patient. Horm Res. 2005;64 Suppl 2:31–6.
7. Dumasia K, et al. Effect of estrogen receptor-subtype-specific ligands on fertility in adult male rats. J Endocrinol. 2015;225(3):169–80.
8. Gill-Sharma MK, et al. Antifertility effects of estradiol in adult male rats. J Endocrinol Invest. 2001;24(8):598–607.
9. Robaire B, Duron J, Hales BF. Effect of estradiol-filled polydimethylsiloxane subdermal implants in adult male rats on the reproductive system, fertility, and progeny outcome. Biol Reprod. 1987;37(2):327–34.
10. Sharpe RM, Skakkebaek NE. Are oestrogens involved in falling sperm counts and disorders of the male reproductive tract? Lancet. 1993;341(8857):1392–5.
11. Fisch H, Hyun G, Golden R. The possible effects of environmental estrogen disrupters on reproductive health. Curr Urol Rep. 2000;1(4):253–61.
12. Skakkebaek NE, et al. Is human fecundity declining? Int J Androl. 2006;29(1):2–11.
13. Oliva A, Spira A, Multigner L. Contribution of environmental factors to the risk of male infertility. Hum Reprod. 2001;16(8):1768–76.
14. Rozati R, et al. Role of environmental estrogens in the deterioration of male factor fertility. Fertil Steril. 2002;78(6):1187–94.

15. Du Plessis SS, et al. The effect of obesity on sperm disorders and male infertility. Nat Rev Urol. 2010;7(3):153–61.
16. Pauli EM, et al. Diminished paternity and gonadal function with increasing obesity in men. Fertil Steril. 2008;90(2):346–51.
17. Palmer NO, et al. Impact of obesity on male fertility, sperm function and molecular composition. Spermatogenesis. 2012;2(4):253–63.
18. Pavlovich CP, et al. Evidence of a treatable endocrinopathy in infertile men. J Urol. 2001;165(3):837–41.
19. Hillier SG, Ross GT. Effects of exogenous testosterone on ovarian weight, follicular morphology and intraovarian progesterone concentration in estrogen-primed hypophysectomized immature female rats. Biol Reprod. 1979;20(2):261–8.
20. Goerlich VC, Dijkstra C, Groothuis TG. Effects of in vivo testosterone manipulation on ovarian morphology, follicular development, and follicle yolk testosterone in the homing pigeon. J Exp Zool A Ecol Genet Physiol. 2010;313(6):328–38.
21. Velez LM, et al. Effect of hyperandrogenism on ovarian function. Reproduction. 2015;149(6):577–85.
22. van der Spuy ZM, Dyer SJ. The pathogenesis of infertility and early pregnancy loss in polycystic ovary syndrome. Best Pract Res Clin Obstet Gynaecol. 2004;18(5):755–71.
23. Dumesic DA, Padmanabhan V, Abbott DH. Polycystic ovary syndrome and oocyte developmental competence. Obstet Gynecol Surv. 2008;63(1):39–48.
24. Amato MC, et al. Low estradiol-to-testosterone ratio is associated with oligo-anovulatory cycles and atherogenic lipidic pattern in women with polycystic ovary syndrome. Gynecol Endocrinol. 2011;27(8):579–86.
25. Light AD, et al. Transgender men who experienced pregnancy after female-to-male gender transitioning. Obstet Gynecol. 2014;124(6):1120–7.
26. Ellis SA, Wojnar DM, Pettinato M. Conception, pregnancy, and birth experiences of male and gender variant gestational parents: it's how we could have a family. J Midwifery Womens Health. 2015;60(1):62–9.
27. Lawrence AA, Shaffer JD, Snow WR. Healthcare needs of transgendered patients. J Am Med Assoc. 1996;276:874.
28. American Academy of Child & Adolescent Psychiatry. Facts for Families: Children with Lesbian, Gay, Bisexual and Transgender Parents. Washington, DC; 2013.
29. The Ethics Committee of the American Society for Reproductive Medicine. Fertility Preservation and Reproduction in patients facing gonadotoxic therapies. Birmingham, AL; 2013.
30. Santelli JS, et al. Guidelines for adolescent health research. J Adolesc Health. 2003;33(5):396–409.
31. Fallat ME, Hutter J, American Academy of Pediatrics Committee on Bioethics, American Academy of Pediatrics Section on Hematology/Oncology, American Academy of Pediatrics Section on Surgery. Preservation of fertility in pediatric and adolescent patients with cancer. Pediatrics. 2008;121(5):e1461–9.
32. Bunge RG, Sherman JK. Fertilizing capacity of frozen human spermatozoa. Nature. 1953;172:767–8.
33. Wang JH, Muller CH, Lin K. Optimizing fertility preservation for pre- and postpubertal males with cancer. Semin Reprod Med. 2013;31:274–85.
34. Practice Committees of American Society for Reproductive Medicine, Society for Assisted Reproductive Technology. Mature oocyte cryopreservation: a guideline. Fertil Steril. 2013;99:37–43.
35. Wallace SA, Blough KL, Kondapalli LA. Fertility preservation in the transgender patient: expanding oncofertility care beyond cancer. Gynecol Endocrinol. 2014;30:1–4.
36. De Sutter P. Gender reassignment and assisted reproduction: present and future reproductive options for transsexual people. Hum Reprod. 2001;16(4):612–4.
37. Berookhim BM, Mulhall JP. Outcomes of operative sperm retrieval strategies for fertility preservation among males scheduled to undergo cancer treatment. Fertil Steril. 2014;101(3):805–11.

175

38. Reichman DE, Davis OK, Zaninovic N, Rosenwaks Z, Goldschlag DE. Fertility preservation using controlled ovarian hyperstimulation and oocyte cryopreservation in a premenarcheal female with myelodysplastic syndrome. Fertil Steril. 2012;98(5):1225–8.
39. Loren AW, Mangu PB, Beck LN, Brennan L, Magdalinski AJ, Partridge AH, Quinn G, Wallace WH, Oktay K, American Society of Clinical Oncology. Fertility preservation for patients with cancer: American Society of Clinical Oncology clinical practice guideline update. J Clin Oncol. 2013;31(19):2500–10.
40. Schover LR. Patient attitudes toward fertility preservation. Pediatr Blood Cancer. 2009;53(2):281–4.

第 13 章 公开肿瘤生育学中性少数群体病例的重要性

Christina Tamargo，Gwen Quinn，
Matthew B. Schabath，Susan T. Vadaparampil

黄 禾 译 尚 鹊 审校

Laura，33岁，正在与肿瘤学专家*Smith* 医生讨论她最近的活检结果。*Smith* 医生回顾了*Laura* 的社交和疾病史，包括之前睾丸癌筛查活检得到的良性结果，说："你叫*Laura*？男人叫这个名字不常见。"患者回答说："我认为自己是女性，所以选择了*Laura* 这个名字。"*Smith* 医生不知道如何回答，继续解释癌症的诊断。"你得了结直肠癌，你的治疗将包括烷化剂化疗和放疗。这种治疗方法会使你不育，但这可能不是像你这样的人会关心的问题。"*Laura* 回应道："你为什么这么说？我一直想生孩子。"*Smith* 医生仍然不知道该如何称呼他的患者，他说："我打电话让我的护士来跟您聊聊，她儿子是同性恋，她比我更了解这些东西。"*Laura* 因为诊断了癌症而震惊哭泣，此时生气地说："我不是同性恋，我是变性人，我仍然是正常的人。"

概述

　　女同性恋（lesbian）、男同性恋（gay）、双性恋（bisexual）、变性者（transsexual/transgender）以及性别认同不确定者（queer/questioning）（LGBTQ）人群是一个缺乏研究且缺乏重视的群体，通常被称为性少数群体[1]。标签"同性恋、双性恋"指的是性取向[2-3]。术语"变性者"指的是性别认同，个体不认同出生时分配给他或她的性别（即生物性别）[2-3]。标签"性别认同不确定者"可以用来指代任意性取向或性别认同[4-5]。还有其他几个与这一群体相关的术语（例如，"gender fluid""genderqueer""two-spirit"）以及在这些群体中使用的特殊术语，这些

术语通常不能被非成员使用（例如，dyke）[6-7]。据估计，3％～12％的美国人是同性恋或双性恋，1％～3％是变性者[8]。

性少数群体这一术语下的每个亚群体都可能是独特的，具有不同的健康危险因素、沟通偏好以及医疗和社会史[4,9]。所有 LGBTQ 人群普遍感到社会对他们存在的歧视和不接受，医疗保健过程中尤其如此[4]。最近的一些研究已经证实，LGBTQ 个体由于害怕受到歧视或者因为他们无法找到对 LGBTQ 友好的医疗环境而抵触、避免预防性保健[1,10-16]。LGBTQ 个体经历各种各样的健康问题，企图自杀率、心理健康问题发生率以及某些癌症的风险均偏高[17-22]。

LGBTQ 人群和癌症

由于美国国家调查和登记中未收集 LGBTQ 状况[23]，目前公布的关于 LGBTQ 人群癌症发病率的数据有限[19,24-25]。因此，尽管研究人员利用新方法来估计性少数群体中癌症的流行度、密度、发病率和死亡率，该人群的癌症负担还是未知[26-29]。Quinn 等最近的综述中[19]综合了目前相关文献中 LGBTQ 人群癌症高发的 7 个器官，分别是肛门、乳腺、子宫颈、结肠、子宫内膜、肺和前列腺。作者指出，LGBTQ 人群与普通人群的癌症健康差异可能归因于多种因素，包括社会和经济因素，人群获得医疗保健和筛查的机会较低，以及高危因素和有害行为[19]。

医疗保健中公开性别认同和性取向

LGBTQ 患者不透露性别认同和性取向，医师问诊没有得到此方面信息，可能导致重要医疗问题筛查、诊断或治疗的失败，从而进一步增加了 LGBTQ 个体的癌症风险[30-36]。美国儿科学会、美国医学协会和青少年健康与医疗协会都建议医护人员与所有青少年讨论性问题，并就性取向进行非评判性的交流[33,37-39]。患者袒露性取向有助于提高患者满意度和保健质量[33]。LGBTQ 性取向公开相关的大多数研究都集中在中老年人身上。Quinn 等[40]调查了 632 名平均年龄为 58 岁的 LGBTQ 个人，其中 67％总是或经常告知医生他们的性状况。此外，不到 10％的人在医疗机构中受到过歧视[40]。在一项包含 291 名平均年龄为 62 岁的 LGBT 癌症患者的研究中，79％的人表明他们向医生透露了他们的性取向和性别认同偏好，34％的人表明通过该方式来纠正不规范的性取向假设[32]。

LGBTQ 青年的信息很少，其中的癌症患者和就诊经历的信息更少[19,24-25,33,41-43]。现有的有限数据表明，年轻的性少数群体不太愿意向医生透露他们的性取向或性别认同偏好[9]。对 18～23 岁无癌症 LGBTQ 人群的研究发现，只有 13％向医生透露过性取向[33]。因为需要关注青少年和青年（adolescent and young adult，AYA）肿瘤患者的生殖健康和生育问题，这一发现非常重要[44-52]。这些领域关注青少年和青年的大多数研究都没有包括评估性取向和（或）性别认同。本章的其余部分将对与生育相关的特殊问题进行概述。

LGBTQ 青少年和青年肿瘤患者生育力问题的探讨

患有癌症的青少年和青年可能经历永久性或暂时性不孕不育[53-57]。不孕不育症的风险取决于多种因素，如癌症类型、分期、化疗方案和剂量、内分泌治疗、放疗照射部位和剂量、手术部位和（或）骨髓或干细胞移植等[58-67]。有几篇精彩的综述对这些因素进行了详细的讨论[68-73]。一般来说，年轻的患者不太可能经历不孕不育[66-67]。美国临床肿瘤学会（American Society of Clinical Oncology，ASCO）、国家综合癌症网络（the National Comprehensive Cancer Network，NCCN）和美国儿科学会（the American Academy of Pediatrics，AAP）都发布了指南，敦促肿瘤医生与青少年和青年患者讨论不孕不育风险和生育选择，并将患者转诊给生殖专家[58,74-75]。ASCO 和 NCCN 指南还建议患者进行更进一步的生育健康讨论，例如避孕以及转诊遗传学专家咨询家庭癌症综合征的相关情况[58,75]。

然而研究表明，这样的谈论或者没有进行（因为没有记录），或者没有被青少年和青年患者回忆起来，如癌症生存者对肿瘤卫生保健机构生育力讨论满意度的回顾性研究中所示[76-80]。最近的一些研究显示，无论是否使用生育力保存方法，患者与医生讨论生育风险就有助于获得更好的生活质量（quality of life，QoL）以及减少遗憾[51,76,81-84]。

患有癌症的 LGBTQ 青少年和青年与异性恋和性别认同与生理一致的青少年和青年一样，由于暂时或永久的生育问题，QoL 面临严重威胁[68,71,85-89]。生育能力受损会对其他 QoL 问题产生涟漪效应，如浪漫的伴侣关系、身体形象和性行为[71,86]。虽然这在癌症人群中没有得到经验性的验证，但是对患有不孕不育的男性和女性的调查和案例研究表明，不良的自我形象认知与不能生育生物学后代之间存在相关性[90-92]。虽然许多青少年和青年对未来生育有强烈的意愿，但除非医生在医疗保健中提出来，还有很多人可能没有认真考虑过这个问题[45,46,79,93-100]。

现有的研究表明，患有癌症的性少数人群青少年和青年可能与异性恋及性别认同一致的患者一样，对生育力讨论感兴趣。T'Sjoen[87]报道，在开始使用跨性别激素之前，一些变性者会选择保存生育力，以便将来有可能有自己的孩子。Wierckx[88]采访了50名变性男性以确定其生育愿望，其中54％希望生育，37％在开始跨性别激素治疗前考虑过储存精子。一例33岁男同性恋前列腺癌患者的个案报道中提到，生育是他选择治疗方案的关键因素[89]。

虽然讨论不孕不育风险和生育力保存（fertility preservation，FP）方案对这些人群很重要，但需同时考虑LGBTQ青少年和青年癌症患者独特的心理、社会和发展问题。LGBTQ的独特经历和考虑可能导致他们对未来生育有不同的愿望，因此可能采取生育力保存。例如，一名变性女童希望将来有孩子，但不希望精子是从她的男性身体产生的[101]。鉴于这种情况，医生需关注更多样化的家庭建设选择，而不是仅仅关注血亲关系——例如，像这个孩子这样的LGBTQ可能对代孕和收养更感兴趣。

对青少年和青年癌症患者和生存者的多项研究找出了未和新诊断肿瘤的患者进行生育和生殖健康问题讨论的几个原因。这些原因包括癌症诊断的严重性、来自医生的不适感或缺乏对该问题的了解，以及医生认为如果患者不主动开始关于生育的谈话则默认患者不感兴趣[46,79,93,94,98-100]。到目前为止，仅有有限的研究探讨了LGBTQ青少年和青年癌症患者的生育问题、生育意向或肿瘤医生给这些患者推荐生育力保存的态度。首批评估肿瘤科医生对讨论生育风险的必要性相关知识的了解程度的一项研究表明，许多医生不会向男性同性恋患者推荐精子库[98]。从这项研究中尚不清楚医生的看法是认为同性恋男性患者对生孩子不感兴趣，或者是做了价值观判断，即这些人不应该生孩子。

LGBTQ青少年和青年患者保存生育力成为生物学父母的方法的可行性及挑战

对于希望进行生育力保存的LGBTQ患者，重要的是需考虑他们可能面临的独特挑战。美国妇产科学会（ACOG）提到，女同性恋和双性恋女性由于担心保密性、需要公开性取向和害怕歧视而在医疗保健中遇到困难[102]。ACOG敦促医生需考虑所有患者，即使是怀孕的患者，也可能是女同性恋者或双性恋者[102]。ACOG 还认为拒绝向同性夫妇或变性者提供生殖健康服务是一种歧视[102-104]。欧洲健康生殖伦理学会（ES-HRE）也强调，拒绝任何群体获得辅助生殖帮助"不能以人权的观点解释"[105]。最近的一项研究显示，性少数群体女性中寻求生殖服务的比例为异性恋者的一半[106]。然而，Grover 等[107]的研究结果显示，自 2003年以来，男性同性伴侣寻求生殖服务的人数增加了 21 倍。Yager 等[108]指出，试图怀孕的女同性恋和双性恋女性在生育保健服务中已获得了更多支持且对同性恋的歧视有所减少。

一项对 41 名已怀孕的变性男性的调查结果显示，尽管在怀孕前曾使用过睾酮，但 36 名（88％）变性男子是使用自己的卵母细胞怀孕。只有一半的男性表明曾接受产前保健，所有受试者均表示医生对变性者的健康知识水平较低。此外，研究还显示，许多变性男性已经历过社会性别转变，有些也进行了医学的转变，但仍然渴望生孩子[109]。

然而，对卫生保健提供者的研究表明，在处理 LGBTQ 患者方面存在一些偏差。加拿大的一项研究表明，11％的医生没有建议男同性恋者使用精子库[99]。一项对 9 名在加拿大生活并试图采用辅助生殖技术（assisted reproductive technology，ART）的变性者的研究报告显示，他们都曾有过不愉快的医疗保健经历[110]。美国对妇产科医师的一项研究显示，14％的医生不建议同性恋或未婚妇女采用 ART 妊娠[111]。2012 年一项对美国生育诊所网站的分析中，11％的诊所不接受女同性恋和单身女性，只有 10％的诊所网站有明确的不歧视声明[112]。几项法律研究探讨了医疗保健提供者不为或自主拒绝为其认为违背道德价值观的患者提供医疗保健的权利和生殖医疗保健歧视之间的关系[113-117]。AMA 指南明确指出"医生不能以种族、性别、性取向、性别认同或任何其他构成歧视的标准，拒绝为患者提供医疗服务"[118]，也不能歧视患有传染性疾病的患者[119]。

ART 的不断进步，如子宫移植后的成功妊娠，将继续引起关于变性女性妊娠的新的伦理问题。例如，Murphy[120]在最近的一篇评论中探讨了这一伦理难题，并得出结论，没有强有力的论据来阻止更多研究来探索这一问题的医学可行性，或者阻止变性妇女尝试怀孕。

政策与实践

机构政策和实践以及医疗服务提供者的语言和非语言交流为青少年

和青年 LGBTQ 患者透露他们的性取向状态提供了基础[30,121-122]。实施系统性例行收集 LGBTQ 人群的相关信息，可为这些机构促进最优医疗保健提供一个重要起点[30,122]。然而，性别和性取向以二元分类的健康信息采集表格可能阻止患者提供他们社会史和病史中相关的重要部分。开放性的健康表格允许患者使用自己的语言描述他们的性别、恋爱关系和性生活史[30]。例如，《芬威女同性恋、男同性恋、双性恋和变性者健康指南》建议，医疗保健提供者应该考虑这样的可能性，即"每名新患者可能具有任何性别身份或性取向，或进行任何性行为：避免以刻板印象或自己经验认定的一般性情况做出假设"[123]。如表 13.1 所示，获取性生活史可能涉及多个问题，这些问题可能与多数人在医学院校学习到的内容不同[4,124-125]。表 13.1 提供了获取性生活史的建议。表 13.2 为医疗保健提供者在询问这些问题时的行为提供了参考，比如检查自己的价值观以及非语言肢体语言。

表 13.1　建议面对面访谈性健康问题内容时采用的问题（Makadon 等[123]）

你有性生活吗？
你的活跃性对象是男性、女性还是两者都有？
你采用哪种方式进行性行为？ 提示：口交，经阴道，肛交
进行这些类型的性行为，你使用屏障或避孕套吗？ 如果使用，多久使用一次呢？ 提示：每次，与非伴侣时
您对于性生活使用屏障保护有什么问题吗？ 您是出于什么原因不使用屏障保护呢？

表 13.2　获取性生活史时的注意事项（Makadon 等[123]）

要首先说明你向所有的患者都提出这些问题，这些问题对患者的整体健康至关重要	不要假设过去、现在或将来的性行为
要避免可能有潜在歧视的语言	不要认为一个证实为同性恋的人从未有过异性伴侣
要检查自己的面部表情、肢体语言和说话语气	不要认为 LGBTQ 个体没有孩子（或缺乏意愿）或从未怀孕过
要做好准备回答有关 LGBTQ 人群的各种性行为相关 STI 和 HIV 传播风险的问题	—
要注意变性者、男男性行为者和进行高风险性活动的人感染 HIV 和某些 STI 的风险增加	—

表 13.2　获取性生活史时的注意事项（Makadon 等[123]）（续表）

要根据 CDC 指南来进行筛查和治疗	—
要注意尽管 STI 在女同性恋者中并不常见，但临床医生仍应该不管其性取向如何，对所有女性进行 STI 筛查。女性的性伴侣越多（女性或男性），风险就越大。细菌性阴道病在女性同性性行为人群中可能比一般人群更常见	—
要考虑存在性功能问题患者的整体健康状态，包括心理状态、身体健康和伴侣关系	—

STI，性传播疾病；HIV，人类免疫缺陷病毒

　　美国联合委员会（the Joint Commission）、疾病控制和预防中心（the Centers for Disease Control and Prevention，CDC）以及医学研究所（the Institute of Medicine，IOM）都建议在患者病历中收集性取向、性别认同信息[5,126-129]。CDC 和 IOM 进一步建议汇总这些数据，以确保这些群体在临床研究中具有代表性，并减少人群中的健康差异[5,129]。图 13.1 提供了在收集性取向和性别认同信息时的措辞样本。

请提供以下信息，以便我们的工作人员正确地处理您的问题并为您提供服务。

a. 保险或政府记录的姓名：
　——————————————————

b. 喜欢的名字/昵称（如果与姓名不同）：——————————————

c. 目前认可的性别是什么（检查所有适用的性别）：
　男性　女性　变性男性　变性女性
　性别认知不确定者（genderqueer）
　其他：请详述————————————————————
　拒绝回答

d. 您的出生性别是什么（出生证明的性别）：
　男性　　女性　　拒绝回答

e. 政府记录的健康保险上的性别是什么：
　男性　　女性

f. 你喜欢什么性别代词（他，她，他们，zie等）：
　　　　　　　　　　　————————————————

g. 你认为自己是：
　女同性恋　　　　　男同性恋　　　　　同性恋
　异性恋　　　　　　双性恋　　　　　　其他
　不知道　　　　　　　　　　　　　　　————————

图 13.1　医疗表格使用的语言样本（Makadon 等[123]）

总结

肿瘤照护机构中的医疗保健人员越来越需要考虑、了解不同患者群体的独特需求，并提供保健[19,130]。虽然过去十年在跨文化交融方面已取得很大进展，但人们日益认识到，多样性不仅仅基于种族和族裔，还包括长期在美国医疗保健系统中被边缘化的性少数群体。我们的综述着重讨论了 LGBTQ 青少年和青年患者癌症相关不孕不育和生育力保存方面的挑战，其中讨论的许多问题以及提供的建议可以在临床中更广泛地应用，从而影响和改善性少数群体的医疗保健。

参考文献

1. Fredriksen-Goldsen KI, Kim HJ, Barkan SE, Muraco A, Hoy-Ellis CP. Health disparities among lesbian, gay, and bisexual older adults: results from a population-based study. Am J Public Health. 2013;103(10):1802–9. Pubmed Central PMCID: Pmc3770805, Epub 2013/06/15. eng.
2. Spectrum Center. LGBT terms and definitions [internet]. Ann Arbor: Spectrum Center; 2015. [cited 2015 Jul 20], Available from: http://internationalspectrum.umich.edu/life/definitions.
3. Johnson CV, Mimiaga MJ, Bradford J. Health care issues among lesbian, gay, bisexual, transgender and intersex (LGBTI) populations in the United States: introduction. J Homosex. 2008;54(3):213–24. Epub 2008/10/02. eng.
4. Institute of Medicine. The health of lesbian, gay, bisexual, and transgender people: building a foundation for better understanding. Washington, DC: National Academies Press; 2011.
5. Institute of Medicine. Collecting sexual orientation and gender identity data in electronic health records. Washington, DC: National Academies Press; 2013.
6. UC Berkeley Gender Equity Resource Center. Definition of Terms [Internet]. Berkeley: UC Berkeley Gender Equity Resource Center; c2014 [updated 2013 Jul; cited 2015 Jul 21]. Available from: http://geneq.berkeley.edu/lgbt_resources_definiton_of_terms.
7. Gender and Sexuality Center. LGBT Vocab 101 [Internet]. Northfield: Gender and Sexuality Center; [date unknown] [updated 2014 May 27; cited 2015 Jul 21]. Available from: https://apps.carleton.edu/campus/gsc/students/ally/lgbtvocab/.
8. Gates GJ. How many people are lesbian, gay, bisexual, and transgender? Los Angeles: The Williams Institute, University of California, Los Angeles School of Law; 2011.
9. Durso LE, Meyer IH. Patterns and predictors of disclosure of sexual orientation to healthcare providers among lesbians, gay men, and bisexuals. Sex Res Social Policy. 2013;10(1): 35–42.
10. Hart SL, Bowen DJ. Sexual orientation and intentions to obtain breast cancer screening. J Womens Health (Larchmt). 2009;18(2):177–85. Pubmed Central PMCID: Pmc2945722, Epub 2009/02/03. eng.
11. Tracy JK, Lydecker AD, Ireland L. Barriers to cervical cancer screening among lesbians. J Womens Health (Larchmt). 2010;19(2):229–37. Pubmed Central PMCID: Pmc2834453, Epub 2010/01/26. eng.
12. Tracy JK, Schluterman NH, Greenberg DR. Understanding cervical cancer screening among lesbians: a national survey. BMC Public Health. 2013;13:442. Pubmed Central PMCID:

Pmc3693978, Epub 2013/05/07. eng.

13. Newman PA, Roberts KJ, Masongsong E, Wiley DJ. Anal cancer screening: barriers and facilitators among ethnically diverse gay, bisexual, transgender, and other men who have sex with men. J Gay Lesbian Soc Serv. 2008;20(4):328–53. Pubmed Central PMCID: Pmc3002049, Epub 2008/10/01. Eng.

14. Potter J, Peitzmeier SM, Bernstein I, Reisner SL, Alizaga NM, Agenor M, et al. Cervical cancer screening for patients on the female-to-male spectrum: a narrative review and guide for clinicians. J Gen Intern Med. 2015;30(12):1857–64. Epub 2015/07/15. Eng.

15. Lutz AR. Screening for asymptomatic extragenital gonorrhea and chlamydia in men who have Sex with men: significance, recommendations, and options for overcoming barriers to testing. LGBT Health. 2015;2(1):27–34.

16. Dodge B, Van Der Pol B, Rosenberger JG, Reece M, Roth AM, Herbenick D, et al. Field collection of rectal samples for sexually transmitted infection diagnostics among men who have sex with men. Int J STD AIDS. 2010;21(4):260–4. Epub 2010/04/10. eng.

17. McKay B. Lesbian, gay, bisexual, and transgender health issues, disparities, and information resources. Med Ref Serv Q. 2011;30(4):393–401. Epub 2011/11/02. eng.

18. National Alliance on Mental Illness. Mental health issues among gay, lesbian, bisexual, and transgender (GLBT) people [Internet]. Arlington: National Alliance on Mental Illness Multicultural Action Center; 2007 [cited 2015 Jul 21]. Available from: http://www.nami.org/Content/ContentGroups/Multicultural_Support1/Fact_Sheets1/GLBT_Mental_Health_07.pdf.

19. Quinn GP, Sanchez JA, Sutton SK, Vadaparampil ST, Nguyen GT, Green BL, et al. Cancer and lesbian, gay, bisexual, transgender/transsexual, and queer/questioning (LGBTQ) populations. CA Cancer J Clin. 2015;65:384.

20. Almeida J, Johnson RM, Corliss HL, Molnar BE, Azrael D. Emotional distress among LGBT youth: the influence of perceived discrimination based on sexual orientation. J Youth Adolesc. 2009;38(7):1001–14. Pubmed Central PMCID: Pmc3707280, Epub 2009/07/29. eng.

21. Burgess D, Tran A, Lee R, van Ryn M. Effects of perceived discrimination on mental health and mental health services utilization among gay, lesbian, bisexual and transgender persons. J LGBT Health Res. 2007;3(4):1–14. Epub 2008/12/02. eng.

22. National Institutes of Health. Plans for Advancing LGBT Health Research [Internet]. Bethesda: U.S. Department of Health and Human Services; 2013 [updated 2013 Jan 4; cited 2015 Jul 21]. Available from: http://nih.gov/about/director/01032013_lgbt_plan.htm.

23. Margolies L. Bisexual Women and Breast Cancer [Internet]. Santa Monica: National LGBT Cancer Network; c2015 [updated 2013 Oct 7; cited 2015 Jul 21]. Available from: http://cancer-network.org/cancer_information/bisexuals_and_cancer/bisexual_women_and_breast_cancer.php.

24. Brown JP, Tracy JK. Lesbians and cancer: an overlooked health disparity. Cancer Causes Control. 2008;19(10):1009–20.

25. NIH LGBT Research Coordinating Committee. Consideration of the institute of medicine (IOM) report on the health of lesbian, gay, bisexual, and transgender (LGBT) individuals. Washington, DC: National Institutes of Health; 2013.

26. Boehmer U, Miao X, Maxwell NI, Ozonoff A. Sexual minority population density and incidence of lung, colorectal and female breast cancer in California. BMJ Open. 2014;4(3):e004461. Pubmed Central PMCID: Pmc3975738, Epub 2014/03/29. eng.

27. Boehmer U, Miao X, Ozonoff A. Cancer survivorship and sexual orientation. Cancer. 2011;117(16):3796–804. Epub 2011/05/11. eng.

28. Boehmer U, Ozonoff A, Miao X. An ecological analysis of colorectal cancer incidence and mortality: differences by sexual orientation. BMC Cancer. 2011;11:400. Pubmed Central PMCID: Pmc3188512, Epub 2011/09/23. eng.

29. Boehmer U, Ozonoff A, Miao X. An ecological approach to examine lung cancer disparities due to sexual orientation. Public Health. 2012;126(7):605–12. Pubmed Central PMCID: Pmc3389196, Epub 2012/05/15. eng.

30. Quinn GP, Schabath MB, Sanchez JA, Sutton SK, Green BL. The importance of disclosure: lesbian, gay, bisexual, transgender/transsexual, queer/questioning, and intersex individuals and the cancer continuum. Cancer. 2015;121(8):1160–3.

31. Dahan R, Feldman R, Hermoni D. Is patients' sexual orientation a blind spot of family physicians? J Homosex. 2008;55(3):524–32. Epub 2008/12/02. eng.

32. Kamen CS, Smith-Stoner M, Heckler CE, Flannery M, Margolies L, editors. Social support, self-rated health, and lesbian, gay, bisexual, and transgender identity disclosure to cancer care providers. Oncol Nurs Forum. 2015;42(1):44–51: NIH Public Access.

33. Meckler GD, Elliott MN, Kanouse DE, Beals KP, Schuster MA. Nondisclosure of sexual orientation to a physician among a sample of gay, lesbian, and bisexual youth. Arch Pediatr Adolesc Med. 2006;160(12):1248–54.

34. Bjorkman M, Malterud K. Being lesbian–does the doctor need to know? A qualitative study about the significance of disclosure in general practice. Scand J Prim Health Care. 2007;25(1):58–62.

35. Boehmer U, Case P. Physicians don't ask, sometimes patients tell. Cancer. 2004;101(8):1882–9.

36. Johnson MJ, Nemeth LS. Addressing health disparities of lesbian and bisexual women: a grounded theory study. Womens Health Issues. 2014;24(6):635–40.

37. American Medical Association. AMA Policy Regarding Sexual Orientation [Internet]. Chicago: American Medical Association; c1995-2015 [cited 2015 Jul 22]. Available from: http://www.ama-assn.org/ama/pub/about-ama/our-people/member-groups-sections/glbt-advisory-committee/ama-policy-regarding-sexual-orientation.page.

38. Frankowski BL. Sexual orientation and adolescents. Pediatrics. 2004;113(6):1827–32. Epub 2004/06/03. eng.

39. Society for Adolescent Health and Medicine. Recommendations for promoting the health and well-being of lesbian, gay, bisexual, and transgender adolescents: a position paper of the Society for Adolescent Health and Medicine. J Adolesc Health. 2013;52(4):506–10. Epub 2013/03/26. eng.

40. Quinn GP, Sutton SK, Winfield B, Breen S, Canales J, Shetty G, et al. Lesbian, gay, bisexual, transgender, queer/questioning (LGBTQ) perceptions and health care experiences. J Gay Lesbian Soc Serv. 2015;27(2):246–61.

41. Fisher CB, Mustanski B. Reducing health disparities and enhancing the responsible conduct of research involving LGBT youth. Hastings Cent Rep. 2014;44 Suppl 4:S28–31. Epub 2014/09/19. eng.

42. Mayer KH, Bradford JB, Makadon HJ, Stall R, Goldhammer H, Landers S. Sexual and gender minority health: what we know and what needs to be done. Am J Public Health. 2008;98(6):989–95.

43. Mustanski B. Future directions in research on sexual minority adolescent mental, behavioral, and sexual health. J Clin Child Adolesc Psychol. 2015;44(1):204–19. Pubmed Central PMCID: Pmc4314941, Epub 2015/01/13. eng.

44. Carter J, Penson R, Barakat R, Wenzel L. Contemporary quality of life issues affecting gynecologic cancer survivors. Hematol Oncol Clin North Am. 2012;26(1):169–94.

45. Partridge AH, Gelber S, Peppercorn J, Sampson E, Knudsen K, Laufer M, et al. Web-based survey of fertility issues in young women with breast cancer. J Clin Oncol. 2004;22(20):4174–83.

46. Schover LR. Patient attitudes toward fertility preservation. Pediatr Blood Cancer. 2009;53(2):281–4.

47. Howard-Anderson J, Ganz PA, Bower JE, Stanton AL. Quality of life, fertility concerns, and behavioral health outcomes in younger breast cancer survivors: a systematic review. J Natl Cancer Inst. 2012;104(5):386–405.

48. Bleyer A, Barr R, Hayes-Lattin B, Thomas D, Ellis C, Anderson B, et al. The distinctive biology of cancer in adolescents and young adults. Nat Rev Cancer. 2008;8(4):288–98.

49. Levine J, Canada A, Stern CJ. Fertility preservation in adolescents and young adults with cancer. J Clin Oncol. 2010;28(32):4831–41.

50. Canada AL, Schover LR. The psychosocial impact of interrupted childbearing in long-term female cancer survivors. Psychooncology. 2012;21(2):134–43. Pubmed Central PMCID: 3123665.

51. Letourneau JM, Ebbel EE, Katz PP, Katz A, Ai WZ, Chien AJ, et al. Pretreatment fertility counseling and fertility preservation improve quality of life in reproductive age women with cancer. Cancer. 2012;118(6):1710–7. Pubmed Central PMCID: 3235264.

52. Gorman JR, Usita PM, Madlensky L, Pierce JP. Young breast cancer survivors: their perspectives on treatment decisions and fertility concerns. Cancer Nurs. 2011;34(1):32–40. Pubmed Central PMCID: 2980796.

53. Bahadur G. Fertility issues for cancer patients. Mol Cell Endocrinol. 2000;169(1–2):117–22. Epub 2001/01/13. eng.

54. Padron OF, Sharma RK, Thomas Jr AJ, Agarwal A. Effects of cancer on spermatozoa quality after cryopreservation: a 12-year experience. Fertil Steril. 1997;67(2):326–31. Epub 1997/02/01. eng.

55. Drasga RE, Einhorn LH, Williams SD, Patel DN, Stevens EE. Fertility after chemotherapy for testicular cancer. J Clin Oncol. 1983;1(3):179–83. Epub 1983/03/01. eng.

56. Carter J, Rowland K, Chi D, Brown C, Abu-Rustum N, Castiel M, et al. Gynecologic cancer treatment and the impact of cancer-related infertility. Gynecol Oncol. 2005;97(1):90–5. Epub 2005/03/26. eng.

57. Crawshaw M, Sloper P. A qualitative study of the experiences of teenagers and young adults when faced with possible or actual fertility impairment following cancer treatment. York: Department of Social Policy and Social Work, University of York; 2006.

58. Loren AW, Mangu PB, Beck LN, Brennan L, Magdalinski AJ, Partridge AH, et al. Fertility preservation for patients with cancer: American Society of Clinical Oncology clinical practice guideline update. J Clin Oncol. 2013;31(19):2500–10. Epub 2013/05/30. eng.

59. Gracia CR, Sammel MD, Freeman E, Prewitt M, Carlson C, Ray A, et al. Impact of cancer therapies on ovarian reserve. Fertil Steril. 2012;97(1):134–40.e1. Pubmed Central PMCID: Pmc4005036. Epub 2011/12/06. eng.

60. Critchley HO, Wallace WH. Impact of cancer treatment on uterine function. J Natl Cancer Inst Monogr. 2005;34:64–8. Epub 2005/03/24. eng.

61. Littley MD, Shalet SM, Beardwell CG, Ahmed SR, Applegate G, Sutton ML. Hypopituitarism following external radiotherapy for pituitary tumours in adults. Q J Med. 1989;70(262):145–60. Epub 1989/02/01. eng.

62. Su HI, Sammel MD, Velders L, Horn M, Stankiewicz C, Matro J, et al. Association of cyclophosphamide drug-metabolizing enzyme polymorphisms and chemotherapy-related ovarian failure in breast cancer survivors. Fertil Steril. 2010;94(2):645–54. Pubmed Central PMCID: Pmc2891284, Epub 2009/04/21. eng.

63. van Dorp W, van den Heuvel-Eibrink MM, Stolk L, Pieters R, Uitterlinden AG, Visser JA, et al. Genetic variation may modify ovarian reserve in female childhood cancer survivors. Hum Reprod. 2013;28(4):1069–76. Epub 2013/01/31. eng.

64. American Cancer Society. Fertility and women with cancer [internet]. Atlanta: American Cancer Society; 2013. [cited 2015 Jul 22]. Available from: http://www.cancer.org/acs/groups/cid/documents/webcontent/acspc-041244-pdf.pdf.

65. LIVESTRONG. LIVESTRONG Fertility [Internet]. Austin: LIVESTRONG; c2014 [cited 2015 Jul 22]. Available from: http://assets.livestrong.org/we-can-help/LIVESTRONG-Fertility-Brochure.pdf.

66. Cancer.net. Fertility Concerns and Preservation for Men [Internet]. [place unknown]: American Society of Clinical Oncology; c2005-2015 [cited 2015 Jul 22]. Available from: http://www.cancer.net/coping-and-emotions/sexual-and-reproductive-health/fertility-concerns-and-preservation-men.

67. Cancer.net. Fertility Concerns and Preservation for Women [Internet]. [place unknown]: American Society of Clinical Oncology; c2005-2015 [cited 2015 Jul 22]. Available from: http://www.cancer.net/coping-and-emotions/sexual-and-reproductive-health/fertility-concerns-and-preservation-women.

68. Levine JM, Kelvin JF, Quinn GP, Gracia CR. Infertility in reproductive-age female cancer survivors. Cancer. 2015;121(10):1532–9. Epub 2015/02/05. eng.
69. Hulvat MC, Jeruss JS. Maintaining fertility in young women with breast cancer. Curr Treat Options Oncol. 2009;10(5-6):308–17. Pubmed Central PMCID: Pmc2908234, Epub 2010/03/20. eng.
70. Duffy C, Allen S. Medical and psychosocial aspects of fertility after cancer. Cancer J. 2009;15(1):27–33. Pubmed Central PMCID: Pmc2719717, Epub 2009/02/07. eng.
71. Goldfarb S, Mulhall J, Nelson C, Kelvin J, Dickler M, Carter J. Sexual and reproductive health in cancer survivors. Semin Oncol. 2013;40(6):726–44. Epub 2013/12/18. eng.
72. Tournaye H, Dohle GR, Barratt CL. Fertility preservation in men with cancer. Lancet. 2014;384(9950):1295–301. Epub 2014/10/07. eng.
73. Ginsberg JP. Educational paper: the effect of cancer therapy on fertility, the assessment of fertility and fertility preservation options for pediatric patients. Eur J Pediatr. 2011;170(6):703–8. Epub 2010/12/04. eng.
74. Fallat ME, Hutter J. Preservation of fertility in pediatric and adolescent patients with cancer. Pediatrics. 2008;121(5):e1461–9. Epub 2008/05/03. eng.
75. Coccia P, Pappo A, Altman J, Bhatia S, Borges V, Borinstein S, et al. The NCCN adolescent and young adult (AYA) oncology clinical practice guideline, version 2.2015 [internet]. Cold Spring Harbor: Harborside Press, LLC; 2015. [cited 2015 Jul 22]. Available from: http://www.nccn.org/professionals/physician_gls/pdf/aya.pdf.
76. Quinn GP, Block RG, Clayman ML, Kelvin J, Arvey SR, Lee JH, et al. If you did not document it, it did not happen: rates of documentation of discussion of infertility risk in adolescent and young adult oncology patients' medical records. J Oncol Pract. 2015;11(2):137–44. Epub 2015/01/01. eng.
77. Vadaparampil ST, Quinn GP. Improving communication between oncologists and reproductive specialists to promote timely referral of patients with cancer. J Oncol Pract. 2013;9(6):300–2. Epub 2013/08/15. eng.
78. Banerjee R, Tsiapali E. Occurrence and recall rates of fertility discussions with young breast cancer patients. Support Care Cancer. 2015;24(1):163–71. Epub 2015/05/15. eng.
79. Quinn GP, Vadaparampil ST, Lee JH, Jacobsen PB, Bepler G, Lancaster J, et al. Physician referral for fertility preservation in oncology patients: a national study of practice behaviors. J Clin Oncol. 2009;27(35):5952–7. Epub 2009/10/15. eng.
80. Yeomanson DJ, Morgan S, Pacey AA. Discussing fertility preservation at the time of cancer diagnosis: dissatisfaction of young females. Pediatr Blood Cancer. 2013;60(12):1996–2000. Epub 2013/07/10. eng.
81. Partridge AH, Gelber S, Peppercorn J, Ginsburg E, Sampson E, Rosenberg R, et al. Fertility and menopausal outcomes in young breast cancer survivors. Clin Breast Cancer. 2008;8(1):65–9. Epub 2008/05/27. eng.
82. Bastings L, Baysal O, Beerendonk CC, IntHout J, Traas MA, Verhaak CM, et al. Deciding about fertility preservation after specialist counselling. Hum Reprod. 2014;29(8):1721–9. Epub 2014/06/12. eng.
83. Wilkes S, Coulson S, Crosland A, Rubin G, Stewart J. Experience of fertility preservation among younger people diagnosed with cancer. Hum Fertil (Camb). 2010;13(3):151–8. Epub 2010/09/21. eng.
84. Jeruss JS, Woodruff TK. Preservation of fertility in patients with cancer. N Engl J Med. 2009;360(9):902–11. Pubmed Central PMCID: Pmc2927217, Epub 2009/02/28. eng.
85. Rowan K. Fertility preservation during treatment is a growing issue for women. J Natl Cancer Inst. 2010;102(5):294–6. Epub 2010/02/23. eng.
86. Murphy D, Klosky JL, Reed DR, Termuhlen AM, Shannon SV, Quinn GP. The importance of assessing priorities of reproductive health concerns among adolescent and young adult patients with cancer. Cancer. 2015;121(15):2529–36. Epub 2015/06/05. eng.
87. T'Sjoen G, Van Caenegem E, Wierckx K. Transgenderism and reproduction. Curr Opin Endocrinol Diabetes Obes. 2013;20(6):575–9.

88. Wierckx K, Van Caenegem E, Pennings G, Elaut E, Dedecker D, Van de Peer F, et al. Reproductive wish in transsexual men. Hum Reprod. 2012;27(2):483–7.

89. Santillo VM. Prostate cancer diagnosis and treatment of a 33-year-old gay man. J Gay Lesbian Ment Health. 2005;9(1-2):155–71.

90. [author unknown]. New Survey Finds Infertility Delivers a Serious Blow to Self-Esteem [Internet]. Whitehouse Station: PR Newswire; 2010 [cited 2015 Jul 24]. Available from: http://www.prnewswire.com/news-releases/new-survey-finds-infertility-delivers-a-serious-blow-to-self-esteem-82242177.html.

91. Faramarzi M, Pasha H, Esmailzadeh S, Kheirkhah F, Hajian-Tilaki K, Salmalian H. A survey of correlation infertility self-efficacy with behavioral health scales in infertile women. Health (N Y). 2014;6(10):943.

92. Wischmann T, Schilling K, Toth B, Rosner S, Strowitzki T, Wohlfarth K, et al. Sexuality, self-esteem and partnership quality in infertile women and men. Geburtshilfe Frauenheilkd. 2014;74(8):759–63. Pubmed Central PMCID: Pmc4153818, Epub 2014/09/16. Eng.

93. Jukkala AM, Azuero A, McNees P, Bates GW, Meneses K. Self-assessed knowledge of treatment and fertility preservation in young women with breast cancer. Fertil Steril. 2010;94(6):2396–8. Epub 2010/05/08. eng.

94. Oosterhuis BE, Goodwin T, Kiernan M, Hudson MM, Dahl GV. Concerns about infertility risks among pediatric oncology patients and their parents. Pediatr Blood Cancer. 2008;50(1):85–9. Epub 2007/05/22. eng.

95. Burns KC, Boudreau C, Panepinto JA. Attitudes regarding fertility preservation in female adolescent cancer patients. J Pediatr Hematol Oncol. 2006;28(6):350–4. Epub 2006/06/24. eng.

96. Maltaris T, Seufert R, Fischl F, Schaffrath M, Pollow K, Koelbl H, et al. The effect of cancer treatment on female fertility and strategies for preserving fertility. Eur J Obstet Gynecol Reprod Biol. 2007;130(2):148–55. Epub 2006/09/19. eng.

97. Klock SC, Zhang JX, Kazer RR. Fertility preservation for female cancer patients: early clinical experience. Fertil Steril. 2010;94(1):149–55. Epub 2009/05/02. eng.

98. Schover LR, Brey K, Lichtin A, Lipshultz LI, Jeha S. Oncologists' attitudes and practices regarding banking sperm before cancer treatment. J Clin Oncol. 2002;20(7):1890–7. Epub 2002/03/29. eng.

99. Achille MA, Rosberger Z, Robitaille R, Lebel S, Gouin JP, Bultz BD, et al. Facilitators and obstacles to sperm banking in young men receiving gonadotoxic chemotherapy for cancer: the perspective of survivors and health care professionals. Hum Reprod. 2006;21(12):3206–16. Epub 2006/08/05. eng.

100. Quinn GP, Vadaparampil ST, Gwede CK, Miree C, King LM, Clayton HB, et al. Discussion of fertility preservation with newly diagnosed patients: oncologists' views. J Cancer Surviv. 2007;1(2):146–55. Epub 2008/07/24. eng.

101. Navasky M, O'Connor K. Growing up trans [television broadcast]. FRONTLINE. Boston: Public Broadcasting Service; 2015.

102. ACOG Committee on Health Care for Underserved Women. ACOG Committee Opinion No. 525: health care for lesbians and bisexual women. Obstet Gynecol. 2012;119(5):1077.

103. ACOG Committee on Health Care for Underserved Women. Committee opinion no. 512: health care for transgender individuals. Obstet Gynecol. 2011;118(6):1454–8. Epub 2011/11/23. eng.

104. American College of Obstetricians Gynecologists. ACOG Committee Opinion No. 385 November 2007: the limits of conscientious refusal in reproductive medicine. Obstet Gynecol. 2007;110(5):1203.

105. De Wert G, Dondorp W, Shenfield F, Barri P, Devroey P, Diedrich K, et al. ESHRE task force on ethics and Law 23: medically assisted reproduction in singles, lesbian and gay couples, and transsexual people. Hum Reprod. 2014;29(9):1859–65.

106. Blanchfield BV, Patterson CJ. Racial and sexual minority women's receipt of medical assistance to become pregnant. Health Psychol. 2015;34(6):571.

107. Grover SA, Shmorgun Z, Moskovtsev SI, Baratz A, Librach CL. Assisted reproduction in a

cohort of same-sex male couples and single men. Reprod Biomed Online. 2013;27(2): 217–21.

108. Yager C, Brennan D, Steele LS, Epstein R, Ross LE. Challenges and mental health experiences of lesbian and bisexual women who are trying to conceive. Health Soc Work. 2010;35(3):191–200.

109. Light AD, Obedin-Maliver J, Sevelius JM, Kerns JL. Transgender men who experienced pregnancy after female-to-male gender transitioning. Obstet Gynecol. 2014;124(6):1120–7.

110. James-Abra S, Tarasoff L, Epstein R, Anderson S, Marvel S, Steele L, et al. Trans people's experiences with assisted reproduction services: a qualitative study. Hum Reprod. 2015;30(6):1365–74.

111. Lawrence RE, Rasinski KA, Yoon JD, Curlin FA. Obstetrician–gynecologists' beliefs about assisted reproductive technologies. Obstet Gynecol. 2010;116(1):127–35.

112. Johnson KM. Excluding lesbian and single women? An analysis of US fertility clinic websites. Womens Stud Int Forum. 2012;35(5):394–402.

113. Lumpkin CA. Does a pharmacist have the right to refuse to fill a prescription for birth control. U Miami Law Rev. 2005;60:105.

114. Smearman CA. Drawing the line: the legal, ethical and public policy implications of refusal clauses for pharmacists. Ariz Law Rev. 2006;48:469.

115. Storrow RF. Medical conscience and the policing of parenthood. William & Mary J Women Law. 2009;16:369.

116. Dickens B. Legal protection and limits of conscientious objection: when conscientious objection is unethical. Med Law. 2009;28(2):337.

117. Langlois N. Life-sustaining treatment law: a model for balancing a woman's reproductive rights with a pharmacist's conscientious objection. BCL Rev. 2005;47:815.

118. American Medical Association. Opinion 9.12 – Patient-physician relationship: respect for law and human rights [Internet]. Chicago: American Medical Association; c1995-2015 [updated 2008 Jun; cited 2015 Jul 23]. Available from: http://www.ama-assn.org/ama/pub/physician-resources/medical-ethics/code-medical-ethics/opinion912.page.

119. American Medical Association. Opinion 2.23 – HIV testing [internet]. Chicago: American Medical Association; 2010. [cited 2015 Jul 23]. Available from: http://www.ama-assn.org/ama/pub/physician-resources/medical-ethics/code-medical-ethics/opinion223.page.

120. Murphy TF. Assisted gestation and transgender women. Bioethics. 2015;29(6):389–97. Epub 2014/12/17. eng.

121. The Fenway Institute. Asking patients questions about sexual orientation and gender identity in clinical settings: a study in four health centers. Boston: The Fenway Institute and the Center for American Progress; 2013.

122. Makadon HJ. Ending LGBT invisibility in health care: the first step in ensuring equitable care. Cleve Clin J Med. 2011;78(4):220–4.

123. Makadon HJ, Mayer KH, Potter J, Goldhammer H. The Fenway guide to lesbian, gay, bisexual, and transgender health. 2nd ed. Philadelphia: ACP Press; 2015.

124. White W, Brenman S, Paradis E, Goldsmith ES, Lunn MR, Obedin-Maliver J, et al. Lesbian, gay, bisexual, and transgender patient care: medical students' preparedness and comfort. Teach Learn Med. 2015;27(3):254–63. Epub 2015/07/15. eng.

125. Sequeira GM, Chakraborti C, Panunti BA. Integrating lesbian, gay, bisexual, and transgender (LGBT) content into undergraduate medical school curricula: a qualitative study. Ochsner J. 2012;12(4):379–82. Pubmed Central PMCID: Pmc3527869, Epub 2012/12/26. eng.

126. Cahill S, Makadon H. Sexual orientation and gender identity data collection in clinical settings and in electronic health records: a key to ending LGBT health disparities. LGBT Health. 2014;1(1):34–41.

127. The Joint Commission. Advancing effective communication, cultural competence, and patient- and family-centered care for the lesbian, gay, bisexual, and transgender (LGBT) community: a field guide. Oak Brook 2011.

128. Institute of Medicine Board on the Health of Select Populations. The national academies col-

lection: reports funded by National Institutes of Health. Collecting sexual orientation and gender identity data in electronic health records: workshop summary. Washington, DC: National Academies Press (US); 2013.

129. Ward BW, Dahlhamer JM, Galinsky AM, Joestl SS. Sexual orientation and health among U.S. adults: national health interview survey, 2013. Natl Health Stat Report. 2014 Jul 15(77):1–10. Epub 2014/07/16. eng.

130. Davey MP, Waite R, Nunez A, Nino A, Kissil K. A snapshot of patients' perceptions of oncology providers' cultural competence. J Cancer Educ. 2014;29(4):657–64. Epub 2014/02/08. eng.

第 14 章　输血依赖性地中海贫血患者的生育力问题：病理生理、评估及管理

Sylvia T. Singer

于　娇　译　尚　鹊　审校

概述

地中海贫血是一种遗传性血红蛋白合成障碍疾病，是全球最常见的遗传病之一，根据特征具有多种临床亚型。其中最严重的一种是 β 地中海贫血（β-thalassemia major，TM），表现为儿童早期严重贫血、骨质改变和脾大。β 地中海贫血需要患者定期输血以维持生存，通常称为输血依赖性地中海贫血（transfusion-dependent thalassemia，TDT）。由于输入的血液含有高浓度的铁离子，如果过量的铁没有被迅速排出，则会导致铁超负荷和多器官功能障碍。相反，中间型地中海贫血（thalassemia intermedia，TI）患者仅携带温和的基因突变，所表现的临床症状也相对较轻，患者虽然贫血，但是不需要依赖输血，铁负荷较低。中间型地中海贫血患者偶尔会出现贫血进行性加重，在临床上需要定期输血治疗。

对输血引起的铁超负荷控制不满意是地中海贫血患者长期健康和管理的主要障碍。铁来自于输注的血液制品，还有一些来自肠道铁吸收的增加，铁蓄积是很多患者发生终末器官衰竭的主要原因。由铁离子诱导的心脏和肝损伤可导致患者早死，引起内分泌系统疾病，包括青春期延迟和生育能力下降，还能导致患者严重衰弱等并发症，对患者的生活质量（quality of life，QoL）产生重大影响。尽管铁螯合疗法和测量器官特异性含铁血黄素的方法取得了显著进展，但 TDT 患者生育力的损害已有

充分的文献报道，并且仍然普遍存在。虽然经充分输血治疗且铁螯合良好的患者可以发生自然生育，但许多患者不孕不育，或者随着时间的推移而出现不孕不育。医学进步在过去几十年延长了 TM 患者的预期寿命，因此，更多的关注转向如何降低发病率并且实现患者更好的 QoL，自然而然优先考虑实现生育。

现已对地中海贫血患者的护理扩大了目标，旨在让患者能够实现和健康同龄人相当的社会、职业和生育目标。然而，关注地中海贫血患者生育力下降的发病机制及进展的研究和项目、相关教育、早期咨询及保存生育力的方法实施仍然稀缺。患有 TDT 的女性和男性除生殖轴之外还有许多并发症可能影响其不孕不育的治疗结果。当患者因计划生育而寻求咨询时，需要通过多学科方法来解决规划。

本章将回顾不孕不育的发病机制及评估手段、生育力保存方法、妊娠计划和管理问题，重点讨论 TDT。因为非输血依赖性地中海贫血（non-transfusion-dependent thalassemia，NTDT）铁负荷较低，生育问题很少见，本章不讨论这类地中海贫血。

TDT 患者生育力的病理生理及评估

铁负荷过重、性腺功能减退及不孕不育

接受慢性输血的患者发生内分泌失调的主要原因是铁诱导的组织损伤，从而导致严重的并发症，比如糖尿病、身材矮小、青春期延迟和生殖系统紊乱，这些并发症常见于青少年和成人 TDT 患者。通常，并发症的种类与铁负荷的程度直接相关。定期输血治疗需要并行的铁螯合治疗才能消除多余的铁负荷，去铁胺（desferal）是多年来唯一可用的药剂。尽管是有效的螯合剂，但它需要肠胃外给药，超过一半的患者依从性差。随后又引入了口服铁螯合制剂，地拉罗司和去铁酮，提高了治疗的依从性，减少了器官终末并发症和内分泌疾病[1-2]。口服螯合治疗产生了一些治疗方案，可通过联合治疗及更积极的铁螯合方案减少铁负担，并使铁储存正常化。这些方案能够阻止一些疾病发生，包括性腺功能减退，但仍未得到广泛应用，部分原因是螯合剂本身带有无法预期的副作用[3-4]。

普遍认为由于铁沉积对垂体促性腺细胞的影响，破坏促性腺激素的生成，因此，TDT 患者生育率下降的主要机制是中枢性性腺功能减退。

低促性腺素性功能减退症（hypogonadotropichypogonadism，HH）可能表现为青春期进展缓慢或停止以及女性原发性或继发性闭经。这些并不是中度或严重铁超负荷患者的罕见并发症[5-6]。随着年龄增加，患者越来越关注性功能障碍或生殖问题。最新的文献提出，迟发性性腺功能减退症发生在二十多岁或三十多岁，表现为男性低雄激素和少精子症，女性卵巢储备功能下降[7-8]。大量的研究报道这些问题发生频率很高[9-12]，而此后的研究表明，TDT 患者在低龄时接受足够的铁螯合治疗，性成熟将更完善[13]。然而，最近的研究提出，即使规律接受铁螯合治疗，性腺功能减退的患病率仍然很高，报道为 27%～55%[7,14-17]。由于促性腺激素水平与卵巢或睾丸的功能并不总是相关，HH 与生殖状态的关系并不明确。额外增加的铁离子对性腺的影响也可能存在，但其病理生理学及其与铁负荷程度的关联性仅得到了部分研究。这种直接的性腺作用似乎在男性中更常见，表现为精子发生被破坏，而在女性中，卵巢功能一般保存得比较好。

地中海贫血铁离子毒性的机制

输血总会导致体内铁离子的蓄积。当铁离子超过转铁蛋白的铁携带能力，它以非转铁蛋白结合铁（nontransferrin-bound iron，NTBI）及其自由形态——不稳定铁（labile pool iron，LPI）蓄积。NTBI 和 LPI 都可以穿透细胞膜，主要是肝、心脏和内分泌器官。它们催化自由基形成，从而破坏细胞的氧化还原平衡，导致氧化应激。氧化应激可通过对线粒体、溶酶体、脂质膜、蛋白质和 DNA 的有害作用而对组织造成进行性损害[18-19]。各种组织是否出现铁介导的损伤可能取决于暴露于铁离子的时间、铁离子浓度和组织对损伤的特异性敏感程度[20]。由于铁超负荷导致的自由基产生过多，以及血清微量元素和抗氧化酶水平的改变导致的机体抗氧化防御机制减少，TDT 患者机体内氧化/抗氧化显著不平衡[21-22]。几项地中海贫血的研究都很好地证明，由于消耗率较高以及膳食摄入量不足，维生素 E 和 A、抗坏血酸、β-胡萝卜素、锌和硒等抗氧化剂的水平降低[21,23-25]。一些研究揭示了铁超负荷状态和低抗氧化防御机制的关系：血清维生素 E 水平与铁蛋白水平呈负相关，表明其作为抗氧化剂被大量消耗[20]。此外，已经发现，反映氧化应激的生物标志物血浆丙二醛（malondialdehyde，MDA）与地中海贫血中的铁毒性相关[26]，一些文献也提出 NTBI 氧化态与地中海贫血心脏病直接相关[27]。

铁离子、氧化应激和生殖系统

生殖相关文献已经证明，氧化应激是男性及女性生育力中的重要角色[28-30]。目前认为女性生育能力的自然下降及卵泡老化是氧化应激的结果。其机制包括：活性氧类（reactive oxygen species，ROS）产生增加、线粒体缺陷、微环境受损、抗氧化酶防御机制减弱、颗粒细胞分泌类固醇激素（特别是雌二醇）减少[31-34]。

在男性，ROS 增加被认为是不育的主要促成因素。ROS 对精子细胞膜、细胞核和蛋白质产生有害影响，从而影响精子质量、功能和受精总体能力[35-36]。在精浆中，已经发现内源性抗氧化剂，如谷胱甘肽（GSH），维生素 E、C 和 A，叶酸，肉毒碱具有保护和修复特性，对生殖有显著影响[37-38]。然而，当 ROS 的产生超过精浆的抗氧化能力，其病理结果往往是细胞和精子 DNA 损伤[39]。因此，我们建议将对血浆和精浆中的氧化物质的评估作为改善不育男性精子生殖能力评估的工具[40]。此外，尽管补充抗氧化剂对生育力的总体效益尚存在争议，我们仍在研究其作用，并且已经证实精子质量有所改善[30,35,41-42]。目前尚无这些方法对地中海贫血男性患者的影响的相关研究。已知微量营养素，尤其是锌，可以影响男性生育能力；锌参与产生精子活动，对精子发生有积极作用[43]。

综合起来，可以合理地假设 TDT 患者通过这种机制产生由铁离子诱导的生殖轴破坏。以下的这些研究中探讨了这个观念。

地中海贫血女性患者

已经证实 TM 患者的卵泡液中氧化还原活性增加，提示氧化还原活性铁离子介导的自由基产生，诱导组织损伤，并可能导致女性生殖能力受损[44]。另一项研究发现了铁负荷过多的 TM 女性患者的子宫内膜腺上皮细胞因含铁血黄色的沉积而导致囊胚植入受阻的组织病理学证据。值得注意的是，用去铁胺进行有效的铁螯合处理可导致含铁血黄素减少或消失[45]。最近有研究对铁超负荷对 TM 女性患者生殖系统的影响进行了综述[46]。

地中海贫血男性患者

有研究提出 TDT 男性患者精浆中 ROS 增加，且存在自由基清除的补偿机制[47]。此外，还有研究表明，铁诱导的氧化损伤可能造成精子 DNA 损伤[48-50]。最近的一项研究发现，与正常对照组相比，TM 患者精浆中铁离子浓度增加、GSH 水平降低。虽然样本量小，也证明了与精子活力下降具有相关性，而精子活力是受精潜力的重要衡量指标[51]。精浆中高铁离子可降低精子活力至正常水平的 10%，从而显著影响男性生殖潜力[52]。相同的研究表明，无精子症患者的精液中锌含量较低。生育力受损的 TM 患者血浆锌水平通常较低[23,40]。尽管尚未经过充分研究，监测血浆锌水平并增加育龄 TDT 男性患者锌离子摄入的必要性越来越得到认可。给予选择性抗氧化剂及补充低微量元素和维生素对 TM 患者不育的影响尚需要进一步评估。

地中海贫血患者的垂体铁沉积及生育力

垂体前叶（腺垂体）可能非常容易产生铁介导的损伤，从而导致促性腺激素分泌缺陷，这种情况在患有遗传性血色素沉积症而产生铁负荷的患者中也有发生[53]。在病情进展的病例中，铁造成的损害似乎不可逆转。标准铁负荷测量方法，例如铁蛋白、肝铁浓度、铁螯合强度等已用于测定机体含铁总量及其与性腺功能障碍的关系[9,54-55]。但是，它无法可靠地评估垂体激素的分泌能力和生育潜能[17,56]。随着垂体铁定量的 MRI 技术的发展，如何确定垂体铁沉积、与机体铁含量的关系、发现早期内分泌疾病皆取得了重要进展[57-60]。有研究以 50 名 TM 患者为研究对象，使用 T2 加权信号研究了腺体铁沉积与腺体功能的关系，发现其与性腺功能减退密切相关[60]。T2 信号强度也显示出与垂体高度显著相关，腺体大小随着铁沉积的增加而减少[59]。有研究结果显示，输血性铁超负荷的患者早在生命的第一个十年就开始出现垂体铁沉积，然而，临床上直到患者生命的第二个十年才可观察到垂体体积明显缩小。垂体铁超负荷和腺体皱缩都可独立预测患者的性腺功能减退。不过，仍有许多患有中度至重度垂体铁超负荷的患者保持正常的垂体的体积和功能。这代表在发生不可逆的腺体皱缩之前，存在一个潜在的治疗窗可加强铁螯合和其他治疗[61]。

一些研究采用促性腺激素释放激素（GnRH）试验评估了下丘脑-垂体-卵巢轴的功能，并证明与对照组相比，TM 患者黄体生成素（LH）和卵泡刺激素（FSH）的基线和峰值水平明显降低。这些研究也证实了低 LH 和 FSH 水平与铁负荷严重程度的相关性。严重铁超负荷的患者对 GnRH 单次快速给药（脉冲式）刺激没有反应，表明其下丘脑-垂体轴已发生不可逆的损伤；而一些铁负荷较轻的患者被观察到对 GnRH 刺激存在反应[12,62-63]。另一项研究显示，垂体前叶功能（GnRH 刺激试验）与 MRI 结果相关性良好，青春期患者则除外[64]。以垂体 MRI 检查评定铁浓度和腺体大小结合标准激素水平和生育能力研究可能是评估 TDT 患者生育潜能的重要组成部分。此外，还需要更多的研究来评估铁螯合治疗（各种螯合剂和联合治疗）的作用及其逆转垂体前叶功能障碍的能力。

地中海贫血女性患者的生育问题

尝试妊娠的计划及困难

尽管 TDT 患者铁超负荷的治疗取得了进展，成年女性患者排卵异常仍较为常见，有 30%～80% 的患者出现[56,65-66]。而在过去几十年中，有越来越多患者怀孕的报道。经过充分输血及良好铁螯合治疗的女性患者，可以自然妊娠，而其他人可以通过激素刺激妊娠。生育潜力和怀孕的能力存在较大的差异性，可能反映了试图怀孕的 TM 女性患者各种不同的铁超负荷状态，这种多变性又被患者的年龄加强了。有研究总结，自 1969 年报道第一例地中海贫血女性患者妊娠，至 2000 年，共有 335 例妊娠报道，其中 290 名女性为 TM 患者，22 名女性为 TI 患者，大多数发生在 1990 年之后[67]。

在接下来的 15 年中，出现了更多 TDT 女性怀孕的报道，表 14.1 对其进行了总结。值得注意的是，这些报道相对较早的研究，女性平均年龄更高，且 50%～60% 的女性需要诱导排卵方可怀孕[68-71]。基于这些成功的病例，对于接受刺激治疗后可以妊娠的患原发性/继发性闭经的女性，已经提出保存她们的卵巢功能。然而，并非所有女性患者会对这样的刺激治疗产生反应。为获得成功妊娠，诱导排卵失败的频率、所需时间长短及尝试激素刺激的次数，相关数据有限。

表 14.1 TDT 女性患者中成功妊娠（$n=291$）的报道（2000—2015）

妊娠数量	年龄（岁）	接受诱导排卵的例数（%）	铁蛋白（平均或范围）（μg/L）		剖宫产（%）	妊娠期并发症	参考文献	年份
			怀孕前	怀孕后				
3	23.6	0	736~1412	708~1160[b]	1 (33)	1例心脏病	89	2000
86	25.5~28.5	23 (27)	2000	2750	28 (32)	4例流产 2例死产	67	2004
24	19~38	12 (50)	1000~11 000	N/A	18 (75)	2例产后产妇死亡（心力衰竭） 7例心脏病 2例流产	68	2005
1	28	0	3800	5800	1 (100)	无	90	2005
62[a]	N/A	0	N/A	N/A	12/45 (26)	5例心脏病 12例流产	83	2006
1	38	0	67	1583	N/A	无	85	2008
5	31±3.5	3 (60)	770~2100	N/A	4 (80)	1例GD，1例心律失常 1例肾绞痛，1例死产	71	2008
11	N/A	11 (100)	2000	5000	7 (63)	1例血管栓塞早产	73	2009
58	29.5±4.5	33 (57)	1463±1306	2692±1629	52 (89)	4例流产	84	2010
5	23~29	1 (20)	500~1000		5 (100)	无	97	2011
1	35	0	2430	2260	1 (100)	GD	93	2011

表 14.1　TDT 女性患者中成功妊娠 ($n=291$) 的报道 (2000—2015) (续表)

妊娠数量	年龄(岁)	接受诱导排卵的例数(%)	铁蛋白(平均或范围)(μg/L) 怀孕前	怀孕后	剖宫产(%)	妊娠期并发症	参考文献	年份
28	27	22[b] (78)	N/A	N/A	N/A	4 GD 4 例心脏病	88	2013
4	27.9±3.7	1 (25)	236±1258	336±3054	3 (75)	1 例流产[a]	96	2014
2	27	0	417	1196	0	无	94	2015

1985—2000 年的 15 年中报告了 290 例妊娠[14]。

心脏并发症：(1) 既往存在心脏功能障碍，但仍妊娠，妊娠期间因心脏病死亡[68]；(2) 早期充血性心力衰竭[89]；(3) 测量指标恶化：LVEDD 和 LVESD 增高；(4) 超声心动图 SF 和 EF 减少。

N/A. 未提供；GD. 妊娠糖尿病。

[a] NTDT 患者可能包括在内。

[b] 在三次妊娠中的两次中，患者在整个妊娠期间持续使用去铁胺进行铁螯合，并保持稳定的低水平铁蛋白[89]

早期的研究可能是在严重铁负荷的患者中进行的，表明卵母细胞功能受损导致不孕。卵巢组织中大量铁离子沉积是导致卵巢功能衰竭的可能原因[12,44]。对于一些地中海贫血女性患者，其卵母细胞无法受精，有两个成功妊娠的病例采用了供卵及丈夫的精液进行受精[72]。一项最新的研究显示，地中海贫血患者卵巢体积明显减少，与绝经后女性相当。这种减少可能是由于缺乏促性腺激素刺激，但也可能是卵巢组织中铁离子沉积的直接结果，在长期铁超负荷的地中海贫血女性患者中尤为显著[8]。另一项研究表明，3 名 TM 女性患者子宫内膜上皮中有含铁血黄素的沉积[45]。

卵巢功能保护以及生育力储备

对 TM 女性护理的一个重要部分是为她们提供与其生育状态相关的信息，以及启动妊娠前关护整体计划（见下文）。TDT 女性患者卵泡期的 FSH 和雌二醇水平不是性腺功能评估的可靠标志，用激素刺激试验来评估性腺功能也不能产生一致的结果[62,73-74]。鲜少对育龄妇女使用激素水平和卵巢储备测试（ORT）等更先进的方法。最近的一项研究使用了卵巢储备功能的强效预测因子——窦卵泡计数（AFC），发现 TM 女性患者较正常对照组 AFC 更低，特别是 30 岁及以上的 TDT 女性[8]。

抗苗勒管激素（AMH）是评估卵巢储备功能的另一个敏感标志物，在生殖门诊经常应用。它代表了卵巢的原始卵泡池，不依赖于促性腺激素的作用[75-77]。因此，AMH 可能是一种更可靠的生殖潜力标志物及预测地中海贫血女性患者接受辅助生殖技术成功率的指标。有两项研究测量 TDT 女性患者的 AMH 水平，发现和正常对照组比较，均处于低至稍低于正常范围。然而要注意，30 多岁及以上女性患者 AMH 水平明显下降[8,77]。这两项研究显示 AMH 和铁超负荷指标 NTBI 或铁蛋白之间存在负相关，且与患者的年龄无关。研究提示 TDT 高龄女性患者生育力下降，其卵巢储备池可能比年龄匹配的正常人下降更快（图 14.1 和 14.2）。这表明铁离子暴露的持续时间可能会增加有害影响，并消耗卵巢储备，其机制可能是对卵巢组织的直接效应（如本章前文所述）。因此，在患者年轻时便开始根据其保存生育能力的愿望及努力程度来进行评估、讨论和咨询工作非常重要。在有些病例中，通过强化螯合疗法来减少铁超负荷可能有助于保存生育功能。值得注意的一项研究报道了一名 TDT 女性患者经过强化铁螯合治疗后没有通过激素刺激，生下两名健康儿童，观察到该女性性腺功能有所改善[3]。此外，在患者的卵母细胞或卵巢组织还能获得时，应考虑卵母细胞或卵巢组织的选择性冻存。

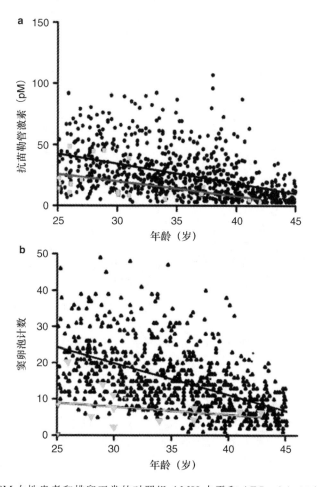

图 14.1　TM 女性患者和排卵正常的对照组 AMH 水平和 AFC。（**a**）25 岁及以上的地中海贫血女性患者 AMH 水平（$n=23$，灰色圆圈）与正常对照组比较（●，$n=759$），年龄对应的回归线斜率没有显示统计学差异（$P=0.56$）。正常对照组（$P<0.0001$，95% CI $-1.867\sim-1.406$）和地中海贫血患者（$P<0.03$，95% CI $-2.323\sim-0.1142$）的斜率具有显著差异，并提示与年龄相关联。不同组平均值之间存在 5.0 pM（95% CI 13.4$\sim$26.8）的差异。地中海贫血女性患者的 AMH 水平处于稍低于正常范围并且在 30 岁以后下降到更低水平。（**b**）地中海贫血和正常对照组女性的年龄依赖性 AFC 变化。两组的 AFC 的数值都包括了大小为 2$\sim$10 mm 所有可计数的卵泡（$n=769$）（With permission from Singer，et al. Blood，8 September 2011；118（10）：2878-81）

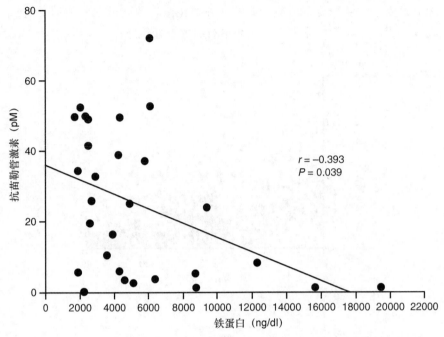

图 14.2 铁超负荷与 TDT 女性患者低 AMH 水平有关。带拟合线的散点图表示 29 例输血依赖性 β 地中海贫血患者的未转化血清铁蛋白和 AMH 水平。显示了年龄调整后的 Spearman 相关系数（With permission from Chang H，et al. BJOG. 2011；118：825-83）

　　患各种恶性肿瘤而面对性腺毒性治疗的患者需要更多的方法来扩大保留生育力的选择，在过去的十年，人们对这些方法的兴趣越来越高[78-79]。然而，地中海贫血患者的此类信息非常有限。最近报道了一例青少年地中海贫血患者[80]和一例因造血干细胞移植（hematopoietic stem celltransplantation，HSCT）而接受性腺毒性预处理治疗的 TDT 女性患者成功进行了卵巢组织冷冻保存。其中成年女性患者卵巢组织再植入后，通过 IVF 妊娠，并分娩了健康婴儿[81]。

输血依赖性地中海贫血女性患者妊娠前计划

　　为了尽量减少妊娠地中海贫血女性及胎儿风险，妊娠前咨询和规划是必不可少的，除了生育能力低下，其他全身和内分泌失调，主要是心脏病、肝功能不全、糖尿病和慢性病毒感染，也会影响生育能力和妊娠。理想的情况是由血液学专家、生殖医学专家、产科医生和心脏病学专家组成一个多学科团队。在许多情况下，心理学专家也很有帮助。伴侣筛查地中海贫血综合征携带状态意义重大，可能需要进行遗传咨询。一些报道讨论了 TDT 女性妊娠的安全性[68,73,82-84]。一些系统需要进行孕前评估以及孕期监测：

心功能：妊娠期间的心脏负荷生理性增加约 25％。此外，大多数 TM 女性患者需要增加红细胞输注以维持足够高的输血前血红蛋白水平。随着输血增加，同时由于担心致畸，整个妊娠期间中断铁螯合治疗，导致全身及心肌的铁负荷显著增加（表 14.1）[85]。对于心功能处于临界状态的女性，这两个因素可导致左心室功能障碍、严重的心脏并发症，甚至死亡。可通过超声心动图或 MRI 来评估心功能，如果条件允许，应通过 MRI T2 加权像评估心脏铁离子水平。2014 年地中海贫血国际联合会（TIF）指南建议 TDT 女性管理应达到：超声心动图上射血分数＞65％，缩短分数＞30％，T2 加权不低于 20ms[86]。如果心脏功能低下或心脏铁负荷高（T2 加权＜20ms），建议在尝试怀孕前加强铁螯合作用以改善患者心脏功能。偶尔在面临心脏铁负荷增加及心力衰竭风险增加时，孕期也可推荐使用铁螯合剂。

内分泌疾病：需要对患者的早期糖耐量异常进行筛查，如果已经出现糖尿病，需要确保血糖范围控制平稳。筛查甲状腺功能减退并加以管理，以确保甲状腺功能正常状态非常重要。此外，需要对骨骼健康、骨质减少程度、骨质疏松症或慢性骨关节疼痛进行评估。

病毒感染：筛查乙型和丙型肝炎以及 HIV 非常重要，应在怀孕前进行丙型肝炎或艾滋病的治疗。

心理支持：地中海贫血女性患者的疾病使其面临与之相关的终生并发症，影响她们的自尊、身份认同感、社会角色和家庭计划。试图怀孕的 TM 女性患者与健康的妊娠对照组相比，其焦虑和抑郁的发生率增加[87]。在多学科团队中建议纳入心理支持，为 TM 女性患者制订孕期计划且在整个妊娠期间进行随访。

妊娠：管理、结局及并发症

心功能监测：心肌含铁血黄素沉着症会降低心肌收缩力，导致代偿性肥大，由于妊娠期心输出量显著增加，可能会影响妊娠期心脏功能。尽管较大样本的报道中仅提示很小且短暂的心功能变化[84]，但其他样本量较小的病例研究显示，TDT 女性患者左心室舒张末期直径（LVEDD）

和左心室收缩末期直径（LVESD）与妊娠期预期的正常生理变化相比明显增加。有些人伴有射血分数及缩短分数下降（可能是由于收缩力下降）[83,88-89]或明显的心力衰竭和随后的死亡[68]。越来越多的患者期待怀孕，即使是正常的孕前超声心动图，严密监测心功能也至关重要，因为停止铁螯合治疗后铁超负荷可迅速发展[85,90]。建议每 3 个月定期进行心脏监测[67]。

输血和铁螯合治疗：推荐通过更频繁的少量输血将输血前血红蛋白维持在 $10\sim11$ g/dl。诱导排卵治疗和怀孕期间使用铁螯合治疗的安全性的相关数据少见。由于对致畸性的担心，常见的实施方法是在诱导排卵期间停止螯合疗法，直到有是否妊娠的确定结果，同时在妊娠早、中期也停止螯合疗法（一些患者选择在整个妊娠期间避免螯合治疗）。在病例报告中，尚无使用去铁胺导致致畸性的报道，因此在妊娠中期或者心功能改变可能发生时可以考虑去铁胺治疗[85,89,91-92]。在这种情况下，拒绝去铁胺螯合治疗可能导致心功能进一步下降，妊娠期间或分娩后可能出现心力衰竭。新的口服螯合剂数据有限，其分子更小，更容易通过胎盘。然而，有一个偶然使用铁螯合剂至妊娠 22 周的病例报告，最终仍分娩出健康婴儿[93]。

抗凝治疗：接受脾切除术后 TDT 女性患者血栓栓塞风险增加，建议在妊娠期间及产后使用小剂量阿司匹林[71,89]。一项更大的研究发现妊娠期间使用阿司匹林，之后在围产期使用低分子肝素没有增加出血风险[84]。在 2014 年 TIF 指南中可以找到关于 TDT 管理的更详细的建议[86]。

基于上述，TDT 女性患者在恰当的多学科指导以及护理下尝试妊娠，无论是自发或诱导排卵，似乎应该能得到乐观的结果。目前有超过 500 例 TDT 女性患者妊娠的报道，大多数分娩了健康的足月婴儿，13％～35％为早产儿，一些与多胎妊娠有关[94]。并发症包括高流产率、宫内生长发育迟缓（IUGR）和低出生体重儿。由于产妇身材矮小、骨骼畸形而胎儿正常生长，TDT 女性患者常因担忧发生头盆不称，接受剖宫产分娩[68,70,84,88,95-97]。有研究提示妊娠期铁负荷的变化较大，铁蛋白较妊娠前增加 10％到 100％不等，其变化可能与妊娠期输血增加相关。有研究者注意到妊娠期间并发症的发生率较高，包括心脏问题（左心室功能受损、心律失常和高血压）、妊娠糖尿病、糖耐量受损和肾绞痛（表 14.1）。目前没有关于血栓形成以及子痫前期发生率增加的报道。

地中海贫血男性患者的生育问题

尽管 TM 女性患者通过诱导排卵可以成功妊娠和分娩，但 TM 男性患者成功成为父亲似乎不常发生，关于这种差异了解尚少。据估计，有超过一半的 TM 男性患者患有少精子症、弱精子症和精子质量受损[7,17,48,62,67]。然而，这些研究中 TDT 各种亚型之间的巨大变异性可能影响这些估计值。此外，新兴的铁螯合治疗可能对这种高发病率有积极作用。TM 男性患者发生不育有多种原因，包括 HH、迟发性性腺功能减退、精子发生异常，并且营养缺乏伴随氧化应激增加也可能影响精子质量。

生育潜能的评估

激素评估

近年来男性不育症的诊断和治疗取得了一些进展[98-99]。原发性性腺功能障碍会导致普通人群中的大多数不育男性 LH 和 FSH 水平升高；但地中海贫血男性患者因为铁超负荷对垂体的影响，LH 及 FSH 分泌会受到损害，因此 LH 和 FSH 水平不能有效地预测他们的生育潜力。促性腺激素水平及 HH 发病年龄的差异导致用激素水平难以评估生育潜力[7,17,61]。输血或铁螯合参数与 HH 并没有显示出明显的相关性，也很难预测性腺和生育状态[17,100]。抑制素 B 是睾丸支持细胞中产生的一种激素，可抑制垂体 FSH 的分泌，可能能更好地反映睾丸功能和精子发生，较 FSH 更准确地预测男性的生育潜力[101-102]。在 TDT 男性患者中检测抑制素 B 水平可能具有更好的价值，目前正在研究中。

精液分析

有研究提出建议，在常规的精液量、精子数、运动和形态等精液分析基础上加上精子 DNA 完整性的分析，可以更好地评判男性生育力。有证据表明，不育男性的精子较可正常生育男性包含更多 DNA 损伤，这可能对患者的受精能力产生负面影响[39,103-104]。有几种方法可以评估 DNA 完整性缺失和断裂增加，其中，精子染色质结构测定（SCSA）、末端脱氧核苷酸转移酶介导分析（TUNEL）和单细胞凝胶电泳测定（COMET）较为常用[98,103,105]。高水平的精子 DNA 碎片通常与不佳的精液参数相关，例如精子数减少、活动力差或形态学异常，但在一小部分精液参数正常的男性中也发现了精子 DNA 损伤。一些研究人员已将此方法应用于 TDT 男性患者。

生育力检测和评估

一项罕见的研究评估了 TDT 男性患者的生育力参数及成为父亲的情况。精子异常通常包括精子数量少、活力差、形态学异常增加，大多数 TM 男性患者（多为二十多岁）有这些描述，在患 HH 的 TM 男性患者中更是如此[50,62,67,106]。在一项研究中，50％的 TM 男性患者有少精子症和弱精子症，且与 LH 及 FSH 水平没有相关性，同时作者提出，强化的去铁胺螯合治疗可能导致精子异常[49]。有两项研究测量精子 DNA 完整性，发现与正常对照组相比，TM 男性患者精子 DNA 损伤程度更高。已证明精子 DNA 破坏增加与精子活力呈负相关，而精子活力是衡量生育潜能的重要指标[48-49]。应该注意的是，中位铁蛋白测量显示部分 TM 男性患者铁超负荷明显[48]。最近的一项研究中，一小组 TDT 男性患者表现出 DNA 碎片正常，低铁超负荷，精浆中也没有发现氧化应激增加，表明持续的铁螯合治疗具有积极作用[51]。有研究者担心使用 DNA 损伤精子行卵细胞质内注射（intracytoplasmic injections，ICSI）和 IVF 技术可能导致潜在的不良后果，因为这种技术忽视了受精过程中的自然选择。然而，精子 DNA 损伤对生殖结果的影响仍然存在争议，并且在地中海贫血病例中尚不清楚[39]。同样，尚无不同铁螯合剂对地中海贫血症男性患者精子质量参数影响的相关评估。需要更多的前瞻性研究来确定精子分析异常对评估 TDT 男性患者生育能力的临床重要性。

精子发生的诱导及生育力保存

在地中海贫血男性患者中诱导精子发生相比于在女性患者诱导排卵，难度更大，成功率更低。在包括两种性别的一项研究中，14 例患有 HH 和不育症的 TM 男性患者接受促性腺激素治疗 6～24 个月，虽然没有使女方成功受孕，但有 6 名特发性少精子症男性患者成功诱导出精子发生，2 名男性通过 IVF 和 ICSI 成功生育。男性对激素刺激的反应不如女性理想[106]。另一项研究也描述了少精子症患者接受刺激诱导精子发生反应率低（10％～15％）。还有值得注意的是，曾过生育过的男性在患 TM 后对激素刺激治疗没有反应[67]。这些小规模研究发现因 TM 而导致的 HH 对激素刺激精子发生的成功率较其他原因导致的 HH 低，而后者估计最高可至80％[107]。虽然是小规模的研究，但其间接反映了如上文所述的，地中海贫血男性患者中铁直接诱导产生的精子发生障碍在生精过程中的重要作用。

睾酮低的地中海贫血男性患者，为避免促性腺激素抑制，有时会考虑规律使用 hCG 替代睾酮治疗，以此可能能保留生精功能。但是，在地中海贫血患者中还未研究过这个方法。常见的做法是停止睾酮治疗，在计划妊娠前 6～12 个月每 2 周进行一次 hCG 肌内注射，同时监测精液分析和睾酮水平。

基于上述分析，在对地中海贫血男性患者生育力保存进一步的研究成果出现以前，患者可以从了解他们预期的生殖潜力中获益。此外，应考虑对患者进行早期教育，以及转诊至生殖内分泌学专家以便讨论精子冷冻保存程序。即使是对于少、弱精子症的患者，显微操作技术（如 ICSI）和最新的生理性单精子卵细胞质内注射（physiological intracytoplasmic sperm injection，PICSI）的进步都可以改善其受孕机会。睾丸组织冷冻目前仍处于实验性阶段，但对于青春期前男性可能成为一种选择[80]。

参考文献

1. Casale M, et al. Endocrine function and bone disease during long-term chelation therapy with deferasirox in patients with beta-thalassemia major. Am J Hematol. 2014;89(12):1102–6.

2. Pennell DJ, et al. Continued improvement in myocardial T2* over two years of deferasirox therapy in beta-thalassemia major patients with cardiac iron overload. Haematologica. 2011;96(1):48–54.

3. Farmaki K, Tzoumari I, Pappa C. Oral chelators in transfusion-dependent thalassemia major patients may prevent or reverse iron overload complications. Blood Cells Mol Dis. 2011;47(1):33–40.

4. Berdoukas V, et al. Iron chelation in thalassemia: time to reconsider our comfort zones. Expert Rev Hematol. 2011;4(1):17–26.

5. De Sanctis V. Growth and puberty and its management in thalassaemia. Horm Res. 2002;58 Suppl 1:72–9.

6. De Sanctis V, et al. Growth and endocrine disorders in thalassemia: the international network on endocrine complications in thalassemia (I-CET) position statement and guidelines. Indian J Endocrinol Metab. 2013;17(1):8–18.

7. De Sanctis V, et al. Late-onset male hypogonadism and fertility potential in thalassemia major patients: two emerging issues. Mediterr J Hematol Infect Dis. 2015;7(1):e2015047.

8. Singer ST, et al. Reproductive capacity in iron overloaded women with thalassemia major. Blood. 2011;118(10):2878–81.

9. Gabutti V, Piga A. Results of long-term iron-chelating therapy. Acta Haematol. 1996;95(1):26–36.

10. Borgna-Pignatti C, et al. Survival and disease complications in thalassemia major. Ann N Y Acad Sci. 1998;850:227–31.

11. Chatterjee R, et al. Prospective study of the hypothalamic-pituitary axis in thalassaemic patients who developed secondary amenorrhoea. Clin Endocrinol (Oxf). 1993;39(3):287–96.

12. Allegra A, et al. Hypogonadism in beta-thalassemic adolescents: a characteristic pituitary-gonadal impairment. The ineffectiveness of long-term iron chelation therapy. Gynecol Endocrinol. 1990;4(3):181–91.

13. Bronspiegel-Weintrob N, et al. Effect of age at the start of iron chelation therapy on gonadal function in beta-thalassemia major. N Engl J Med. 1990;323(11):713–9.

14. Skordis N, et al. The impact of iron overload and genotype on gonadal function in women with thalassaemia major. Pediatr Endocrinol Rev. 2004;2 Suppl 2:292–5.

15. Borgna-Pignatti C, et al. Survival and complications in patients with thalassemia major treated with transfusion and deferoxamine. Haematologica. 2004;89(10):1187–93.

16. Al-Rimawi HS, et al. Hypothalamic-pituitary-gonadal function in adolescent females with beta-thalassemia major. Int J Gynaecol Obstet. 2005;90(1):44–7.

17. Papadimas J, et al. beta-thalassemia and gonadal axis: a cross-sectional, clinical study in a Greek population. Hormones (Athens). 2002;1(3):179–87.

18. Esposito BP, et al. Labile plasma iron in iron overload: redox activity and susceptibility to chelation. Blood. 2003;102(7):2670–7.

19. Hershko C, Link G, Cabantchik I. Pathophysiology of iron overload. Ann N Y Acad Sci. 1998;850:191–201.

20. Livrea MA, et al. Oxidative stress and antioxidant status in beta-thalassemia major: iron overload and depletion of lipid-soluble antioxidants. Blood. 1996;88(9):3608–14.

21. Shazia Q, et al. Correlation of oxidative stress with serum trace element levels and antioxidant enzyme status in Beta thalassemia major patients: a review of the literature. Anemia. 2012;2012:270923.

22. Waseem F, Khemomal KA, Sajid R. Antioxidant status in beta thalassemia major: a single-center study. Indian J Pathol Microbiol. 2011;54(4):761–3.

23. Claster S, et al. Nutritional deficiencies in iron overloaded patients with hemoglobinopathies. Am J Hematol. 2009;84(6):344–8.

24. Vogiatzi MG, et al. Bone disease in thalassemia: a frequent and still unresolved problem. J Bone Miner Res. 2009;24(3):543–57.

25. Chapman RW, et al. Effect of ascorbic acid deficiency on serum ferritin concentration in patients with beta-thalassaemia major and iron overload. J Clin Pathol. 1982;35(5):487–91.

26. Walter PB, et al. Oxidative stress and inflammation in iron-overloaded patients with beta-thalassaemia or sickle cell disease. Br J Haematol. 2006;135(2):254–63.

27. Piga A, et al. High nontransferrin bound iron levels and heart disease in thalassemia major. Am J Hematol. 2009;84(1):29–33.

28. Desai N, et al. Physiologic and pathologic levels of reactive oxygen species in neat semen of infertile men. Fertil Steril. 2009;92(5):1626–31.

29. Agarwal A, Said TM. Oxidative stress, DNA damage and apoptosis in male infertility: a clinical approach. BJU Int. 2005;95(4):503–7.

30. Makker K, Agarwal A, Sharma R. Oxidative stress & male infertility. Indian J Med Res. 2009;129(4):357–67.

31. Appasamy M, et al. Evaluation of the relationship between follicular fluid oxidative stress, ovarian hormones, and response to gonadotropin stimulation. Fertil Steril. 2008;89(4):912–21.

32. Tarin JJ. Potential effects of age-associated oxidative stress on mammalian oocytes/embryos. Mol Hum Reprod. 1996;2(10):717–24.

33. Tatone C, et al. Cellular and molecular aspects of ovarian follicle ageing. Hum Reprod Update. 2008;14(2):131–42.

34. Agarwal A, Gupta S, Sharma RK. Role of oxidative stress in female reproduction. Reprod Biol Endocrinol. 2005;3:28.

35. Agarwal A, et al. Effect of oxidative stress on male reproduction. World J Mens Health. 2014;32(1):1–17.

36. Zini A, San Gabriel M, Baazeem A. Antioxidants and sperm DNA damage: a clinical perspective. J Assist Reprod Genet. 2009;26(8):427–32.

37. Raijmakers MT, et al. Glutathione and glutathione S-transferases A1-1 and P1-1 in seminal

plasma may play a role in protecting against oxidative damage to spermatozoa. Fertil Steril. 2003;79(1):169–72.

38. Atig F, et al. Impact of seminal trace element and glutathione levels on semen quality of Tunisian infertile men. BMC Urol. 2012;12:6.

39. Schulte RT, et al. Sperm DNA damage in male infertility: etiologies, assays, and outcomes. J Assist Reprod Genet. 2010;27(1):3–12.

40. Ebisch IM, et al. The importance of folate, zinc and antioxidants in the pathogenesis and prevention of subfertility. Hum Reprod Update. 2007;13(2):163–74.

41. Kobori Y, et al. Antioxidant cosupplementation therapy with vitamin C, vitamin E, and coen-zyme Q10 in patients with oligoasthenozoospermia. Arch Ital Urol Androl. 2014;86(1):1–4.

42. Agarwal A, Prabakaran SA. Mechanism, measurement, and prevention of oxidative stress in male reproductive physiology. Indian J Exp Biol. 2005;43(11):963–74.

43. Marzec-Wroblewska U, et al. Zinc and iron concentration and SOD activity in human semen and seminal plasma. Biol Trace Elem Res. 2011;143(1):167–77.

44. Reubinoff BE, et al. Increased levels of redox-active iron in follicular fluid: a possible cause of free radical-mediated infertility in beta-thalassemia major. Am J Obstet Gynecol. 1996;174(3):914–8.

45. Birkenfeld A, et al. Endometrial glandular haemosiderosis in homozygous beta-thalassaemia. Eur J Obstet Gynecol Reprod Biol. 1989;31(2):173–8.

46. Roussou P, et al. Beta-thalassemia major and female fertility: the role of iron and iron-induced oxidative stress. Anemia. 2013;2013:617204.

47. Carpino A, et al. Antioxidant capacity in seminal plasma of transfusion-dependent beta-thalassemic patients. Exp Clin Endocrinol Diabetes. 2004;112(3):131–4.

48. Perera D, et al. Sperm DNA damage in potentially fertile homozygous beta-thalassaemia patients with iron overload. Hum Reprod. 2002;17(7):1820–5.

49. De Sanctis V, et al. Spermatozoal DNA damage in patients with B thalassaemia syndromes. Pediatr Endocrinol Rev. 2008;6 Suppl 1:185–9.

50. De Sanctis V, et al. Spermatogenesis in young adult patients with beta-thalassaemia major long-term treated with desferrioxamine. Georgian Med News. 2008;156:74–7.

51. Singer ST, et al. Fertility in transfusion-dependent thalassemia men: effects of iron burden on the reproductive axis. Am J Hematol. 2015;90(9):E190–2.

52. Skandhan KP, Mazumdar BN, Sumangala B. Study into the iron content of seminal plasma in normal and infertile subjects. Urologia. 2012;79(1):54–7.

53. Meyer WR, et al. Secondary hypogonadism in hemochromatosis. Fertil Steril. 1990;54(4):740–2.

54. Olivieri NF, Brittenham GM. Management of the thalassemias. Cold Spring Harb Perspect Med. 2013;3(6):1–14.

55. Telfer PT, et al. Hepatic iron concentration combined with long-term monitoring of serum ferritin to predict complications of iron overload in thalassaemia major. Br J Haematol. 2000;110(4):971–7.

56. Farmaki K, et al. Normalisation of total body iron load with very intensive combined chela-tion reverses cardiac and endocrine complications of thalassaemia major. Br J Haematol. 2010;148(3):466–75.

57. Christoforidis A, et al. MRI for the determination of pituitary iron overload in children and young adults with beta-thalassaemia major. Eur J Radiol. 2006;62(1):138–42.

58. Christoforidis A, et al. Correlative study of iron accumulation in liver, myocardium, and pituitary assessed with MRI in young thalassemic patients. J Pediatr Hematol Oncol. 2006;28(5):311–5.

59. Argyropoulou MI, Kiortsis DN, Efremidis SC. MRI of the liver and the pituitary gland in patients with beta-thalassemia major: does hepatic siderosis predict pituitary iron deposition? Eur Radiol. 2003;13(1):12–6.

60. Lam WW, et al. One-stop measurement of iron deposition in the anterior pituitary, liver, and heart in thalassemia patients. J Magn Reson Imaging. 2008;28(1):29–33.

61. Noetzli LJ, et al. Pituitary iron and volume predict hypogonadism in transfusional iron overload. Am J Hematol. 2012;87(2):167–71.
62. Safarinejad MR. Evaluation of semen quality, endocrine profile and hypothalamus-pituitary-testis axis in male patients with homozygous beta-thalassemia major. J Urol. 2008;179(6):2327–32.
63. Chatterjee R, Katz M. Reversible hypogonadotropic hypogonadism in sexually infantile male thalassaemic patients with transfusional iron overload. Clin Endocrinol (Oxf). 2000;53(1):33–42.
64. Berkovitch M, et al. Iron deposition in the anterior pituitary in homozygous beta-thalassemia: MRI evaluation and correlation with gonadal function. J Pediatr Endocrinol Metab. 2000;13(2):179–84.
65. Borgna-Pignatti C, et al. Growth and sexual maturation in thalassemia major. J Pediatr. 1985;106(1):150–5.
66. De Sanctis V, et al. Hypothalamic-pituitary-gonadal axis in thalassemic patients with secondary amenorrhea. Obstet Gynecol. 1988;72(4):643–7.
67. Skordis N, et al. Update on fertility in thalassaemia major. Pediatr Endocrinol Rev. 2004;2 Suppl 2:296–302.
68. Tuck SM. Fertility and pregnancy in thalassemia major. Ann N Y Acad Sci. 2005;1054:300–7.
69. Skordis N, et al. Fertility in female patients with thalassemia. J Pediatr Endocrinol Metab. 1998;11 Suppl 3:935–43.
70. Cohen AR et al. Thalassemia. Am Soc Hematol Educ Book. 2004;2004:14–34.
71. Mancuso A, et al. Pregnancy in patients with beta-thalassaemia major: maternal and foetal outcome. Acta Haematol. 2008;119(1):15–7.
72. Reubinoff BE, et al. Defective oocytes as a possible cause of infertility in a beta-thalassaemia major patient. Hum Reprod. 1994;9(6):1143–5.
73. Bajoria R, Chatterjee R. Current perspectives of fertility and pregnancy in thalassemia. Hemoglobin. 2009;33 Suppl 1:S131–5.
74. De Sanctis V, et al. Gonadal function in patients with beta thalassaemia major. J Clin Pathol. 1988;41(2):133–7.
75. Scheffer GJ, et al. Antral follicle counts by transvaginal ultrasonography are related to age in women with proven natural fertility. Fertil Steril. 1999;72(5):845–51.
76. Kwee J, et al. Evaluation of anti-Mullerian hormone as a test for the prediction of ovarian reserve. Fertil Steril. 2008;90(3):737–43.
77. Knauff EA, et al. Anti-Mullerian hormone, inhibin B, and antral follicle count in young women with ovarian failure. J Clin Endocrinol Metab. 2009;94(3):786–92.
78. Gracia CR, et al. Ovarian tissue cryopreservation for fertility preservation in cancer patients: successful establishment and feasibility of a multidisciplinary collaboration. J Assist Reprod Genet. 2012;29(6):495–502.
79. Senapati S, et al. Fertility preservation in patients with haematological disorders: a retrospective cohort study. Reprod Biomed Online. 2014;28(1):92–8.
80. Babayev SN, et al. Evaluation of ovarian and testicular tissue cryopreservation in children undergoing gonadotoxic therapies. J Assist Reprod Genet. 2013;30(1):3–9.
81. Revel A, et al. Micro-organ ovarian transplantation enables pregnancy: a case report. Hum Reprod. 2011;26(5):1097–103.
82. Karagiorga-Lagana M. Fertility in thalassemia: the Greek experience. J Pediatr Endocrinol Metab. 1998;11 Suppl 3:945–51.
83. Ansari S, Azarkeivan A, Tabaroki A. Pregnancy in patients treated for beta thalassemia major in two centers (Ali Asghar Children's Hospital and Thalassemia Clinic): outcome for mothers and newborn infants. Pediatr Hematol Oncol. 2006;23(1):33–7.
84. Origa R, et al. Pregnancy and {beta}-thalassemia: an Italian multicenter experience. Haematologica. 2009;94:1777–8.
85. Farmaki K, et al. Rapid iron loading in a pregnant woman with transfusion-dependent thalassemia after brief cessation of iron chelation therapy. Eur J Haematol. 2008;81(2):157–9.

210

86. Skordis N, Porter J, Kalakoutis G. Fertility and pregnancy in Guidelines for the management of Transfusion Dependent Thalassaemia (TDT). TIF, 3rd edition. 2014;9:158–69.

87. Messina G, et al. Pregnant women affected by thalassemia major: a controlled study of traits and personality. J Res Med Sci. 2010;15(2):100–6.

88. Thompson AA, et al. Pregnancy outcomes in women with thalassemia in North America and the United Kingdom. Am J Hematol. 2013;88(9):771–3.

89. Perniola R, et al. High-risk pregnancy in beta-thalassemia major women. Report of three cases. Gynecol Obstet Invest. 2000;49(2):137–9.

90. Butwick A, Findley I, Wonke B. Management of pregnancy in a patient with beta thalassaemia major. Int J Obstet Anesth. 2005;14(4):351–4.

91. Singer ST, Vichinsky EP. Deferoxamine treatment during pregnancy: is it harmful? Am J Hematol. 1999;60(1):24–6.

92. Vaskaridou E, et al. Deferoxamine treatment during early pregnancy: absence of teratogenicity in two cases. Haematologica. 1993;78(3):183–4.

93. Vini D, Servos P, Drosou M. Normal pregnancy in a patient with beta-thalassaemia major receiving iron chelation therapy with deferasirox (Exjade(R)). Eur J Haematol. 2011;86(3):274–5.

94. Merchant R, et al. A successful twin pregnancy in a patient with HbE-β-thalassemia in western India. J Postgrad Med. 2015;61(3):203.

95. Aessopos A, et al. Pregnancy in patients with well-treated beta-thalassemia: outcome for mothers and newborn infants. Am J Obstet Gynecol. 1999;180(2 Pt 1):360–5.

96. Al-Riyami N, Al-Khaduri M, Daar S. Pregnancy outcomes in women with homozygous beta thalassaemia: a single-centre experience from Oman. Sultan Qaboos Univ Med J. 2014;14(3):e337–41.

97. Pafumi C, et al. The reproduction in women affected by cooley disease. Hematol Rep. 2011;3(1):e4.

98. Natali A, Turek PJ. An assessment of new sperm tests for male infertility. Urology. 2011;77(5):1027–34.

99. Bann CM, et al. Cancer survivors' use of fertility preservation. J Womens Health (Larchmt). 2015;24:777–83.

100. Jensen CE, et al. Incidence of endocrine complications and clinical disease severity related to genotype analysis and iron overload in patients with beta-thalassaemia. Eur J Haematol. 1997;59(2):76–81.

101. Grunewald S, et al. Age-dependent inhibin B concentration in relation to FSH and semen sample qualities: a study in 2448 men. Reproduction. 2013;145(3):237–44.

102. Kumanov P, et al. Inhibin B is a better marker of spermatogenesis than other hormones in the evaluation of male factor infertility. Fertil Steril. 2006;86(2):332–8.

103. Bungum M, et al. Sperm DNA integrity assessment in prediction of assisted reproduction technology outcome. Hum Reprod. 2007;22(1):174–9.

104. Micinski P, et al. Total reactive antioxidant potential and DNA fragmentation index as fertility sperm parameters. Reprod Biol. 2011;11(2):135–44.

105. Erenpreiss J, et al. Sperm chromatin structure and male fertility: biological and clinical aspects. Asian J Androl. 2006;8(1):11–29.

106. Bajoria R, Chatterjee R. Hypogonadotropic hypogonadism and diminished gonadal reserve accounts for dysfunctional gametogenesis in thalassaemia patients with iron overload presenting with infertility. Hemoglobin. 2011;35(5–6):636–42.

107. Warne DW, et al. A combined analysis of data to identify predictive factors for spermatogenesis in men with hypogonadotropic hypogonadism treated with recombinant human follicle-stimulating hormone and human chorionic gonadotropin. Fertil Steril. 2009;92(2):594–604.

第 15 章　建立儿童生育力保存实践方案

Karen Burns，Lesley Breech

徐子衿　译　尚　鹊　审校

概述

儿童期癌症的治疗在过去 50 年里取得了巨大进展，当前治愈率已超过 80%。目前，美国每 640 名 18～45 岁的年轻成年人中，就大约有 1 人是儿童期癌症的生存者（数据来自 www.childrensoncologygroup.org），这一人数还在继续增加。目前，儿童期癌症生存者可以成长至成年。儿科肿瘤学的治疗目标是在实现治愈的同时减少对后续人生的远期影响，其中之一就是对生育能力的影响。

在成人肿瘤生育学迅速发展的今天，儿科肿瘤生育学仍处于起步阶段。儿科患者面临着成人癌症领域中不常面临的独特挑战。比如 18 岁以下的患者不能单独同意治疗。父母在同意治疗时必须考虑到孩子的最大利益。许多患者和父母在得知诊断的时候没有考虑过未来的生育问题，他们可能是巨大压力下被迫第一次讨论这个问题，还没有成熟想法。儿科恶性肿瘤的生长非常迅速，从疾病确诊到开始可能有生殖毒性的治疗之间只有很短的时间，用于讨论可能的生育力保存方案的时间范围很窄。最后，由于许多儿科恶性肿瘤发生于青春期前，这些人群可以采用的生育力保存方案受到限制。

本章介绍了美国辛辛那提儿童医院医疗中心（Cincinnati Children's Hospital Medical Center，CCHMC）为儿童、青少年和青年患者建立肿瘤生育项目的经验。我们的团队由来自癌症和血液疾病研究所（Cancer and Blood Diseases Institute，CBDI）、小儿和青春期妇科、小儿泌尿外科和辛辛那提大学生殖内分泌的医生和医务人员组成。CCHMC 是一个每年可接纳超过 350 名新发肿瘤患者和超过 100 名骨髓移植患者的三级医疗中心。按照公开的伦理委员会（IRB）批准研究方案，我们能为最小 1 月龄的女性提供卵巢组织的冷冻保存。我们还和生殖内分泌（reproductive endocrinology，REI）团队的成员合作，为青春期后的女性提供激素治疗，以及为大龄青少年和青年女性（超过 15 岁）提供卵母细胞/胚胎冷冻保存服务。对于男性，按照公开的 IRB 批准的研究方案（在有限机构开展），所有年龄的患者都可进行睾丸冷冻保存，青春期后患者还可选择精子冷冻保存。

肿瘤生育学团队

一个成功的儿科肿瘤生育学项目需要多个学科的共同努力。我们的流程将在本章后面的一节中说明。现在，首先定义团队中的关键人员。一个成功项目的发展和实施需要将所有利益相关者的宝贵投入落到实处。团队成员需全程在生育引导员（fertility navigator）的帮助和协调下紧密合作。

主要团队成员

在我们的机构中，生育引导员的角色由一位有儿科肿瘤以及小儿和青春期妇科经验的注册护士担任。她接受初步咨询并协调多个专业之间的沟通，优先保证及时性和患者/家属的感受。她是团队的核心成员，促成咨询真正实施、确保合适的实验室检查已经进行、协助咨询过程，并根据患者/家属的决定安排随访。在我们的机构中，她还能在研究过程和财务问题上提供指导。她在整个肿瘤生育力保存过程中尽可能全面地协助患者/家属，发挥着至关重要的作用。

肿瘤生育学团队的儿科肿瘤学专家负责评估拟定治疗方案导致不孕不育的风险。其与患者的肿瘤/骨髓移植团队讨论患者的治疗方案和时间计划。儿科肿瘤学专家将了解患者所患癌症的知识以及详细的治疗方案。这可以准确和个性化地评估治疗对患者未来生育能力的影响。

我们的小儿和青春期妇科医生在女性患者的咨询中起着关键作用。他/她能够和患者及家属面谈，讨论风险评估以及合适的生育力保存方案。然后，他们可以选择去我们独立的儿科医院（冷冻保存卵巢组织的病例），或者转诊至生殖内分泌科医生进行咨询（胚胎和卵母细胞冷冻保存的病例）。妇科团队还负责医疗处置，包括治疗期间抑制月经的激素治疗。

我们的小儿泌尿外科医生在男性患者的咨询过程中同样重要。他/她能够通过与患者和家属面谈讨论估计的风险和合适的生育力保存方案。然后，他们可以安排合适的患者进行睾丸组织冷冻保存，或者快速转诊至精子库。

许多儿科中心不进行卵母细胞采集或卵母细胞/胚胎冷冻保存，因此有必要与熟悉肿瘤生育学的生殖内分泌学专家建立联系。他们应该有能力安排紧急接诊来讨论卵巢激素刺激和获取卵母细胞。良好的沟通对保证匹配与主要肿瘤科团队商定的时间表至关重要。

研究协调员也是团队中很重要的成员。卵巢和睾丸组织冷冻保存是青春期前的患者唯一可选择的生育力保存方案。这两种方法都只能采用IRB批准研究的方案。研究协调员要确保所有合适的研究方法都遵照实施，并已获取了知情同意。其应确保配备恰当的文件档案，并进行记录保存和随访。

我们团队并不仅限于上述成员，其他可能的成员还包括一名社会工作者，帮助确定用于财政援助的社区资源；一名医院伦理团队成员，协助制订复杂决策，缓和全球地区间文化差异，以及通过宗教信仰帮助患者和家属，给予精神关怀。团队的心理学专家可以帮助患者家庭梳理他们对生育力保存的想法和可供选择的方案。此外，如果生育力保存方案中涉及个人标本处理（睾丸和卵巢组织、卵母细胞和胚胎），还需要配备专门处理这类组织的实验室团队成员（表 15.1）。

表 15.1 医疗护理团队

主要医疗团队	告知患者和家属目前的诊断和治疗计划 向患者和家属介绍必需接受的治疗会损伤生育力的概念
儿科肿瘤学	对肿瘤生育学感兴趣的肿瘤学专家。在肿瘤生育学团队和主要医疗团队中负责评估拟定治疗方案降低生育力的风险。和主要医疗团队一起构建时间表
小儿及青春期妇科	告知患者和家属生育力受损的风险。讨论可行的生育力保存方案 为卵巢组织冷冻保存实施手术
小儿泌尿外科学	告知患者和家属生育力受损的风险。讨论可行的生育力保存方案 为睾丸组织冷冻保存实施手术

表 15.1　医疗护理团队（续表）

肿瘤生育学引导员	协调咨询过程中多个专业之间的沟通 确保生育力保存过程/操作按时间表如期进行 参与患者/家属的咨询 适当时帮助引导研究过程
研究协调员	确保按恰当的研究流程实施，确保研究性生育力保存方案获取了知情同意
生殖内分泌学	提供卵母细胞获取及卵母细胞/胚胎冷冻保存服务，为精子冷冻保存提供收集/储存精液实验室

肿瘤生育学的咨询过程

当一个患者为了诊断和治疗自身疾病而进入肿瘤或骨髓移植（bone marrow transplant，BMT）项目时，肿瘤生育学流程就启动了。主要的肿瘤/BMT 团队联系生育引导员开始生育咨询和风险评估。初始咨询可以通过电话、电子病历或电子邮件进行交流。通过创建一个单独的特定电子邮件地址，咨询团队有一条额外的简化方式联系我们的团队。

我们的肿瘤生育学项目的目标是覆盖全部肿瘤和 BMT 的新患者。然而，我们意识到并不是每名患者都适合讨论生育保存问题。患者可能因为下列原因而不适合讨论：

- 诊断为恶性肿瘤，但计划治疗只包括手术/观察
- 仅行第一阶段治疗或姑息治疗
- 把 CCHMC 作为第二选择/单纯咨询（表 15.2）

表 15.2　排除标准

排除标准
将 CCHMC 作为第二选择/单纯咨询
只行第一阶段治疗/姑息治疗
诊断为恶性肿瘤，但治疗计划为：
仅手术
仅观察
延迟咨询
需要直接开始针对癌症的治疗的急性病变/急诊病例

如果一名新患者符合其中的一个或多个标准，我们将与主要医疗团队会面，讨论是否应该就生育力保存方案与家属联系。当然，有些按标准似乎不适合的家庭对未来的生育能力也有许多疑问。病情出现时就很严重并且需要立即进行肿瘤治疗的患者，我们将推迟生育咨询，直到患者病情稳定且时机合适。这个决定总是与治疗团队一起做出的。曾做过生育咨询的患者（复发、转诊）会接受一个简短的咨询，以确保所有生育力保存需求都得到满足。

一旦患者符合条件，生育引导员会联系儿科肿瘤学中肿瘤生育学领域的医生进行风险评估。这名医生将与主要医疗团队讨论拟定的治疗计划（手术、放疗、化疗）和时间表。他/她会依据已发表的剂量指南，通过计算环磷酰胺等效剂量（CED）和对放疗/手术风险评估对特定患者进行不孕/不育风险分级（低、中、高）[1]。

风险评估会反馈给生育引导员，后者将其记录在电子病历中，她将建议咨询妇科/泌尿科团队。生育引导员会帮助患者安排评估和检测，以确保所有指标都符合生育力保存和癌症治疗计划。除了与相关医护人员和生育引导员协商之外，患者和家属还会收到他们可选择的生育力保存方案的相关书面信息。许多家庭都希望在做出决定之前有时间考虑，因此，生育引导员会在24~48小时后与他们再联系，然后开始协调进行后续的必需程序或转诊。咨询工作使用标准化格式在电子病历中完成并记录。主要医疗团队在整个过程中都会定期更新，以保持良好的沟通并为患者提供最佳医疗（图15.1）。

实验室管理

评估生育力是为了告知患者/父母和团队患者目前的生育潜力，从而对下一步要采取的措施做出明智的决定。由于人群的正常值存在个体差异，我们肿瘤生育学团队要求所有接受咨询的患者在开始化疗前接受实验室检查，作为基线，为治疗后的数值提供参照。女性患者实验室检查包括基础抗苗勒管激素（AMH）、卵泡刺激素（FSH）和黄体生成素（LH）。男性患者要测定基础睾酮。任何选择采用冷冻保存的患者都必须在标本冷冻前进行感染性疾病筛查，包括HIV、乙型肝炎和丙型肝炎。检验必须使用美国食品和药品管理局（FDA）批准的实验室（表15.3）。

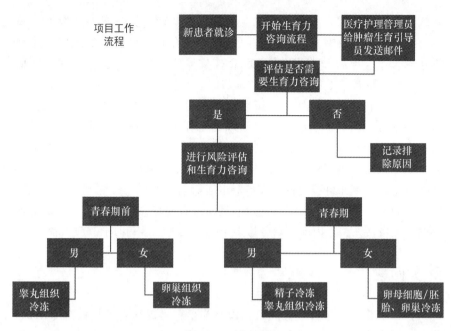

项目工作
流程

图 15.1　流程图

表 15.3　实验室检测

女性
AMH
LH
FSH
雌二醇
男性
睾酮

　　我们的机构没有长期冷冻保存标本的实验室，因此，CCHMC 的冷冻卵巢组织会由运输中介运送到其他机构储存。而选择卵母细胞和（或）胚胎冷冻保存的患者可以通过成人的生殖内分泌（reproductive endocrinology，REI）团队获得评估、激素治疗和组织处置等服务。我们与成人团队保持着紧密的合作关系，以便进行及时转诊和研究及质量改进。由于时间和（或）患者医学情况不允许旅行，有些患者难于转诊到精子库。一个可以现场收集精液的私密房间（非病房）将有助于减少患者的焦虑并增加成功率。

　　我们目前与肿瘤生育学联盟（Oncofertility Consortium）/NPC 有着

密切联系，冷冻保存的卵巢组织会被送往美国西北大学进行研究。通过这种合作我们能够有空间进行组织的即时储存和处理。我们最初是将组织送到合作管理卵母细胞/胚胎的 REI 实验室。然而，这一过程需要面对手术室时间改变、实验室使用时限和组织运输及时性的挑战。

此后，我们将组织处理和短期储存转移到了本院。我们与病理实验室的同事合作，确定了经过适当培训的工作人员、场地、设备以及对临时储存组织和储存罐的监控设备。我们的整个团队都接受了良好的组织处理的培训，以确保能正确管理和处理人类卵巢组织。

尽量减少冷冻组织的转运成本对患者有益。将标本运送到可以长期冷冻保存的场所需要一笔费用。这是一笔向患者收取的固定费用，与需要转移的标本数量无关。因此，划分后多个标本成批转运有助于节约患者开支。

财务问题

遗憾的是，由于许多保险公司没有为生育力保存服务提供全额承保，将财务咨询作为初步咨询的一部分是十分重要的。费用可能因机构而异，在一些案例中部分或全部服务会有折扣。在收取患者需要支付的任何费用前可以先尝试向保险公司索赔。然而，由于冷冻保存组织是为了在将来使用，在使用时保险公司的理赔多已经到期了。因此了解你所在社区的服务和政策很重要，以便在家庭决定生育力保存时为他们提供合适的建议。

财政援助可以通过"分享希望"（Sharing Hope）（www. livestrong. org）、"生育可及"（Fertility Within Reach）（www. fertilitywithin1937 . org）和"维娜的钱包"（Verna's Purse）（www. retech. com）等项目获得。许多辅助生殖机构也为需要生育力保存的肿瘤患者提供折扣。我们还发现，在合适的医疗情景下将生育力保存项目与其他手术室相关事件（如中心静脉导管置入等）恰当捆绑消费能减少支付费用（表 15.4）。

表 15.4　患者可能的开支

咨询
在 CCHMC 的初始生育力咨询
REI 为转诊患者提供的咨询
生育力保存措施
精子冷冻保存
收集费用

表 15.4　患者可能的开支（续表）

睾丸组织保存

　如果不能在当地机构进行，需要转运费用

　手术室/手术/麻醉相关费用（如果在其他治疗中没有包含）

卵母细胞/胚胎冷冻保存

　医疗费用

　　收集卵母细胞的操作费用

卵巢组织冷冻保存

　如果不能在当地机构进行，需要转运费用

　手术室/手术/麻醉相关费用（如果在其他治疗中没有包含）

储存费用

　转运至储存场所的费用

　每年保存费用

未来花费

　组织移植

　体外受精

共同决策工具

大多数儿童恶性肿瘤患者在诊断后迅速开始接受治疗。这些家庭在非常短的时间内承受巨大压力的同时接受了大量信息。除了诊断和治疗计划的内容，他们还必须处理生育力风险和保存相关的信息。在咨询过程中使用书面材料可以让患者和家属在决策过程中回顾相关信息。在CCHMC 的安德森健康卓越系统（Anderson Center for Health Systems Excellence）的支持下，我们开发了一个共同决策（shared decision-making，SDM）工具，就风险和可选择方案为患者和家属提供了容易阅读的书面信息。这些内容很容易复印，每个家庭都可以保留副本以备将来参考。SDM 工具用于引导整个家庭了解他们孩子的个性化风险及与之相关的可选择的生育力保存方案。该工具还能将患者和家属做决定时需要考虑的重要因素进行分层，如时间、额外的手术风险、文化传统中生育力的重要性、宗教因素和费用等。

档案记录

接受生育咨询的患者会在我们的电子病历（electronic medical record, EMR）中正式记录，作为正式医疗记录的一部分。我们已经创建了一个单独的条目（标记为生育咨询），从而可以在 EMR 中搜索。档案中记录诊断、诊断日期、治疗计划和治疗导致的预期的不孕/不育风险非常重要。除此之外，还应记录患者的年龄及青春期状态，因为这将显著影响治疗方案的选择。应详细记录与患者和家属的讨论——患者可选择的生育力保存方案和各方案的风险及收益。最后，病例中必须说明生育力保存项目的后续步骤。如果一个家庭不确定他们该如何选择，病例记录中将会列出随访时间表。这种情况下需要一份随访记录来记载每次随访的决定和肿瘤生育力保存的后续步骤。一个完整的生育咨询有许多步骤，因此，如果可能的话，将 EMR 中的记录串联起来将很有帮助。我们的 EMR 可以对记录进行分组以便查找信息。我们也可以将我们的记录归类到上面提到的特定的组别。

最后，建立一个临床咨询数据库很有用处。它可以由生育引导员维护。这让研究小组能够跟踪患者在癌症治疗期间和之后的随访。很多时候，在治疗过程中会出现新的问题和（或）新的选择。例如，一名急性淋巴细胞白血病患者在诊断时考虑的治疗方式属于低不孕/不育风险范畴，但患者随后复发，需要进行骨髓移植。新的治疗计划使其处于高不孕/不育风险中，可能需要选择一种生育力保存方法。再例如，有些有早发型卵巢功能不全风险的女性在开始治疗前没有时间进行卵母细胞或胚胎冷冻保存，可能会选择在完成治疗后再保存。

沟通和机构意识

儿童肿瘤生育学问题越来越常见，但在临床中仍然相对罕见。其中两个最大的障碍是不寻求咨询和不及时启动咨询。有几种方法可以解决这个问题：

- 启动咨询。肿瘤科团队的一名特定成员接受新患者的初次咨询。我们选择患者医疗管理员（肿瘤学引导员）来担任这个角色，并将其添加到我们新的诊断流程清单中。这将使我们的咨询与其他新的诊断咨询及疾病评估流程保持一致。通过免除原发肿瘤学专家的这一职责，使他们能够专注于他们的专业领域——制订恶性肿瘤的最佳治疗方案。

- 医疗服务提供者教育。医疗服务专业教育很关键，工作时间工作人员和医生经常召开会议可以提高他们的意识和知识，同时还能增加咨询的数量。我们机构还有针对特定疾病的团队会议，参加这些会议有助于提升教育质量和医学认识。

- 易于进入。我们有一个指定的电子邮箱：fertilityconsult@cchmc.org。我们的患者医疗管理员会向这个电子邮箱发送新的咨询请求，生育咨询小组的成员则每天会多次检查邮件，还有一名小组成员随时电话待命。这一值班电话会与血液学/肿瘤学/BMT 的电话号码一起列出。咨询还可以通过 EMR 发起。

- 明显性。随着当今医疗保健消费者越来越多地应用现代科技，网络途径变得至关重要。我们医院的网站（www.cincinnatichildrens.org）上有一个指定的生育力保存的登陆页面，这个页面也被嵌入肿瘤学页面中。患者可以通过医院的搜索功能或在"全面的生育力关护与保存计划"标题下独立的搜索功能轻松访问我们的主页。

- 点对点信息。没有谁比经历过相同的巨大压力的人更能强调信息的可信度。我们的网站上可以看到现在和既往患者的感言的视频，供患者、家属和医务人员查阅。

文化因素

我们的医院已经成为一个条件完备的国际转诊中心。因而，团队成员理解不同文化和宗教中关于生育、孩子和来世的信仰十分重要。我们与全球卫生局（Global Health Division）密切合作，在进行咨询之前先了解当地习俗，还尽一切努力为患者家庭提供母语的书面信息，并在所有交流中使用口语翻译。我们发现，不同文化意识形态对拥有自己的生物学子女的重视程度不同。通过处理这些问题，我们对来自不同国家的家庭未来的生育问题有了更恰当的认识。这反过来教育了我们的团队，使我们对生育力在不同文化中的意义有了更好的理解。

参考文献

1. Green DM, Nolan VG, Goodman PJ, Whitton JA, Srivastava DK, Leisenring WM, Neglia JP, Sklar CA, Kaste SC, Hudson MM, Diller LR, Stovall M, Donaldson SS, Robison LL. The cyclophosphamide equivalent dose as an approach for quantifying alkylating agent exposure. A report from the Childhood Cancer Survivor Study. Pediatr Blood Cancer. 2014;61(1):53–67.

第 16 章 女童腹腔镜卵巢切除行卵巢组织冻存最佳手术技术

Erin Rowell

王玉琼 译 尚 鹊 邻艳荣 审校

对于即将接受影响生育力治疗的女孩的父母来说，现在可以选择在可能导致不孕的医学治疗之前，切除一个卵巢用以冷冻保存卵巢组织。由于最近比利时一名妇女重新植入她自己在 14 岁冷冻的卵巢组织条后成功受孕，这个方案成功的可能性变得更为切实[1]。这一科学结果，使得尚未月经来潮和月经初潮后的女孩，比以往任何时候都更有希望在未来拥有生物学相关的孩子，并可能实现自然怀孕。

术前注意事项

治疗可能危及生命的疾病是父母和医疗队的首要目标，被要求进行卵巢切除术的小儿外科医生切记这一点非常重要。许多孩子需要接受中心静脉置管、肿瘤活检、腰椎穿刺、骨髓活检等常规操作，如果可能，卵巢切除术和这些操作一起，在同一麻醉下进行。我们的策略是将卵巢切除术视为紧急情况，尽可能加快手术进度，以免延误治疗。尽可能采用腹腔镜卵巢切除术，尽管有些腹部或盆腔内肿瘤患者初次肿瘤切除或肿瘤减灭术需要开腹手术，可能能同时行卵巢切除术（图 16.1）。如果腹腔镜卵巢切除术与其他医疗手段同时进行，先进行常规的医疗措施，然后进行卵巢切除术。为了避免使用导尿管，患者应在进入手术室前排空膀胱。

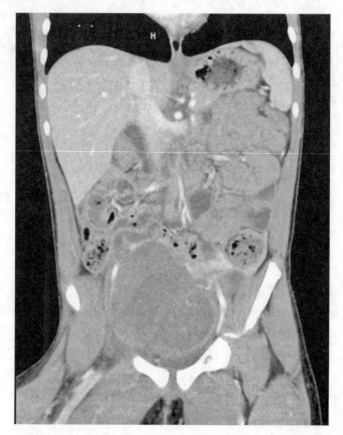

图 16.1　一例患膀胱大横纹肌肉瘤的 5 岁女孩在肿瘤切除术过程中需要开放性卵巢切除术

手术技巧

　　尽管卵巢切除术本身相对简单，但为了保留生育能力而摘除卵巢的细节操作是很重要的。腹腔镜手术通常需要一个 10 mm 的脐孔容纳内镜取出袋，这有助于卵巢动脉供血切断后迅速从患者体内取出卵巢组织。另外还需要两个 5 mm 孔用于切除右卵巢，通常位于左下腹和耻骨上。这与儿外科医生所熟悉的腹腔镜阑尾切除术腹壁切口定位一致[2]。首先要清晰显示子宫和双侧卵巢，需要小心提起输卵管观察整个卵巢是否存在任何囊肿或肿块（图 16.2）。如果两个卵巢都正常，按上述腹腔镜定位方向进行右侧卵巢切除；如果只有左侧卵巢适合切除，上述提到的耻骨上的手术孔就会由更适合进行手术的右侧腹中部的 5 mm 套管替代。有时候，特别是年轻女性，两个 5 mm 孔都位于与卵巢相对的腹部左侧或右侧（图 16.3）。

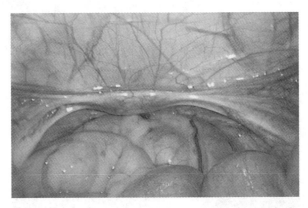

图 16.2　腹腔镜下 **7** 岁女孩的卵巢和子宫（见彩图）

腹腔镜孔的位置

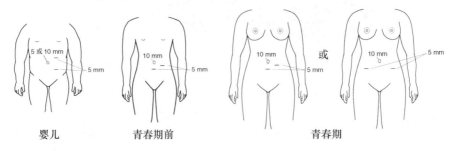

婴儿　　　　　青春期前　　　　　　　青春期

图 16.3　用于婴儿、青春期前和青春期少女卵巢切除术的腹腔镜套管

女婴和青春期前女孩的卵巢韧带长，卵巢系膜狭窄，输卵管紧邻卵巢，这增加了分离卵巢系膜时热损伤的可能性（图 16.4 和 16.5）。给幼女手术时，首先抓住卵巢和输卵管之间的卵巢系膜的阔韧带部分，然后用超声刀在输卵管和子宫连接的峡部分开输卵管[4]。我们团队更倾向给小女孩做输卵管卵巢切除术，因为单独切除卵巢，需要抓握卵巢，或使用超声刀时过于接近卵巢，损伤皮质，显微镜下可以观察到 2～3 mm 组织灼伤。青春期前后和十几岁女孩的卵巢系膜足够宽，足以在卵巢和输卵管之间提供安全的剥离平面，因此不需要同时切除输卵管（图 16.6）。要做到在不触碰卵巢皮质的前提下完整切除卵巢。分离输卵管，从内侧

或外侧入路分开阔韧带（图 16.7）。最后分离位于卵巢悬韧带内的卵巢动脉，这是最后一步，以此确保卵巢在整个手术过程中直到最后时刻都得到充足的血供（图 16.8 和 16.9）。切下的卵巢被迅速放入取物袋内，然后从脐部的穿刺孔取出。手术团队会口头提示卵巢血运即将切断，以便组织操作团队能够做好准备。再迅速切割出一块 5 mm 卵巢组织，作为常规标本送解剖病理室。然后将卵巢置于冷冻保存液内。这些操作要在卵巢动脉切断后尽可能快地完成。目标是在切断卵巢血供后 2 min 内将卵巢组织置于冷冻保存液内，以确保卵泡的最佳状态。

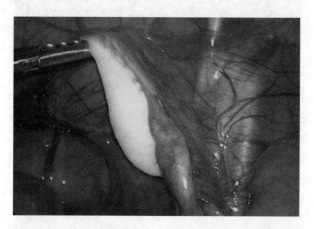

图 16.4　女童卵巢韧带长，卵巢系膜狭窄（见彩图）

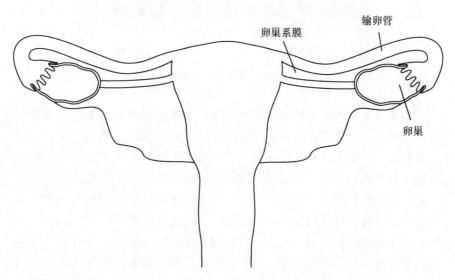

图 16.5　女童狭窄的卵巢系膜解剖示意图

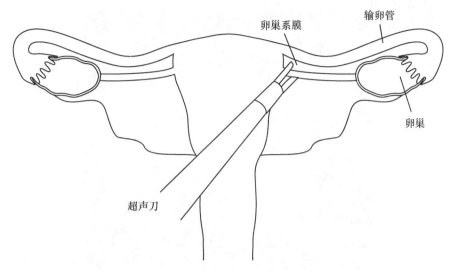

图 16.6 超声刀从峡部由内侧向外侧分离卵巢系膜解剖示意图

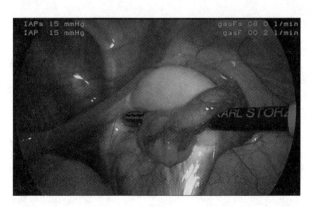

图 16.7 2 岁女孩的卵巢系膜和小卵巢的术中照片。红色箭头表示卵巢系膜的切口平面。这个卵巢尺寸为 2 cm（见彩图）

卵巢切除术中关注细节确保了有最大量的卵巢组织可以用于保存，对卵巢非常小的幼小儿童患者，这一点更为重要。即使热源只和很小面积的卵巢皮质靠得太近，对组织造成的烧伤也是灾难性的，这个过程中有可能会损伤大量卵泡。确保卵巢动脉的血供直到手术最后一刻，对于所有患者，尤其是年龄小血管细的患者，都至关重要。GIA 吻合器已被用来分离卵巢的血供和周围组织。因此，在离断的过程中不需要任何热源[5]。然而，在儿科患者中，这还可能存在问题，原因如下：

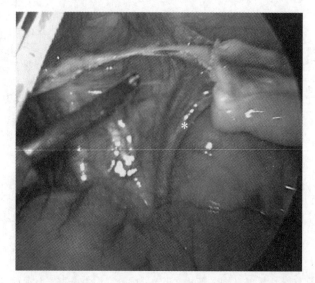

图 16.8　卵巢动脉（星号标出）是最后分离的结构（见彩图）

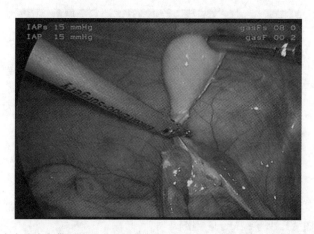

图 16.9　2 岁女孩小卵巢切除，腹腔镜术中照片。卵巢动脉是最后分离的结构（见彩图）

①放置吻合器需要 12 mm 的套管针；②年轻女孩骨盆小，使得吻合器操作困难。另一个儿科患者腹腔镜行双侧卵巢组织部分切除术的报道，利用热凝进行卵巢表面止血[3]。我们不建议采用这种方法，因为损害卵巢和双侧卵巢表面出血的风险同时存在。尤其是非常年幼的青春期前患者，卵巢很小，部分卵巢切除术可能同时损害切除的和剩余的卵巢组织。

总结

对于即将在儿科进行有可能导致生育力丧失的治疗的女孩，腹腔镜卵巢切除术是安全、积极主动的选择。推荐的方法是单侧卵巢切除术或输卵管卵巢切除术，保留主要输卵管卵巢切除术，维持主要的卵巢血液供应，直至手术结束，并将组织快速放置到冷冻保存液中。

参考文献

1. Demeestere I, Simon P, Dedeken L, Moffa F, Tsepelidis S, Brachet C, et al. Live birth after autograft of ovarian tissue cryopreserved during childhood. Hum Reprod. 2015;30(9):2107–9.
2. Holcomb III G, Georgeson K, Rothenberg S, editors. Atlas of pediatric laparoscopy and thoracoscopy. Philadelphia: Saunders Elsevier; 2008.
3. Lima M, Gargano T, Fabbri R, Maffi M, Destro F. Ovarian tissue collection for cryopreservation in pediatric age: laparoscopic technical tips. J Pediatr Adolesc Gynecol. 2014;2:95–7.
4. Netter FH. Atlas of human anatomy. Summit: Novartis; 1989.
5. Roux I, Grynberg M, Linehan J, Messner A, Deffieux X. Ovarian cryopreservation after laparoscopic ovariectomy using the Endo-GIA stapling device and LAPRO-clip absorbable ligating clip in a woman: a case report. J Med Case Rep. 2011;5:48.

第17章　生育力保存相关咨询

Barbara Lockart

单学敏　译　尚　鹊　审校

儿科肿瘤学发展迅速，诊断出癌症时的进展尤其迅猛。在一名先前健康的儿童被诊断出患有威胁生命的疾病时，整个家庭往往会被击垮，同时也被各种信息淹没。这个时候向家庭成员进行生育力保存（fertility preservation，FP）的相关咨询可能不是最先考虑的工作。幸运的是，多数儿童期癌症生存者不存在不孕不育的风险[4,21]。对于那些接受的治疗可能破坏将来生育能力的患儿，治疗前讨论治疗对生育的影响和生育力保存方案尤为重要。证据表明，在治疗开始之前和生育能力有受损风险的患儿讨论不孕不育风险和生育力保存方案也相当重要[17,20]。

对家庭成员进行治疗副作用的教育既是医生也是护士的职责。生育力保存是患者的权利，美国临床肿瘤学医师协会（American Society of Clinical Oncologists，ASCO）、美国生殖医学协会（American Society for Reproductive Medicine，ASRM）、美国儿科学会（American Academy of Pediatrics，AAP）以及儿科血液学和肿瘤学护士协会（Association of Pediatric Hematology and Oncology Nurses，APHON）共同支持这一观点。这些专业组织支持患者在治疗恶性肿瘤疾病之前进行生育力保存，同时在治疗完成后需要进行持续的情感及生理的支持治疗[1,5,9,14]。ASCO、ASRM、AAP以及儿科肿瘤学组（Children's Oncology Group，COG）护理委员会均推荐为所有正在接受癌症治疗的青春期及青年男性提供精子库。获取卵母细胞已经不再被认为是试验性方法，应该在癌症治疗前和具有不孕不育高风险的青春期及青年女性患者谈论这种方法[1,9-10,14]。因为患者的年龄、开始治疗的紧迫性以及疾病的进展等因素，患者可能无法使用非试验性生育力保存方法。在这种情况下，保健小组有义务向家庭成员介绍试验性方法，比如这些儿童可以选择卵巢或睾丸组织的冷冻保存。如果家庭有这方面的意愿，应将他们转诊至可以提供生育力保存的医疗机构就诊。

生育力保存的咨询不仅包括对患者及家庭成员提供咨询，还包括对不熟悉生殖医学技术的肿瘤治疗团队提供咨询。反过来，生殖医学团队也不常遇到患有严重疾病的儿童或青少年患者。所以在为患者提供生长发育护理以及对遭受重大压力的家庭进行鼓励时，生殖医学团队可能需要协助。因此利用一名护士或患者引导员（patient navigator）来协调生殖医学团队与肿瘤医学团队，是在整个治疗过程中成功照护患者及整个家庭并使患者存活的关键。

主要治疗团队

生育力保存转诊通常是由患者的主要肿瘤治疗团队发起，作为新诊断检查的标准组成部分，或应患者家庭要求发起。尽管有来自 ASCO 以及 AAP 的专业指南，但研究指出，多数患者，尤其是女性患者对治疗癌症前进行生育力保存咨询并不满意[6,8,22]。生育力保存遇到的障碍包括医疗保健人员对于和患者讨论性的不适感、文化和宗教的影响、缺乏生育力保存策略的认知以及对花销的关注[18]。生育力保存咨询的内容应包括向家庭成员提供生育力保存的信息以及允许肿瘤治疗团队通过新诊断的讨论，集中对家庭的支持。

生育力保存咨询在面对患者及其家庭之前应与肿瘤治疗团队会面，收集关于疾病诊断、内外科病史、Tanner 分期、复发信息、拟定的抗癌治疗方案、既往癌症治疗的信息，对全面评估患者不孕不育的风险十分重要。家庭咨询的另一个关键组成部分是宗教或文化影响的相关信息、家庭的文化水平、首选语言以及肿瘤治疗团队与家属讨论的生育力保存相关内容。电子病历中的会诊医嘱使转诊更正式，并且允许生育力保存团队追踪随访转诊的患者。

评估不孕不育风险

首先需要进行全面的病史采集和体格检查，包括 Tanner 分期。系统回顾患者的治疗方案，评估不孕不育风险至关重要。如果患者有资格参加临床研究，应在与家属讨论生育力保存方案前，根据计划的治疗方案确定患者是否有资格参加。对于不孕不育风险的评估还要权衡治疗的成本、对疾病治疗的延误，以及对辅助生殖技术的文化及伦理认识和患者的健康。目前环磷酰胺当量剂量[13]越来越多地用于评估烷化剂暴露引起不孕不育的潜在风险。评估不孕不育风险时还要考虑既往化疗、放疗及手术情况。

生育力保存病史
家族史
遗传性疾病
癌症综合征
生殖/性健康
亲生子女
性传播感染性疾病
性行为
性伴侣——男性、女性、双性
开始性行为的年龄
性伴侣数目
性行为方式——口交、经阴道、经肛门
青春期史——女性
Tanner 分期
性欲
月经史
月经初潮年龄
末次月经日期
月经周期的频率和持续时间
妊娠
次数
结局
青春期史——男性
Tanner 分期
梦遗——年龄
勃起功能障碍
性欲

儿童及青少年咨询

　　家庭成员给予儿童及青少年性及生育力方面的知识差异很大[15]。医疗保健提供者就生育力保存进行咨询时，不应假定患者和其父母具备最基本的生殖生物学知识。因此，任何关于生育力保存的咨询均应包括解释青春期、生殖健康、妊娠、更年期和激素调节。向患者提供的建议应该恰当，需结合患者的年龄、把控主题的认知能力以及成熟程度制订。

如果医疗保健提供者开始这一讨论，那么生育力保存或癌症治疗后生殖健康往往获得更好的治疗效果[22]。开放式问题，如"你有没有想过将来成为爸爸或妈妈"，可以为患者提供一个合适的表达未来规划的机会。许多儿科医院雇用儿童生活治疗师，他们能够帮助父母和医疗团队使用适当的语言来解释生殖和患者可能接受的任何生育力保存方案。

与癌症患者讨论不孕不育的风险从来没有"最好的时机"，但是等到开始治疗癌症后再讨论不孕不育的风险不是理想方案，这可能意味着生育力保存不再可行。患者自主知情选择的概念要求尽可能早地给患者及家属提供所需信息，从而决定生育力保存是否可行。Armuand 等[3] 的报道中，没有被提供生育力保存方案的成年女性癌症患者表现出失控感，同时还报道女性比男性癌症患者失落感更强。研究者还陈述医疗保健者假设了患者对生育力保存的需求，剥夺了患者的自主选择权。

在讨论诊断和治疗的过程中，医疗保健团队评估治疗所有的潜在副作用。生育力保存顾问或患者引导员通常是在治疗期间和治疗后向患者和家庭提供生育力保存方案以及生殖健康相关信息最理想的专业人员。讨论也应该包括治疗对生殖健康和性的影响。例如，男性患者接受腹膜后淋巴结切除有逆行射精的风险，手术前应告知这些副作用。也应该告知治疗计划导致不孕不育风险较低的患者，治疗不太可能影响未来的生殖健康。

幼儿的父母可能更愿意在幼儿不在场时讨论生育力保存问题，并且可能会咨询医疗保健团队如何以及何时开始与幼儿讨论。询问父母是否希望与孩子讨论生育力保存，或者是否需要由医疗团队主导此方面的讨论。如果周围的成年人没有提供信息来保护孩子，孩子们会觉得没有安全感。因此，对于成年人来说，组织讨论，让患者表达担忧和恐惧，以及让父母和医疗团队对这些担忧和恐惧做出反应非常重要。成年人对孩子的回应比他们说的内容更重要[2]。儿童社会工作者或儿童生活专家可能有助于为患者提供适合其发育阶段的信息。

最好应用患者及其家庭的母语对生育进行基础的解释。让患者认知到青春期和生育是人类生命的正常组成部分至关重要。反复询问孩子会适得其反，可能会阻碍关于生育力保存的所有讨论。允许患者和家人提出问题非常重要，同时给他们时间理解接收到的信息。患者可能不熟悉自慰、卵母细胞或睾丸等医学术语，这要求医疗保健提供者在讨论中使用俚语。药物治疗压力、认知延迟、语言、疲劳和文化障碍可能会影响对话题的理解。由于这一问题的复杂性及癌症的严重性，可能需要举行几次家庭会议来充分讨论这一主题。不要假定在讨论过程中保持沉默的孩子不注意或对话题不好奇——尴尬、恐惧或焦虑可能会阻止孩子加入对话。相反，不要由父母主导谈话或替孩子说话（表 17.1）。

表 17.1　家庭咨询指南

家庭咨询指南
1. 设置允许私人讨论的环境
2. 引导讨论
3. 不要假定患者或家庭成员了解生殖医学相关知识
4. 留出处理信息和提出问题的时间
5. 不允许家长替代孩子讲话
6. 不要假定患者的沉默意味着对话题缺乏兴趣

青春期通常分为三个不同的发展阶段。因此，给青少年进行生殖健康和生育力保存咨询与给低龄儿童咨询有很大的不同。青春期早期为 11～13 岁，中期为 14～16 岁，后期为 17～21 岁[19]。各个阶段的认知、情绪和发育需要影响了与患者沟通生育力保存等敏感信息的方式。

这段时间内身体的发育并不相当于与情绪和认知的变化。一个身体成熟的 14 岁孩子可能是一个具象的思考者，不太能够理解决定进行生育力保存的重要性。如果需要，青少年应该有机会在没有父母在场的情况下讨论生殖健康和生育力保存问题。为了避免青少年和父母之间的任何冲突，医疗保健提供者会询问青少年是否希望在生育力保存咨询时有父母一方或双方在场。这证明青少年本人才是患者而不是其父母（表 17.2）。

表 17.2　青春期性和发育的里程碑[a]

青春期早期 10～14 岁	青春期中期 15～17 岁	青春期后期 18～21 岁
青春期开始	青春期完成或接近完成	青春期结束
出现性身份	认可性身份和性欲	接受性身份
关注自己是否正常	外表和性很重要	自我发展意识
自慰或性探索常见	性可以看作是表达浪漫情趣	对性冲动和性行为感到舒服，此时可能有多个性伴侣
团体中的同龄人社交——团体约会	同龄人很重要，这阶段可能是单独约会	浪漫的伴侣（们）
父母很重要，其他成人（教练、老师）等也重要	家庭之外的关系变得更加重要	家庭以外的生活经历——工作、大学
执行能力开始发展	更抽象的思考——能够解释信息	逻辑和抽象思维——能够为未来规划，设定目标

[a] Adapted from NSVRC. org[16]

讨论成本、知情同意及死亡后组织废弃

除了就不孕不育的风险和生育力保存方案向家庭提供咨询外，还需要告知患者家庭生育力保存的成本、知情同意流程和组织废弃。这些话题可能比生育力保存让家庭更为敏感。儿童可能会担心生育力保存的花费，并由于担心增加家庭支出和经济负担而拒绝生育力保存。如果患者死亡，组织或精子如何处置可能会受到宗教或文化的影响。这些都是敏感话题，大多数家庭都不应该在未成年儿童在场的情况下讨论。不允许医疗保健提供者假设患者家庭的社会经济水平、文化或宗教，以假设影响向家庭提供的信息。2014 年的一项研究调查了成年男性儿童期癌症生存者及其父母在诊断时决定生育力保存的各种相关想法。在诊断时，任何父母都没有将生育力保存的成本认定为影响其决策的因素[20]。

医疗程序和研究的知情同意受法律和伦理原则的指导。在美国，签署知情同意的年龄通常是 18 岁。可能会要求青少年同意医疗程序。参与生育力保存的试验性方案和标准方案都需要父母和青少年均同意。保持青少年的"独立性和与父母的支持性合作"至关重要[12]。当研究征求志愿者时，青少年本人拒绝参加的优先级高于父母[11]。知情同意及其相关文件必须包括在死亡时对组织或精子所做的处理。当未成年儿童年满 18 岁时，组织或精子库必须经由患者同意。

治疗结束后的生育力保存和性健康咨询

对儿童期癌症患者的最佳保健包括在其整个发育阶段和生存期内教育和告知他们性健康和生殖健康相关信息。应监控青春期开始前接受癌症治疗的患者是否发生性早熟或青春期延迟。预期指导包括在治疗的所有阶段（包括生存期）讨论治疗对性发育和生育能力有无影响。例如，被诊断患有癌症的 4 岁孩子的父母在他们的孩子接近青春期前，可能不会关心青春期的发育问题。应随着患者的成熟，以符合患者发育阶段的方式向患者提供信息。无论年龄大小，患者都应有机会在父母不在场的情况下，讨论性健康和生殖问题，包括避孕。

接受性腺毒性治疗的患者，需要持续监测激素水平，如睾酮或雌二醇。儿童肿瘤学组生存指南提出了监测儿童期癌症生存者治疗后的生殖健康的相关建议。这些指导方针可纳入患者咨询[7]。癌症治疗后的生育力保存更合适那些有早绝经风险的女性。医疗保健提供者应和患者一起评价治疗后的生育力保存方案。此外，应与因治疗而不孕不育的儿童期癌症成年生存者讨论领养、使用供卵、供精或代孕等治疗方案。

总结

就生育力保存问题向患者和家属提供咨询，从诊断开始，一直要持续整个治疗过程。讨论不仅包括可采用的生育力保存方法，还包括生殖健康和抚养方法。医疗保健提供者不应等待家庭先展开生育力保存的话题。向患者确证这是人类生命的正常组成部分，并且是所有癌症保健的重要部分，这一点至关重要。对于那些在情感上为孩子未来生育问题挣扎的家庭，利用社会工作、牧师服务或儿童生活治疗师等其他服务，将在这一非常困难的时期为家庭提供信息和情感支持。

参考文献

1. American Society for Reproductive Medicine and Society for Assisted Reproductive Technology: Ethics Committees. Fertility preservation and reproduction in cancer patients. Fertil Steril. 2005;86(6):1622–8.
2. Anderson S, Barton D, Bell B, Beniquez L, Bodiford C, Butler E, Thibodeau J (2009) Hey, what do I say? A parent to parent guide on how to talk to children about sexuality. Planned Parenthood of New York City www.ppnyc.org.
3. Armuand GM, Wettergren L, Rodriguez-Wallberg KA, Lampic C. Women more vulnerable than men when facing risk for treatment-induced infertility: a qualitative study of young adults newly diagnosed with cancer. Acta Oncol. 2015;54:243–52.
4. Barton SE, Najita JS, Ginsburg ES, Leisenring WM, Stovall M, Weathers RE, Sklar CA, Robison LL, Diller L. Infertility, infertility treatment, and achievement of pregnancy in female survivors of childhood cancer: a report from the Childhood Cancer Survivor Study cohort. Lancet Oncol. 2013;14(9):873–81.
5. Bashore L, Carr B, Lockart B, Schmidt D (2012) Fertility preservation for pediatric, adolescent and young adult patients. Retrieved from www.aphon.org/files/public/onco-fertilitypaper.
6. Burns KC, Boudreau C, Panepinto JA. Attitudes regarding fertility preservation in female adolescent cancer patients. J Pediatr Hematol Oncol. 2006;28(6):350–4.
7. Children's Oncology Group. Long-term follow-up guidelines for survivors of childhood, adolescent, and young adult cancers and related health links Version 4. 2013.
8. Edge B, Holmes D, Makin G. Sperm banking in adolescent cancer patients. Arch Dis Child. 2006;91:149–52.
9. Fallat ME, Hutter J. Preservation of fertility in pediatric and adolescent patients with cancer. Pediatrics. 2008;121(5):1461–9. doi:10.1542/peds.2008-0593.
10. Fernbach A, Lockart B, Armus CL, Bashore LM, Levine J, Kroon L, Sylvain G, Rodgers C (2014) Evidence-based recommendations for fertility preservation options for inclusion in treatment protocols for pediatric and adolescent patients diagnosed with cancer. J Pediatr Oncol Nurs. 31(4):211–22. doi:10.1177/1043454214532025.

11. Giesbertz NAA, Bredenoord AL, van Delden JJM. Consent procedures in pediatric biobank. Eur J Hum Genet. 2014;23:1–6.
12. Grady C, Wiener L, Abdoler E, Trauernicht E, Zadeh S, Diekema DS, Wilfond BS, Wendler D. Assent in research: the voices of the adolescents. J Adolesc Health. 2014;54(5):515–20.
13. Green DM, Nolan VG, Goodman PJ, Whitton JA, Srivastava D, Leisenring WM, Neglia JP, Sklar CA, Kaste SC, Hudson MM, Diller LR, Stovall M, Donaldson SS, Robison LL. The cyclophosphamide equivalent dose as an approach for quantifying alkylating agent exposure. A report from the Childhood Cancer Survivor Study. Pediatr Blood Cancer. 2014;61(1):53–67.
14. Loren AW, Mangu PB, Nohr Beck L, Brennan L, Magdalinski AJ, Partridge AH, Quinn G, Wallace WH, Oktay K (2013) Fertility preservation for patients with cancer: American Society of Clinical Oncology clinical Practice Guideline Update. J Clin Oncol. Advance online publication. Retrieved from http://jco.ascopubs.org/cgi/doi/10.1200/JCO.2013.49.2678.
15. Martino SC, Elliott MN, Corona R, Kanouse DE, and Schuster MA. Beyond the "Big Talk": The Roles of Breadth and Repetition in Parent-Adolescent Communication About Sexual Topics. *Pediatrics* 2008;121;e612.
16. National Sexual Violence Resource Center. An overview of adolescent sexual development. 2014. Retrieved from www.nsvrc.org/saam.
17. Nieman CL, Kinahan KE, Young SE, Rosenbloom SK, Yost KJ, Volpe T, Zoloth L, Woodruff TK. Fertility preservation and adolescent cancer patients: lessons from adult survivors of childhood cancer and their patients. Cancer Treat Res. 2007;138:201–17.
18. Quinn GP, Vadaparampil ST. Fertility preservation and adolescent young/adult cancer patients: physician communication challenges. J Adolesc Health. 2009;44:394–400.
19. Shafii T, Burstein GR. The adolescent sexual health visit. Obstet Gynecol Clin N Am. 2009;36:99–117.
20. Stein DM, Victorson DE, Choy JT, Waimey KE, Pearman TP, Smith K, Dreyfuss J, Kinahan KE, Sadhwani D, Woodruff TK, Brannigan RE. Fertility preservation preferences and perspectives among adult male survivors of pediatric cancer and their parents. J Adolesc Young Adult Oncol. 2014;3(2):75–85.
21. Wasilewski-Masker K, Seidel KD, Leisenring W, Mertens AC, Shnorhavorian M, Ritenour CW, Stovall M, Green DM, Sklar CA, Armstrong GT, Robison LL, Meacham LR. Male infertility in long-term survivors of pediatric cancer: a report from the Childhood Cancer Survivor Study. J Cancer Surviv. 2014;8(3):437–47.
22. Yeomanson DJ, Morgan S, Pacey AA. Discussing fertility preservation at the time of cancer diagnosis: dissatisfaction of young females. Pediatr Blood Cancer. 2013;60:1996–2000.

第 18 章 儿童和青少年生育力保存的伦理问题

Lisa Campo-Engelstein，Diane Chen

钱溪琳 译 尚 鹊 审校

概述

根据最新数据估算，儿童期癌症患者中有超过 27 万生存者并且儿童期癌症的长期生存率为 80％左右[28]。由于儿童期癌症患者大量存活，长期生存率高，并且在此之前确有患者存活终老，所以评价他们生活质量相关问题越来越重要。这一章节的目的是关注在儿童期癌症患者和生存者的生育力保存方面出现的一些伦理问题。特别是，我们会探索赞同/知情同意、利益最大标准、父母和医疗保健提供者的压力、花费和保险覆盖范围及试验性治疗。

赞同/知情同意

患者有权利知晓其健康状况、可用的诊断和治疗方案以及相应的风险和可能的获益，并自由地选择治疗方案，包括拒绝治疗，这已经是普遍的共识[1]。知情同意是医患双方就一个特定的临床情景和治疗选择进行沟通的交互过程，最后，患者提供治疗许可或拒绝治疗。当所需要讨论的患者为儿童或青少年时，决策能力这一复杂因素具有不确定性。决定同意或拒绝治疗的能力是基于能力的假设，这需要认知和发展的能力：①理解治疗信息；②了解情况和可能的后果；③衡量治疗选择；④做出决定[2-3]。在成人中，决策能力是假定存在的，除非残疾或疾病使其决策能力受累。另一方面，假定儿童和青少年缺乏决策能力。另外，在美国，不认为 18 岁以下的年轻人能够合法地决策临床治疗，除非某些类型的问题，如生育控制、人工流产以及药物治疗，并且需依据各州的原则。在涉及未成年人的病例中，父母可以代理决策"符合子女最大利益"的医疗程序。

尽管这是法律标准，但美国儿科学会已经长期主张儿童和青少年应该"在他们能力程度内"参与决策治疗过程[1]。在他们的精液研究中，Weithorn 和 Campbell[4]在四个年龄组（9 岁、14 岁、18 岁、21 岁）中对比了决策能力，结果指标特别设计，能够反映四个法定标准能力。9岁组儿童在思考和理解治疗方案选择方面与成年人相比能力不足。然而，这些青少年在表达对治疗的合理偏好方面与成年人没有差别。在 14 岁组，这四项能力上青少年均显示出与两组成年组相同的能力水平。作者得出结论：9 岁大的儿童能够有意义地参与个人医疗保健决策。

赞同（assent）是一种使未成年人参与治疗决策的方式。就像知情同意，赞同是一个发生在未成年人和医师之间的交互过程，涉及循序渐进地、适宜地告知未成年人的临床情况，以及评估未成年人关于治疗的意愿和选择[1]。普遍接受的赞同的定义是未成年人同意参与一项被给定的治疗。赞同设定了比知情同意低的能力标准，因为赞同不要求知情同意需满足的理解和推理深度[5]。医学决策能力文献一致认为，所有儿童和青少年应该参与适宜他们理解和成熟度的关于他们医疗保健的讨论和决策[6]，并且随着治疗决定越来越主观，应该给年轻人更多的参与机会[7]。

进行儿童生育力保存的知情同意及赞同规程是非常复杂的，并且通常是一个多级流程。知情同意/赞同流程的第一部分包括介绍在恶性肿瘤被诊断时通过获得性腺组织和保存而实现生育力保存的可能性。此阶段的重点是儿童和青少年的生育力保存方案是否使他们最大获利[8]。知情同意流程的第二部分关注保存组织的处置，这些组织将保存至青少年们成年。这一阶段的焦点是现在已经成年的青少年们做自己关于生育的决定的愿望[8]。

理想状态下，进行生育力保存治疗应该是父母和年龄适合的青少年共同的决定。在知情同意/赞同流程中，应讨论取得性腺组织的步骤、方法的试验性质和相关生理和心理的风险。如果父母和有赞同能力的未成年人都同意进行生育力保存治疗，治疗将可以进行。如果父母和未成年人意见不符就会出现问题。因为儿童的卵巢和睾丸组织冻存被认为是试验性的，所以这种行为受联邦法规制约，需要父母为未成年人做决策。没有父母的同意，未成年人即使有能力理解参与的结果，他们也不可能参与。另一方面，父母可能期望为他们的孩子进行生育力保存治疗，即使孩子存在异议。在这种情况下，根据医学指南，如果判定未成年人有决策能力，其有权利获得成年患者一样的自主权[1]。因此，有决策能力的未成年人的决定应该一起考虑[1]。正在发展或已经具有决策能力的未成熟未成年人和父母意见不一致时，应该协商解决分歧[1]。

最佳利益标准

当具有决策能力的成年人暂时或永久地失去了这种能力时，医疗保健代理人应该依赖替代判断标准，就是用患者的价值观来判定如果他/她还有能力自己做决定，他/她会想要什么。而儿童，特别是低龄儿童，可能还没有形成一个健全的价值体系，所以很难，有时甚至不可能对他们使用替代判断标准。代替这一标准的是，父母或监护人和医疗保健提供者应该使用最佳利益标准，这要求为孩子获得最大利益而不是根据孩子或孩子的父母/监护人的价值系统。给患儿科癌症的孩子进行生育力保存是利益最大化吗？

一些伦理学家争论道，既然孩子们现在不能够为自己做决定，他们的父母或监护人应该具有伦理职责来确保他们的某些权利得到保护，这样他们成年后能够自主地做自己的决定。Joel Feinberg 将这些称为"信任权"[13]，其将保护孩子有开放的未来的权利。一些人已经声称，生育力保存是一种信任权，它允许孩子们有一个开放的未来，包括可能的遗传学生育[15,25]。恶性肿瘤的治疗可能会清除孩子们遗传学生育的可能性，而生育力保存通过提供遗传学生育这一选项提高孩子未来（成人后）的自主权。成为遗传学父母是很多年轻癌症生存者的一个重要目标[29]，这也是保存生育力特别重要的原因。

除提高自主权外，针对儿童期癌症患者的生育力保存也能够预防伤害（伦理的避害原则）。青少年癌症患者报告显示，生育力与他们的自我认同相关，不能自我掌控生育会导致抑郁[11]。实际上，不孕不育明显影响心理健康，尤其影响女性。患不孕症的女性发生抑郁的概率是有生育能力的女性的两倍，并且她们其中很多人心理痛苦程度堪比受到生命威胁的女性[32]。一些成年癌症生存者视生育力保存为乐观的象征，"冰冻的希望"有助于他们的健康和生存[20,26,30]。儿童的生育力保存可能具有相似的作用：提供希望、缓解对生育的焦虑和鼓励生育自主权[8]。

一些认为生育力保存符合儿童期癌症患者的最佳利益的人可能相信

未选择生育力保存必定是不道德的。例如 McDougall 倡导我们应该转变架构，从为儿童和青少年患者提供生育力保存，转变为基于上述生育力保存的益处使生育力保存成为一个需要有效证据才能被驳斥的推定[23]。考虑到生育力保存可以增加未来的生殖自主权，有人可能会说，未进行生育力保存不仅不道德，而且等同于绝育。有对这一观点的回应称，未选择生育力保存不应该被等同于绝育，因为这两种行为背后的目的是不同的，并且前者是作为，后者是不作为*。此外，重要的是结合医学现实：生育力保存，特别是一些试验性流程，不能保证未来的遗传学生育，并且一些未进行生育力保存的癌症生存者仍然能够进行遗传学生育。由于生育力保存不能确保遗传学生育并且可能带来医学相关风险，所以其可能不是对所有儿童患者都有意义，特别是如果患者已经病重，没有时间延缓癌症的治疗或者生育力保存的过程增加癌症播散和复发的风险时。简而言之，父母/监护人可以有充足的理由选择不为子女保存生育能力，并且这些决定能够符合最佳利益标准。McDougall 提出，在某些情况下生育力保存潜在的损害超过其利益，但可以确定生育力保存对于能够安全使用已建立方法的青春期后儿科癌症患者应是应采用的选择[23]。

父母和医疗保健提供者的压力

儿童和青少年生育力保存中的一个伦理问题是儿科癌症患者是否因为感觉受到父母/监护人的压力，而进行生育力保存的治疗，并在未来使用他们的冻存组织。即使当父母/监护人为保证孩子们的最大利益而选择生育力保存治疗，他们也可能传递自己想成为遗传学上的祖父母的意愿。生育力保存的努力和费用可能致使孩子们相信他们有责任使用自己的冻存组织。他们可能感受到的压力和愧疚会抑制他们的自主权。例如，孩子们可能觉得他们必须要使用自己的冻存组织，否则将会违背父母/监护人，以及父母/监护人为他们做的进行生育力保存的决定。

除了感受到父母的压力，孩子们也能感受到来自医疗保健提供者的压力而进行生育力保存的治疗。孩子们可能将医疗保健提供者关于生育力保存的讨论，理解为强制完成，而不是一种选择[24]。制订与儿童和青

---

* 此处原文有误，原文为 "the former is an act of commission and the latter an act of commission"，按上下文意思推测应为 "the former is an act of commission and the latter an act of omission"。译文以推测的原文进行翻译

少年患者的生育力保存的交谈并且告诉他们所要面对的特殊挑战和关注点非常重要[31]。例如提供适合孩子相应年龄的信息，解释生育力保存是一种可能的治疗方式。

感知到来自父母和医疗保健提供者的压力的儿童和青少年癌症患者，当考虑到把女性和母亲联系起来的社会常规，可能特别烦恼[24]。强烈的文化观念认为女孩和女人天生有生孩子的欲望[33]，并且不是这样的女人被认为是"离经叛道"[19]。父母/监护人和医疗保健提供者建议和进行生育力保存可能表明，期待儿童和青少年癌症患者成为遗传学上的母亲。

虽然某种程度或类型的父母的压力可能不利于健康，但完全避免父母对孩子的任何影响也许是不可能的（或不可取的）。父母的价值观强烈影响着他们孩子的价值观，并且这些观念经常在孩子成年之后仍然存在[22]。将父母和孩子的价值观分开可能是一种挑战——这是代理决策中的一个常见问题。同样值得注意的是，来自父母的压力不是仅仅存在于生育力保存方面。父母投入的时间和金钱显性和隐性地影响孩子在特定方向的决定。例如 Quinn 等[25]提供的例子，父母们如何将纳税前的美元投入到教育基金中，这些基金只能用于他们孩子的大学教育。父母带着对孩子们上大学的期望促成这些基金。孩子们对这些基金的认知可能使他们感受到上大学的压力，即使他们并不想去。大学基金和生育力保存的例子显示，父母以他们相信的对孩子最大的利益分配资源，期待孩子们沿着他们已经铺好的路发展。虽然对大学基金和生育力保存治疗的了解会让一些孩子感到压力，但这些行为的理想目标是通过创造选择机会，提高孩子未来的自主权，从而能够保证他们有一个开放的未来。

花费和保险覆盖范围

正如已经在成人生育力保存方面所讨论的那样，生育力保存非常昂贵并且保险公司通常不覆盖这些费用[9-10]。冷冻生殖细胞的年储存费用达到每年数百美元[34]，并且因为儿童储存生殖细胞的时间通常比成年人长很多，儿童的费用迅速增加。一些人认为保险公司应该覆盖生育力保存的费用，因为它与目前已为癌症患者承保的其他医疗措施没有区别[10]。例如，保险覆盖其他生活质量相关的治疗，如乳房切除术后的乳房重建术和针对脱发的假发。和这些治疗一样，生育力保存不挽救生命，但能够显著提高生活质量，如前文所述，不孕不育能导致抑郁、焦虑和痛苦。既然目前许多药物关注一系列提高生活质量而非危及生命的情况，如视力差、背痛、季节性过敏、性功能障碍等，按不是挽救生命的标准，将生育力保存排除在外没有道理。

　　然而，儿童期癌症患者的生育力保存是否仅是有限医疗资源的使用问题，会因其他原因被提出。有人关注到辅助生殖技术（assisted reproductive technologies，ART）的高花费：一个IVF周期平均花费12 400美元（分步），卵巢组织冷冻保存的费用估计为5000～30 000美元[25]。然而ART在个人层面确实昂贵，在广大的社会层面并非如此：ART只占美国医疗支出总额的0.06%[35]。生育力保存排除在保险覆盖范围之外，导致了对公平性的担忧，因为只有某些人能够负担，这些人可能与ART主要使用者具有相同的人口学特征：白人、受过教育的以及中上等阶层[16]。美国14个州已经命令保险公司覆盖不孕不育的治疗，但是没有针对生育力保存的相似法律[9]。

　　一些轶事证据提示保险公司已经覆盖了生育力保存，但是这些案例的个体通常由患者引导员协助，和（或）该个体极其精通医学，这些个体可能同样具有与使用ART的人群相同的人口学特征[10]。这是一个公平性问题，因为生育力保存很可能仅限制于那些支付得起费用的人。考虑到生育力保存的高花费，一些非盈利性组织，比如肿瘤生育学联盟（Oncofertility Consortium）和LIVESTRONG生殖折扣项目（LIVESTRONG Fertility Discount Program）（http：//www. livestrong. org/we-can-help/fertility-services/）为癌症患者生育力保存程序提供补助金和折扣。然而这些补助金和折扣通常限制于最初的生育力保存，有时也包括储存费，但通常不包括解冻和移植冷冻配子的费用。

试验性治疗

　　成人和青春期后癌症患者有两种已经证实的生育力保存方式可以选择——配子冻存和胚胎冻存。相反，青春期前的孩子没有已经证实的生育力保存方式；青春期前的儿童可用的方式是性腺组织（卵巢或睾丸）冻存，这对女孩和男孩来说都是试验性方法[23]。虽然一些专家建议移去卵巢组织冻存的试验性标签，但卵巢组织冻存的成功（超过24名婴儿通过这种方式出生）仅限制于青春期后女性[12]。

　　试验性治疗，特别在儿童等弱势群体中进行的试验性治疗，通常会引起伦理关注。儿童期癌症患者接受试验性生育力保存的案例，存在对试验带来的风险比可能的获益更大的担忧。性腺组织冻存涉及手术风险，虽然小，但也可能非常严重，还涉及肿瘤播散的风险，这由患者所患肿瘤类型决定。一些父母/监护人和儿童患者可能发现，对比性腺组织冻存未来是否能够获得遗传学后代的不确定性，这些风险极大。不过现在这个领域已经有巨大的进步，并且很多专家对该试验性治疗将在未来起效持乐观态度[17-18]。McDougall 提出，父母有充分的理由审慎保留青春期前的生育力，因为其益处不一定能获得，身体上的风险却确实存在[23]。

试验性治疗也会出现心理上的风险。虚假希望是一种心理风险，在患者对于某一特定治疗成功的可能性被误导时出现。虚假希望在试验性治疗中可能会加重，因为专家们不太确定该治疗成功的可能性，而且招募人员参加试验和充分提供信息存在利益冲突。虚假希望可以出现在医学的任何领域，并可以通过良好的知情同意减轻。另外，不保存某个孩子的生育力也可能引起心理风险，这个孩子可能认为她的父母/监护人没有寻求她的最佳利益以及她未来的生育自主权[23]。

总结

对于很多癌症患者，包括儿童和青少年而言，生育力保存是生活质量的一个重要因素。必须要识别出处理这一人群时出现的特有伦理问题。在本章中我们已经讨论了涉及儿童和青少年癌症患者的生育力保存的部分主要伦理问题。由于儿童和青少年肿瘤和生育力保存领域持续发展，不断再评价我们已经提出的伦理问题将很有必要。

参考文献

1. Informed consent, parental permission, and assent in pediatric practice. Committee on Bioethics, American Academy of Pediatrics. Pediatrics. 1995;95(2):314–7.
2. Parekh SA. Child consent and the law: an insight and discussion into the law relating to consent and competence. Child Care Health Dev. 2007;33(1):78–82.
3. Ruhe KM, et al. Decision-making capacity of children and adolescents-suggestions for advancing the concept's implementation in pediatric healthcare. Eur J Pediatr. 2014; 174(6):775–82.
4. Weithorn LA, Campbell SB. The competency of children and adolescents to make informed treatment decisions. Child Dev. 1982;53(6):1589–98.
5. Weithorn LA. Children's capacities to decide about participation in research. IRB. 1983;5(2):1–5.
6. Palmer R, Gillespie G. Consent and capacity in children and young people. Arch Dis Child Educ Pract Ed. 2014;99(1):2–7.

7. McCabe MA. Involving children and adolescents in medical decision making: developmental and clinical considerations. J Pediatr Psychol. 1996;21(4):505–16.

8. Cohen CB. Ethical issues regarding fertility preservation in adolescents and children. Pediatr Blood Cancer. 2009;53(2):249–53.

9. Basco D, Campo-Engelstein L, Rodriguez S. Insuring against infertility: expanding state infertility mandates to include fertility preservation technology for cancer patients. J Law Med Ethics. 2010;38:832–9.

10. Campo-Engelstein L. Consistency in insurance coverage for iatrogenic conditions resulting from cancer treatment including fertility preservation. J Clin Oncol. 2010;28:2184–1286.

11. Crawshaw MA, Sloper P. 'Swimming against the tide' – the influence of fertility matters on the transition to adulthood or survivorship following adolescent cancer. Eur J Cancer Care. 2010;19(5):610–20.

12. Donnez J, Dolmans MM, Pellicer A, Diaz-Garcia C, Sanchez Serrano M, Schmidt KT, Ernst E, Luyckx V, Andersen CY. Restoration of ovarian activity and pregnancy after transplantation of cryopreserved ovarian tissue: a review of 60 cases of reimplantation. Fertil Steril. 2013;99(6):1503–13.

13. Feinberg J, et al. The child's right to an open future. In: Aiken W, LaFollette H, editors. Whose child? Totowa: Rowman & Littlefield; 1980. p. 124–53.

14. Gardino S, Russell AE, Woodruff TK. Adoption after cancer: adoption agency attitudes and perspectives on the potential to parent post-cancer. Cancer Treat Res. 2010;156:153–70.

15. Jadoul P, Dolmans MM, Donnez J. Fertility preservation in girls during childhood: it is feasible, efficient and safe and to whom should it be proposed. Hum Reprod Update. 2010;93:1–14.

16. Jain T. Socioeconomic and racial disparities among infertility patients seeking care. Fertil Steril. 2006;85:876–81.

17. Loren AW, Mangu PB, Beck LN, Brennan L, Magdalinski AJ, Partridge AH, Quinn G, Wallace WH, Oktay K, American Society of Clinical Oncology. Fertility preservation for patients with cancer: American Society of Clinical Oncology clinical practice guideline update. J Clin Oncol. 2013;31(19):2500–10.

18. Luyckx V, Scalercio S, Jadoul P, Amorim CA, Soares M, Donnez J, Dolmans MM. Evaluation of cryopreserved ovarian tissue from prepubertal patients after long-term xenografting and exogenous stimulation. Fertil Steril. 2013;100(5):1350–7.

19. Kelly M. Women's voluntary childlessness: a radical rejection of motherhood? Women Stud Q. 2009;37.3(4):157–72.

20. Lee MC, Gray J, Han SH, et al. Fertility and reproductive considerations in premenopausal patients with breast cancer. Cancer Control. 2010;17:162–72.

21. LiveStrong. Parenthood options for women. http://www.livestrong.org/we-can-help/fertility-services/parenthood-options-women/. Accessed 18 Oct 2015.

22. Luster T, Okagaki L. Multiple influences on parenting: ecological and life-course—perspectives. In: Luster T, Okagaki L, editors. Parenting: an ecological perspective. Hillsdale: Lawrence Erlbaum Associates; 1993. p. 227–50.

23. McDougall R. The ethics of fertility preservation for paediatric cancer patients: from offer to rebuttable presumption. Bioethics. 2015;29:639–45.

24. Petropanagos A, Campo-Engelstein L. Tough talk: discussing fertility preservation with adolescents and young adults with cancer. J Adolesc Young Adult Oncol. 2015;4(3):96–9.

25. Quinn GP, Stearsman DN, Campo-Engelstein L, Murphy D. Preserving the right to future children: an ethical case analysis. Am J Bioeth. 2012;12(6):38–43.

26. Quinn GP, Vadaparampil ST, Jacobsen PB, et al. Frozen hope: fertility preservation for women with cancer. J Midwifery Women Health. 2010;55:175–80.

27. RESOLVE, T.N.I.A. The costs of infertility treatment. [Cited 2 Nov 2014]. Available from: http://www.resolve.org/family-building-options/making-treatment-affordable/the-costs-of-infertility-treatment.html.

28. Ries LA, Harkins D, Krapcho M, et al. SEER cancer statistics review, 1975–2008. Bethesda: National Cancer Institute; 2008.

29. Schover LR. Motivation for parenthood after cancer: a review. J Natl Cancer Inst Monogr. 2005;34:2–5.
30. Shin D, Lo KC, Lipshultz LI. Treatment options for the infertile male with cancer. J Natl Cancer Inst Monogr. 2005;34:48–50.
31. Shnorhavorian M, Johnson R, Shear SB, Wilfond BS. Responding to adolescents with cancer who refuse sperm banking: when "no" should not be the last word. J Adolesc Young Adult Oncol. 2011;1(3):114–7.
32. Gardino SS, Rodriguez, Campo-Engelstein L. "Infertility, cancer, and changing gender norms." Journal of Cancer Survivorship 5.1 (March 2011).
33. Upchurch D, Lillard L, Constantijn WA, Panis. Nonmarital childbearing: influences of education, marriage, and fertility. Demography. 2002;39(2):311–29.
34. Mesen TB et al. Optimal timing for elective egg freezing. Fertil Steril. 2015;103(6):p.1551–6. e1–4.
35. Georgina M, et al. The economic impact of assisted reproductive technology: a review of selected developed countries. Chambers, Fertility and Sterility. 2009;91(6):2281–94.

第19章 年轻女性癌症患者生育力保存的最佳决策程序：葡萄牙生育力保存中心的经验

Cláudia Melo，Maria Cristina Canavarro，
Teresa Almeida-Santos

钱溪琳 译 张 岩 审校

概述

当前，癌症已不再等同于死亡。尽管最近10年每年新增癌症患者数量增加，但癌症存活率也在稳定上升[46]。特别是在葡萄牙，2009年癌症发病率达到了有记载以来的最高值，每100 000人中即有426.5名癌症患者[16]。然而，据报道，葡萄牙是欧洲几种类型的癌症（例如黑色素瘤和结肠癌[14]）中五年生存率最高的国家之一。因此，对于肿瘤的干预不仅需要关注于患者的存活，也需要关注改善其癌症治疗之后的生活质量[30]。在癌症诊断时健康专家尤其需要依据不孕不育的风险、癌症治疗持续时间以及目前癌症患者的特征，考虑患者的生殖未来。

过去多年来，癌症治疗方案已经取得了重要进步。目前有应对恶性肿瘤更积极更有效的治疗。然而这些疗法副作用更多，包括生育力损害的风险[38]。尤其在女性患者中，一些类型的癌症治疗包括可能长达5年的激素治疗[23]。考虑到32岁之后正常卵巢储备能力明显下降[1]，具有性腺毒性的癌症治疗以及使试孕延期的激素治疗可能会对女性癌症患者的生殖前景产生严重的负面影响[23]。

另一需要考虑的重要方面是目前癌症患者的特征。成为父母的计划尚未完全完成的生育年龄癌症患者越来越常见，主要是由于一些发病于年轻人的癌症发病率渐增[29]，另外，目前社会生育年龄趋向于延后到较

大年纪[39]。这意味着许多新诊断的年轻和未生育的癌症患者的生殖前景面临风险。然而，尽管癌症治疗存在性腺毒性，但这些患者在癌症存活后获得一个生物学后代的可能性现在可以成为现实，这主要得益于生育力保存（fertility preservation，FP）方法的进步。以下提到的几个原因使得女性癌症患者尤其需要生育力保存的决策。

这篇文章的主要目的是描述葡萄牙生育力保存中心为年轻女性癌症患者的生殖选择提供支持方面的经验。据我们所知，这是第一个咨询及支持这些患者生殖前景的前瞻性介入模型。

关于女性生育力保存方式的简短说明

回顾性数据表明，癌症后的妊娠对癌症生存者及其后代均安全[43]。研究显示癌症生存者癌症在治疗后的妊娠中似乎没有出现额外增加的死亡风险。文献也显示癌症生存者与普通人的婴儿相比低出生体重、畸形[32]或者癌症（非遗传癌症综合征人群）[6]的风险没有增加。然而，推荐通过"高危产科保健"（[38]，第32页）进行妊娠监测来监督潜在的癌症治疗相关风险，特别是激素依赖性肿瘤的治疗风险。

考虑到未来癌症相关的不孕不育风险，目前女性及男性的生育力保存技术已经发展到尝试保证癌症患者未来能够拥有生物学后代。这些方法包括在可能具有性腺毒性的癌症治疗（例如化疗、放疗、手术）之前将生殖细胞冷冻保存，并且在患者肿瘤疾病恢复后，生育力受损时使用冷冻保存的组织[25]。

女性生育力保存方式包括冷冻保存（冻存）胚胎、卵母细胞或者卵巢组织。

胚胎冻存包括，首先从女性癌症患者采集卵母细胞（在可能持续2周的卵巢刺激之后），接着将这些卵母细胞与其配偶的精子进行体外受精（in vitro fertilization，IVF），将获得的胚胎储存起来。癌症治疗之后，如果这些女性患者不能自然受孕，癌症患者和其配偶可以使用他们的胚胎尝试孕育孩子。胚胎冻存是一项成熟的技术[25]，并且数据显示了理想的成功率（即每个冷冻胚胎移植的平均临床妊娠率是22.3%[19]）。然而，需要考虑这项技术的不足。第一，卵巢刺激可能意味着延后癌症治疗，并且对激素依赖性肿瘤的生长可能有影响，其风险还没有明确的研究结果[25]。第二，这种方式没有保护女性患者的生殖自主权，因为这项技术只能在已婚或有稳定伴侣的女性患者中使用，并且只有夫妻可以使用先前冻存的胚胎。值得一提的是在葡萄牙，考虑到相关的伦理、道德和法律问题，自从 2015 年 7 月，已经认为胚胎冻存是一项不能进行的生育力保存技术。

冻存卵母细胞也涉及卵巢刺激，具备其先前描述的缺点。然而，在此过程中，收集的卵母细胞未受精直接储存。在癌症治疗后，如果女性生殖功能受影响，收集其配偶的精子与先前冻存的卵母细胞进行 IVF 具有可能性[25]。由于因卵母细胞冻存获得的活产数渐增（即已有超过 1000 个孩子通过冷冻卵母细胞 IVF 出生[13]），自 2013 年，卵母细胞冻存已经被认为是一项成熟的技术[2]。

冻存卵巢组织包括通过腹腔镜取出部分或全部卵巢，随后将卵巢皮质解剖成小片段，并冷冻。癌症治疗之后，为了重建女性患者的生殖功能，卵巢组织片段一片一片被移植回患者盆腔内残余卵巢。期望这样移植能恢复受到肿瘤治疗影响的卵巢活性。这是一项目前正在试验的新技术[25]，但是近几年临床和基础研究结果已经有所提升（即目前通过移植冷冻卵巢组织，已有超过 40 个婴儿出生[17]）。虽然属试验性技术，这项生育力保存技术的一些优点值得考虑。这个技术不像卵巢刺激需要那么长的时间，因此可以在需要尽早开始癌症治疗的患者中使用。另外，卵巢组织成功移植的病例不需要再进行 IVF 和胚胎移植即可妊娠[25]。

总之，对于计划进行威胁其生育力的治疗的癌症患者，生殖医学可以提供技术，试图保证其成为生物学意义上的父母。在本章中，肿瘤生育学被提升为迫切必要的研究和临床领域，这涉及"整合临床网络资源，关注于发展保留或恢复癌症患者生育功能的方法"（[44]，第 2 页）。

关于女性生育力保存的决策程序

关于女性癌症患者生育力保存的决策程序很复杂，有两个主要原因。第一，如前所述，女性生育力保存技术具有创伤性，且其中一项技术仍是试验性的。第二，在女性生育力保存的决策程序中，需要考虑临床（例如癌症类型、开始癌症治疗可以等待的时间、卵巢储备）、社会人口学（例如年龄、婚姻状态）和生育力保存技术相关（例如成功率、医学流程、风险、技术时长、生殖自主权的维护）的若干因素。通常，基本没有时间来考虑这些因素[10,25]。

尽管这对于刚刚诊断癌症的年轻成年女性可能是一个艰难并且情绪崩溃的经历[31]，但一些文献中数据显示，这个决定在这些女性生命中很重要。

女性癌症患者的研究

年轻女性癌症患者很珍视生育力保存相关的决策机会[33,36]。这些患者表达了在诊断前后希望接受尽可能多的关于生殖治疗和生育力保存干预措施信息的意愿，因此，她们能够在决策中扮演积极的角色[33]。这非常重要，因为研究显示，相比于被告知较少、未有机会成为决策一份子的患者，有机会一起与专家做生育力保存相关决策的患者被告知得越详细，决策冲突水平越低[24,33]，决策质量越高[33]，对决策后接受的照护的满足感越高[24]，并且对诊断有更好的心理调节能力[33]。Peate 等进行的一项评估育龄期（21～40 岁）女性乳腺癌患者的研究报道显示，缺乏信息会增加焦虑，并对决策体验的质量产生消极的影响。然而，这项研究也显示女性乳腺癌患者的焦虑水平与她们的生殖知识或者对知识的渴求不相关，提示应该不论情绪状态，给所有女性提供生育相关信息。

与女性癌症生存者一同研究

女性癌症生存者成为母亲的动机，和癌症相关的不孕的影响，以及生育力保存决策在这些女性存活期间心理适应力中发挥的作用的相关研究结果显示，癌症治疗之前生育力保存的决策，在这些女性生活中扮演了重要角色。

研究显示，女性癌症生存者比健康女性有更积极的生育动机（例如[48]）。尽管担心妊娠之后癌症复发，但这些生存者将孩子与快乐及生活满足[18]，重视家庭，并且对于教育孩子感觉非常游刃有余[41]关联在一起。通过一篇系统文献综述，Gonçalves 等[21]报道，对于年轻女性乳腺癌生存者，生育似乎是一个重要的问题，甚至对于那些因为一些类型的肿瘤相关的潜在风险而反对癌症后妊娠的人也是如此。

已经显示癌症相关不孕症的诊断对那些生存者的个人适应有影响，包括严重焦虑[28,41]、沮丧[8]、性功能障碍[9,37]、扰乱亲密关系[37]以及感觉失败和愤怒[37,40]。另外，不孕生存者须应对围绝经期综合征，例如阴道干涩和潮热，这些都对其生活质量有负面影响[9]。一些女性癌症生存者甚至描述不孕的经历如诊断癌症本身一样痛苦[18]。根据 Canada 和 Schover[5]的结果，社会抚养（即收养）不能完全解决这样的伤痛。

年轻成年女性癌症生存者在癌症治疗之前评估是否有进行生育力保

存的机会非常重要，因为这样的经历能够让她们感觉积极、平和、快乐和充满希望，并且能给她们活下去的理由[20,47]。许多生存者认为生育力保存的好处之一是，生育力保存是她们可以自己做的少数几个决定之一，这使她们感到能控制不可控的情况[20]。此外，这个决策过程似乎对这些女性患者在存活期的适应力有一个积极作用。Letourneau 等[26]进行了一项 1041 名先前接受过威胁生育力治疗的育龄期癌症生存者（18～40 岁）的回顾性研究，发现那些被生殖医学专家建议在癌症治疗之前进行生育力保存的女性患者比没有受到这些建议的女性有更高水平的生活满意度和生活质量，对决定生育力保存更少后悔。无论女性患者对生育力保存的决定为何，均为以上结果。

不管关于生育力保存的决策对年轻女性癌症患者有多重要，这些女性都认为在肿瘤学专家向其提供妊娠风险、癌症治疗相关不孕风险和保存生育力的可能性方面存有明显的代沟[4]。另外，文献显示这些患者得到的生殖医学专家关于保存她们生育力决定的咨询缺乏或者延误（例如[20]）。癌症患者认为她们的肿瘤学专家是癌症诊断信息和治疗流程的决定性来源[36]，这两个因素可能阻碍了这些患者就该问题做出决定[4]。文献也提示了书面信息和网络工具对提升生育力保存决策结局的重要意义[34,42]。

考虑到这种情况，全世界几个肿瘤协会［例如美国临床肿瘤协会、澳大利亚临床肿瘤协会（COSA）、欧洲肿瘤医学协会、欧洲乳腺癌专家协会］的指南强调，全体肿瘤方专家有责任向所有癌症患者告知癌症治疗相关的生育风险并且建议他们及时转诊至生殖医学专家来对生育力保存做出决定[7,12,27,35]。尤其在葡萄牙，肿瘤干预的最新和常规指南都建议与年轻成年癌症患者讨论其生殖未来（例如，现存的指南从 2009 年开始并且专门针对乳腺癌患者[15]）。

葡萄牙生育力保存中心的前瞻性干预模型

葡萄牙 Coimbra 医院生殖医学中心的葡萄牙生育力保存中心（Portuguese Centre for Fertility Preservation，PCFP）和大学中心是葡萄牙为面临可能威胁生育功能治疗的患者提供所有生育力保存方案（例如冻存精子、胚胎、卵母细胞和卵巢组织）的唯一的公立中心。该中心于 2010 年创建，以满足生育力存在风险的患者的生殖需求。尽管从 20 世纪 90 年代在几个葡萄牙公立机构里就可以进行男性生育力保存，但在葡萄牙的公共医疗中，没有提供女性生育力保存技术。然而，试图保证女性患者具有成为生物学母亲的潜在能力显然具有重要意义。

目前，PCFP 团队由 7 名医生、2 名胚胎学专家、1 名心理学专家和 1 名药剂师组成。其主要目的是对存在癌症治疗相关不孕风险的女性癌症患者，给予生命过程中的生殖决策信息。为达此目标，在过去的 4 年里，团队进行了多样互补的工作，如下所述。

临床实践

PCFP 向来自全国准备接受可能威胁其生育力的治疗的女性癌症患者提供生殖监测和咨询。

这些患者是由其肿瘤学专家转诊至 PCFP 或者要求咨询。无论什么情况，中心的第一次预约必须在安排提出要求的 24～48 h 内。

在第一次访问 PCFP 时，女性癌症患者就得到了做出生育力保存决定需要的支持。她们获得：①与生殖医学专家进行医学交谈，在交谈中告知患者生育力保存可用的选择，包括涉及的医学流程、花费、风险和成功率，并讨论考虑到社会人口学、临床、生殖的因素，每一种情况下每一种方式的适当性；②检测评估她们的基础生殖功能；③与心理学专家见面。心理学专家在这个流程中扮演了一个重要角色，对患者针对近期癌症诊断的心理适应能力、患者对于未来不孕风险的态度和她们对生育力保存的理解和期待进行评估，并且讨论每种生育力保存的优点和缺点（这样的会面非常重要，能够为肿瘤学专家或生殖医学专家提供确证信息，辨识哪些患者需要被更好地分类）。这样的流程通常与患者的肿瘤医生合作完成，确保生育力保存的决策不干扰肿瘤治疗。第一次访问中心要确定患者做最终决定的时间期限，这要考虑到几个因素，例如肿瘤学专家提供的开始性腺毒性癌症治疗的时间。

如果患者和相关医学专家一起决定保存其生育力，下一步就是选择技术。根据患者需要提供医学和心理支持非常重要，应贯穿医疗流程的始终。

在此流程之后，无论是否保存生育力，所有患者都要随访。开始阶段，在癌症治疗过程中，团队的心理学专家每 6 个月进行一次电话随访。这是 PCFP 团队更新患者临床情况及患者与团队保持联系的重要机会，这将在未来有效地支持她们的生殖决定。这些电话也同时提供了重要的精神支持，并且识别哪些患者需要规律的心理-肿瘤学专家会诊。第二阶段，在癌症治疗结束后，患者每 6 个月拜访一次 PCFP。在此阶段第一次拜访中心时，患者进行：①一次医学咨询，给予她们生育健康及决定的建议［例如自然受孕的可能性，使用先前生育力保存的冻存组织，实行辅助生育技术（ART）］；②医学检查监测她们癌症治疗之后的生殖功能并参考第一次在 PCFP 就诊的基础评估，评价癌症治疗对卵巢功能的影响；③心理学专家会诊。心理学专家在这个过程中扮演重要角色，评估患者对生存的心理适应力，对生存的理解和态度以及她们对成为母亲的期望和计划，对诊断为不孕症的患者提供心理支持，支持使用冻存组织来实现妊娠的决定（假设之前实施生育力保存），并且支持对 ART、甚至第三方技术参与和收养的态度。值得重视的是，每一次医学和心理随访的目的根据每个患者而有所区别，需考虑到患者的社会人口学、生殖和临床的因素。

　　2015 年 10 月，PCFP 给 149 名育龄期女性癌症患者（$M=31.08$，$DP=5.43$，18~42 岁）进行了关于决定生育力保存的咨询。她们大多数是单身（52%），但有亲密伴侣（66%）并且在做生育力保存决定时没有孩子（83%）。在这些女性患者中占比最高的诊断是乳腺癌（62%）。尽管大多数患者已经保存了其生育力（12 名患者在 2015 年 7 月之前冻存胚胎或受精卵，67 名患者冻存卵母细胞，27 名患者冻存卵巢组织；需要注意的是一些女性使用超过一种生育力保存技术），但 55 名女性决定不采用任何方式保存生育力。然而，需要强调的是，不论她们关于生育力保存最后的决定如何，这些女性癌症患者表示她们对关于生育力保存的决策程序和 PCFP 的临床监测，特别是所提供的心理支持非常满意（这些结果从线上的匿名问卷中获得，邀请所有的女性患者均完成问卷；应答率为 83%）。在这一问卷中，患者表示了在决策过程中会诊的重要性："心理学专家帮助我和我丈夫谈论我患的癌症和我们的恐惧极其重要。不孕是我们其中一项担忧。心理学专家帮助我们思考我们的优先顺序以及我们是否有能力保存生育力""重要的是帮助我期待未来的我和我应该为我的生育力保存决定考虑什么""用更简单的语言传递了医生提供的技术信息……尤其重要的是，在生理和情感上让我理解我可能涉及的每项技术的每件事""表达我在过去几日的诊断和肿瘤学专家会诊中的所有情绪真的很重要。如此快速做这样一个重要决定让人难以承受，受到伤害。心理学专家帮助我倾诉我的烦恼并能够合理思考生育力保存"。

　　过去几年为生育力保存到 PCFP 咨询的女性癌症患者一直在增加。截止到 2015 年，已经有 47 名女性进行了咨询；这是该中心要求会诊人数最多的一年（2014 年 43 名，2013 年 26 名，2012 年 19 名，2011 年有 8 名，2010 年 10 名患者为生育力保存到 PCFP 咨询）。

需要注意的是，PCFP 的这项干预模型已经在青春期前和青春期后的女孩中应用。在这些案例中，由于患者未成年，决策程序和随访咨询均有父母（或者儿童/青少年的其他合法监护人）参与。当为生育力保存做决定时，心理学专家单独咨询儿童/青少年，再和父母、家人一起讨论为成年女性咨询时讨论的话题。和未成年女孩交流这些生殖医疗问题是一个巨大的挑战。使用的语言需要符合她们年龄、理解力水平以及心理成熟度。应用特殊的交流工具，如手指、玩具、视频，是让这些患者感兴趣并且主动做决定的重要方法。网上匿名问卷也显示出父母和未成年患者对这一干预模型高度满意。

生育力保存共享决策信息资源的改进和开发

尽管大多数女性癌症患者是由其肿瘤学专家转诊至 PCFP（92％）的，也有一些女性癌症患者是自愿要求进行会诊。因此，PCFP 团队其中一个目的就是试图更好地告知患者、健康工作者和公众，癌症对生育力的影响以及生育力保存技术。

为了实现这个目标，团队已经为这些目标人群改进和开发了几种生育力保存决策工具。第一，肿瘤生育学联盟的一些资料，包括 iSaveFertility 应用、Myocofertility 网站和 Repropedia，已经翻译调整为葡萄牙语。这些工具为公众和医疗专家提供了高质量的整理好的信息，有助于简化决策流程。另外，值得强调的是，这些全部材料，还有 PCFP 团队为在中心进行咨询的女性癌症患者设计的板报和手册在临床实践中非常实用。这些资源是心理学专家在与患者的交流中探索到的，并且建议患者在家查阅这些资源以及向团队提出所有疑问。即在生育力保存的决策程序中，通过推荐的专业工具指引患者获得重要信息。

第二，PCFP 网站的开发已经开始。这种本土语言的在线资源将包括特别为葡萄牙公众、患者和健康专家开发的信息和工具。另外，它将包含一个更简单、快速预约 PCFP 的工具。

除了开发和改进这些决策工具以及与葡萄牙生殖医学协会的合作，PCFP 团队还在 2013 年 10 月第五届葡萄牙生殖医学大会上第一次为健康专家组织了关于生育力保存的课程。参加者评价这一课程对他们的临床实践极其重要。2015 年计划安排的课程不仅针对健康专家，还针对普通人群和癌症患者。

研究项目

值得强调的是，PCFP 团队的部分成员正在实施一些研究项目，特别是关于女性癌症患者生育力保存决策程序、生育力保存决定对未来个人适应力的影响、癌症治疗对患者生殖功能的影响和生育力保存技术本身。这些项目与葡萄牙科英布拉大学（the University of Coimbra）的几个系合作开展，其中大多数项目由葡萄牙的组织资助，例如葡萄牙科学技术基金和葡萄牙抗癌联盟。最近，在 2015 年，儿童肿瘤生育学领域制定了一个重大研究方案，并且已经提交了资金申请（正在评估方案）。

全球肿瘤生育学联盟

在 2013 年，PCFP 成为肿瘤生育学联盟（Oncofertility Consortium®）的一员。这是一个为"拓展癌症患者生育力丢失研究、加速生育力保存技术的临床转换和处理生育力受疾病或治疗威胁的年轻癌症患者的复杂医疗保健和生活质量问题"，于 2007 年在美国芝加哥西北大学建立的多学科联盟（[3]，第 5 页）。

参与到这个由全球 17 名成员（[3]，第 5 页）组成的多文化网络工作，使 PCFP 能够联合来自多个国家的从事肿瘤生育学领域的医学专家和科学家，共享研究方法、工具及临床研究和实践经验。如前所述，在这一背景下，PCFP 已经将肿瘤生育学联盟的一些信息和决策工具翻译调整为葡萄牙语，并且已经向社区提供 PCFP 团队开发的工具，这些也将被全球的其他合作者使用和传播。这种材料交换可以在全球传播关于癌症患者生殖健康的有用的资源和信息。

讨论

这篇文章呈现了近 5 年 PCFP 支持葡萄牙年轻女性癌症患者生殖决策的经验，其中特别描述了第一个支持这些患者生殖未来的前瞻性干预模型方案。

近几年临床实践决策已经发生了改变。已经由家长式的实践模式转变为新的共同决策模式。以权威为患者做决定为特征的家长式医师实践已经被与患者共同做决定的模式所代替。在这种新的模式中，患者参与临床决策，并且获得关于其治疗的最好的医学信息，从而做出决定。这种共同决策模式提升了患者的自主权同时尊重了患者的信念、目的和优先权[11,45]。

在癌症患者和生殖决策（例如生育力保存）方面，一些国际临床指南强调了决策过程需要包括患者，要为他们提供生育力风险和生育力保存方式的信息，以尽可能早地给他们决定的机会（例如，[27]）。女性患者尤为需要这种决策过程[10]。有文献揭示，对这些患者来说这是一个重要的机会，可以提高他们对诊断的个人适应力和存活期的幸福感（例如，[26，33]）。因此，不告知这些患者并阻止他们自己做生育力保存的决定可能对他们的未来存活期的生活质量有消极影响。然而，女性癌症患者经常缺乏关于她们生育未来和生育力保存机会的信息[4]。在这方面，PCFP已经为推动葡萄牙的女性癌症患者生殖决策工作了至少 5 年，不仅支持她们的生育力保存决策过程，而且在疾病的诊疗过程和治疗后的存活期中，为这些患者提供生殖随访和咨询。

PCFP是葡萄牙唯一一个提供所有女性生育力保存技术的中心，并且是唯一以前瞻性多学科模型支持女性癌症患者生殖决策的中心。据我们所知，没有关于对女性癌症患者和未来生存者的生殖决策干预和支持的国际指南。因此，PCFP制定并实施了第一个前瞻性模型，以帮助和支持年轻女性癌症患者进行生殖相关决策。

这个模型有两个主要的创新点：为年轻女性癌症患者提供了三阶段干预和咨询，以及一个集成了多学科的团队，强调了心理学专家在支持这些患者决定中的作用。第一，PCFP提出的干预性模型是前瞻性的，在三个主要阶段给患者提供咨询和支持：①在癌症治疗开始之前；②在癌症治疗过程中；③在完成癌症治疗之后。第二，它强调了多学科干预的重要性，突出了与生殖医学专家、肿瘤学专家和其他医疗专家一起在这些患者决策中给予支持时，心理学专家的作用。值得一提的是，这个模型是与葡萄牙妇产医院的心理干预科室的团队一起开发和应用的，这个团队在为其他类型患者做出生殖决策（例如，不孕的诊断、产前诊断、孕期诊断人类免疫缺陷病毒感染和自愿终止妊娠）时提供心理支持方面非常有经验。在干预的三个阶段，心理学专家在提供心理支持和生殖决策咨询方面似乎都扮演了重要角色。值得关注的是，在生育力保存决策时，由于最近的癌症诊断和对癌症治疗的期望，常出现精神病理症状（例如严重焦虑和抑郁）[22]。焦虑和抑郁症状对认知功能和随后的决策程序能产生相当大影响。因此，我们必须考虑到这些症状可能影响患者的生育力保存决定，可能致使他们当时轻视这个决定。心理学支持在这个时期显得至关重要，可以识别那些情绪特别脆弱的患者，在他们预测未来生活状态时，帮助他们减轻焦虑，支持他们在了解信息后慎重做出决定。相同的过程也可能发生在存活期，那也是精神病理症状常见的时期[22]。

除了临床活动，PCFP 团队在也已经致力于为葡萄牙普通人群、患者和医学专家开发和应用几种类型的信息辅助手段，并开展科学活动，努力提高葡萄牙对肿瘤生育学知识的认识。一些 PCFP 团队成员也致力于用来自于葡萄牙相关组织的基金进行研究，以提高生育力保存技术质量，并更好地理解这个决定对这些患者的重要性。成为肿瘤生育学联盟的全球网络伙伴对 PCFP 极其重要，因为这使得 PCFP 团队成为全球的研究者和临床专家学会的一部分，能够交流知识、技能和经验，并且开发和应用一些葡萄牙语版的信息辅助工具，这些工具已经开发，并且对葡萄牙公众很有帮助。

PCFP 通过建立后 5 年的活动，已经致力于告知和支持女性癌症患者做出生殖决策，即生育力保存。患者经全国的公立机构转诊到这个中心咨询，做出生育力保存决策，咨询的患者数量持续增加。这个增长可能与 PCFP 已经通过发展前文所述的资源提升了肿瘤生育学信息的传播和提高了知晓度有关。

转诊到中心的患者的一些生殖和临床特征需要注意。第一，尽管为生育力保存决策转诊到中心的患者中大多数没有孩子，但有 27％ 已经是妈妈，但她们想要被转来做出自己的决定。因此，这一点不能作为肿瘤学专家避免与患者讨论这些选择的标准。第二，需要着重强调的是，在此中心咨询的女性癌症患者最常见的诊断是乳腺癌。这可能是因为这是年轻女性中最常见的癌症，但是这也可能是因为妇科医生可能比治疗其他类型癌症的专科医生更关注生殖。因此，所有专家都应该提高这种意识。最后，值得关注的是，虽然冻存卵巢组织为试验性技术，但这项程序已经在 27 名患者中应用，可能是因为这项技术不像冻存卵母细胞一样，需要那么长的时间。从这种情况应该注意到，要及早转诊患者进行生育力保存决定，从而使他们能够从所有的技术选择其中一项他们偏爱的，同时没有时间压力，也不需要推迟癌症治疗开始时间的技术。

研究和临床实践的启示

未来应开展以确认拟进行干预模型的价值和它合理的组成为目的的研究，从而帮助制定国家和国际指南，来支持年轻女性癌症患者和生存者高质量的生殖决策。

另外，需要更多的新诊断的女性癌症患者进行生育力保存决策程序步骤的研究。需要注意仅有的几个国际研究（据我们所知，只有 3 个）的局限性，例如横断面设计、样本数量、关注女性乳腺癌和评估小范围变量。尽管有很多关于生存者生育问题和决定的研究，但这些研究存在一定局限，例如研究距诊断的时间、诊断时患者的年龄方面，样本具有异质性，而且大多数研究是定性研究。此外，生存者的文献缺乏关于生育力保存决策对存活期个人适应力的影响和癌症生存者对 ART 和第三方技术的态度的信息。

特别是在葡萄牙，据我们所知，还没有关于女性癌症患者和生存者生育力保存决策程序的研究。开展研究来了解葡萄牙患者关于生育力保存和他们生殖未来信息的需求以及研究决定保存生育力的患者和不保存生育力的患者的资料，将具有重要意义。这样的研究有助于明确生育力保存决策的影响因素。同样地，尚没有关于葡萄牙肿瘤学专家对于肿瘤生育学知识、实践和态度的研究。这样的研究对帮助专家与他们的患者交流生殖问题和开发满足患者特别需求的资源很有必要。

在临床实践结果方面，这篇文章强调前瞻性多学科支持年轻女性癌症患者生殖决策的重要性，这些患者对此高度满意。特别是团队里包括了心理学专家，以及肿瘤学专家与生殖医学专家的交流，其对于这种干预都很有必要。另外，所有专业的医生都应该有生殖问题的知识和意识，及时告知患者，并将他们转诊到生殖中心，以便在癌症治疗开始之前做出关于生育力保存的决定。考虑到肿瘤生育学的国际指南和 PCFP 的经验，需要告知所有患者癌症治疗导致的不孕不育风险和生育力保存方案，以使他们有机会为生育力保存做出决定。特别在葡萄牙，需要制定关于建议患者到生育力保存中心的临床指南。

致谢：这项研究是"女性癌症患者生育力保存：患者的决策程序、癌症治疗后的个人适应力和肿瘤学实践"这一研究项目的一部分，是葡萄牙 Coimbra 大学的研究和干预 R&D 认知和行为中心的关系、发展和健康研究小组的一部分（PEst-OE/PSI/UI0730/2014）。Cláudia Melo 由葡萄牙科学技术基金的奖金支持（SFRH/BD/84677/2012）。

我们想要感谢肿瘤生育学联盟的主席 Teresa Woodruff，感谢她的慷慨和在几个癌症患者生殖未来干预相关主题的讨论中提供的至关重要的帮助和投入。

我们也感谢所有参加葡萄牙生育力保存中心经历满意度网上匿名调查的癌症患者。这些选项对于更好地理解患者对其临床经历的看法，和巩固我们在本文中提出的干预模式非常重要。

最后，我们想要感谢生殖医学科为这些患者提供更好支持的所有临床成员（所有医生、胚胎学专家、护士和临床秘书）。

参考文献

1. American College of Obstetricians and Gynecologists Committee on Gynecologic Practice and Practice Committee. Female age-related fertility decline. Fertil Steril. 2014;101:633–4. doi:10.1016/j.fertnstert.2013.12.032.
2. American Society for Reproductive Medicine. Mature oocyte cryopreservation: a guideline. Fertil Steril. 2013;99(1):37–43. doi:10.1016/j.fertnstert.2012.09.028.
3. Ataman L, Rodrigues J, Marinho R, Caetano J, Chenin M, Alves da Motta E, Serafini P, Suzuki N, Furui T, Takae S, et al. Creating a global community of practice for oncofertility. J Glob Oncol. in press. 2015. doi:10.1200/JGO.2015.000307.
4. Balthazar U, Deal A, Fritz M, Kondapalli L, Kim J, Mersereau E. The current fertility preservation consultation model: are we adequately informing cancer patients of their options? Hum Reprod. 2012;27(8):2413–9. doi:10.1093/humrep/des188.
5. Canada A, Schover L. The psychosocial impact of interrupted childbearing in long-term female cancer survivors. Psycho-Oncology. 2012;21:134–43. doi:10.1002/pon.1875.
6. Cardonick E, Gilmandyar D, Somer R. Maternal and neonatal outcomes of dose-dense chemotherapy for breast cancer in pregnancy. Obstet Gynecol. 2012;120:1267–72. doi:10.1097/AOG.0b013e31826c32d9.
7. Cardoso F, Loibl S, Pagani O, Graziottin A, Panizza P, Martincich L, Gentilini O, Peccatori F, Fourquet A, Delaloge S, Marotti L, Penault-Llorca F, Kotti-Kitromilidou AM, Rodger A, Harbeck N. The European Society of Breast Cancer Specialists recommendations for the management of young women with breast cancer. Eur J Cancer. 2012;48:3355–77. doi:10.1016/j.ejca.2012.10.004.
8. Carter J, Rowland K, Chi D, Brown C, Abu-Rustum N, Castiel M, Barakat R. Gynecologic cancer treatment and the impact of cancer-related infertility. Gynecol Oncol. 2005;97:90–5. doi:10.1016/j.ygyno.2004.12.019.
9. Carter J, Chi D, Brown C, Abu-Rustum N, Sonoda Y, Aghajanian C, Levine DA, Baser RE, Raviv L, Barakat R. Cancer-related infertility in survivorship. Int J Gynecol Cancer. 2010;20:2–8. doi:10.1111/IGC.0b013e3181bf7d3f.
10. Chang H, Suh C. Fertility preservation for women with malignancies: current developments of cryopreservation. J Gynecol Oncol. 2008;19(2):99–107. doi:10.3802/jgo.2008.19.2.99.
11. Charles C, Gafni A, Whelan T. Decision-making in the physician-patient encounter: revisiting the shared treatment decision-making model. Soc Sci Med. 1999;49:651–61.
12. Clinical Oncological Society of Australia. Fertility preservation for AYAs diagnosed with cancer: guidance for health professionals. In: Cancer council Australia. 2012. Retrieved from http://wiki.cancer.org.au/.
13. Cobo A, Serra V, Garrido N, Olmo I, Pellicer A, Remohí J. Obstetric and perinatal outcome of babies born from vitrified oocytes. Fertil Steril. 2014;102:1006–15. doi:10.1016/j.fertnstert.2014.06.019.
14. De Angelis R, Sant M, Coleman M, Francisci S, Baili P, Pierannunzio D, Trama A, Visser O, Brenner H, Ardanaz E, Bielska-Lasota M, Engholm G, Nennecke A, Siesling S, Berrino F, Capocaccia R. Cancer survival in Europe 1999–2007 by country and age: results of EUROCARE-5 – a population-based study. Lancet Oncol. 2014;15:23–34. doi:10.1016/S1470-2045(13)70546-1.
15. Direção Geral de Saúde – Programa Nacional para as Doenças Oncológicas. Recomendações nacionais para diagnóstico e tratamento do cancro da mama. In: Direção Geral de Saúde. 2009. Retrieved from http://www.dgs.pt.
16. Direção Geral de Saúde – Programa Nacional para as Doenças Oncológicas. Doenças oncológicas em números 2014. In: Direção Geral de Saúde. 2014. Retrieved from http://www.dgs.pt.
17. Donnez J, Dolmans M. Transplantation of ovarian tissue. Best Pract Res Clin Obstet Gynaecol. 2014;28(8):1188–97. doi:10.1016/j.bpobgyn.2014.09.003.

18. Dow K. Having children after cancer. Cancer Pract. 1994;2(6):407–13.
19. Ferraretti A, Goossens V, Kupka M, Bhattacharya S, Mouzon J, Castilla J, Erb K, Korsak V, Andersen A. Assisted reproductive technology in Europe, 2009: results generated from European registers by ESHRE. Hum Reprod. 2013;28(9):2318–31. doi:10.1093/humrep/det278.
20. Garvelink M, Ter Kuile M, Bakker R, Geense W, Jenninga E, Louwé L, Hilders CG, Stiggelbout A. Women's experiences with information provision and deciding about fertility preservation in the Netherlands: 'Satisfaction in general, but unmet needs'. Health Expect. 2013. doi:10.1111/hex.12068.
21. Gonçalves V, Sehovic I, Quinn G. Childbearing attitudes and decisions of young breast cancer survivors: a systematic review. Hum Reprod Update. 2013;20(2):279–92. doi:10.1093/humupd/dmt039.
22. Hewitt M, Greenfield S, Stovall E. Committee on cancer survivorship: from cancer patient to cancer survivor. Washington, DC: The National Academies Press; 2006. URL: http://www.nap.edu/catalog/11468/from-cancer-patient-to-cancer-survivor-lost-in-transition.
23. Hickey M, Peate M, Saunders C, Friedlander M. Breast cancer in young women and its impact on reproductive function. Hum Reprod Update. 2009;15(3):323–39. doi:10.1093/humupd/dmn064.
24. Kim J, Deal A, Balthazar U, Kondapalli L, Gracia C, Mersereau J. Fertility preservation consultation for women with cancer: are we helping patients make high-quality decisions? Reprod Biomed Online. 2013;27(1):96–103. doi:10.1016/j.rbmo.2013.03.004.
25. Lee S, Schover L, Partridge A, Patrizio P, Wallace W, Hagerty K, Beck L, Brennan L, Oktay K. American Society of Clinical Oncology recommendations on fertility preservation in cancer patients. J Clin Oncol. 2006;24(18):2917–31. doi:10.1200/JCO.2006.06.5888.
26. Letourneau J, Ebbel E, Katz P, Katz A, Ai W, Chien A, Melisko ME, Cedars MI, Rosen M. Pretreatment fertility counseling and fertility preservation improve quality of life in reproductive age women with cancer. Cancer. 2012;118(6):1710–17. doi:10.1002/cncr.26459.
27. Loren A, Mangu P, Beck L, Brennan L, Magdalinski A, Partridge A, Quinn G, Wallace WH, Oktay K. Fertility preservation for patients with cancer: American Society of Clinical Oncology clinical practice guideline update. J Clin Oncol. 2013;31:1–12. doi:10.1200./jco.2013.49.2678.
28. Loscalzo M, Clark K. The psychosocial context of cancer-related infertility. In: Woodruff T, Snyder K, editors. Oncofertility: fertility preservation for cancer survivors. New York: Springer; 2007. p. 180–90.
29. Makin G, Meyer S. Oncology. In: McIntosh N, Helms P, Smyth R, Logan S, editors. Forfar and Arneil's textbook of pediatrics. New York: Churchill Livingstone; 2008. p. 991–1038.
30. McCabe M, Bhatia S, Orffinger K, Reamn G, Tyne C, Woolins D, Hudson M. American Society of Clinical Oncology Statement: achieving high-quality cancer survivorship care. J Clin Oncol. 2013;31(5):631–40. doi:10.1200/JCO.2012.46.6854.
31. Mersereau J, Goodman L, Deal A, Gorman J, Whitcomb B, Su H. To preserve or not to preserve: how difficult is the decision about fertility preservation? Cancer. 2013;119:4044–50. doi:10.1002/cncr.28317.
32. Pagani O, Partridge A, Korde L, Badve S, Bartlett J, Albain K, Gelber R, Goldhirsch A. Pregnancy after breast cancer: if you wish, ma'am. Breast Cancer Res Treat. 2011;129:309–17. doi:10.1007/s10549-011-1643-7.
33. Peate M, Meiser B, Friedlander M, Zorbas H, Rovelli S, Sansom-Daly U, Sangster J, Hadzi-Pavlovic D, Hickey M. Decision-making preferences, and treatment intentions in young women with breast cancer: an Australian fertility decision aid collaborative group study. J Clin Oncol. 2011;29(13):1670–77. doi:10.1200/JCO.2010.31.2462.
34. Peate M, Meiser B, Cheah B, Saunders C, Butow P, Thewes B, Hart R, Phillips KA, Hickey M, Friedlander M. Making hard choices easier: a prospective, multicentre study to assess the efficacy of a fertility-related decision aid in young women with early-stage breast cancer. Brit J Cancer. 2012;106:1053–61. doi:10.1038/bjc.2012.61.

35. Peccatori F, Azim H, Orecchia R, Hoekstra H, Pavlidis N, Kesic V, Pentheroudakis G. Cancer, pregnancy and fertility: ESMO clinical practice guidelines for diagnosis, treatment and follow-up. Ann Oncol. 2013;24(Suppl 6):vi160–70. doi:10.1093/annonc/mdt199.
36. Peddie V, Porter M, Barbour R, Culligan D, MacDonald G, King D, Horn J, Bhattacharya S. Factors affecting decision making about fertility preservation after cancer diagnosis: a qualitative study. BJOG. 2012;119:1049–57. doi:10.1111/j.1471-0528.2012.03368.x.
37. Perz J, Ussher J, Gilbert E. Loss, uncertainty, or acceptance: subjective experience of changes to fertility after breast cancer. Eur J Cancer Care. 2014;23(4):514–22. doi:10.1111/ecc.12165.
38. Royal College of Physicians, The Royal College of Radiologists, Royal College of Obstetricians and Gyneacologists. The effects of cancer treatment on reproductive functions: guidance on management. Report of a Working Party. London: RCP; 2007.
39. Schmidt L, Sobotka T, Benzten J, Andersen A. Demographic and medical consequences of the postponement of parenthood. Hum Reprod Update. 2012;18(1):28–43. doi:10.1093/humupd/dmr040.
40. Schover L. Psychological aspects of infertility and decisions about reproduction in young cancer survivors: a review. Med Pediatr Oncol. 1999;33:53–9.
41. Schover L, Rybicki L, Martin B, Bringelsen K. Having children after cancer: a pilot survey of survivors' attitudes and experiences. Cancer. 1999;86:697–709.
42. Stacey D, Légaré F, Col N, Bennett C, Barry M, Eden K, Holmes-Rovner M, Llewellyn-Thomas H, Lyddiatt A, Thomson R, Trevena L, Wu J. Decision aids for people facing health treatment or screening decisions. Cochrane Database Syst Rev. 2014;1. doi:10.1002/14651858.CD001431.pub4.
43. Surbone A. Counseling young cancer patients about reproductive issues. In: Surbone A, Peccatori F, Pavlidis N, editors. Cancer and pregnancy. New York: Springer; 2008. p. 237–45.
44. Woodruff T. The Oncofertility Consortium: addressing fertility in young people with cancer. Nat Rev Clin Oncol. 2010;7(8):466–75. doi:10.1038/nrclinonc.2010.81.
45. World Health Organization. Where are the patients in decision-making about their own care? WHO Press; 2008. Available from: http://www.who.int/management/general/decisionmaking/WhereArePatientsinDecisionMaking.pdf
46. World Health Organization. World cancer report 2014. Lyon: WHO Press; 2014.
47. Yee S, Abrol K, McDonald M, Tonelli M, Liu K. Addressing oncofertility needs: views of female cancer patients in fertility preservation. J Psychosoc Oncol. 2012;30(3):331–46. doi:10.1080/07347332.2012.664257.
48. Zanagnolo V, Sartori E, Trussardi E, Pasinetti B, Maggino T. Preservation of ovarian function, reproductive ability and emotional attitudes in patients with malignant ovarian tumors. Eur J Obstet Gynaecol Reprod Biol. 2005;123(2):235–43.

第 20 章　日本儿童及青少年癌症患者的生育力保存

Yoko Miyoshi，Nao Suzuki

席思思　译　张　岩　审校

随着儿童及青少年癌症患者生存率的显著提高，儿童/青少年癌症生存者抗癌治疗的远期效应成为日本社会的重要问题。儿科肿瘤学专家和内分泌学专家正着力制定儿童及青少年癌症患者的长期随访指南，以便更好地解决癌症患者的多项事宜。由于儿科肿瘤学专家缺少与生殖医学专家的合作，儿科肿瘤学专家独自肩负着避免患儿抗癌治疗后生育力下降的责任。然而，年轻癌症生存者往往未曾采取适当的保护措施来预防生育力下降问题。年轻肿瘤患者可能没有得到任何接受抗癌治疗后生育力的信息。此外，有不少患者停止了原发病的随访。因此，儿童及青少年癌症生存者常常在成年后面对不孕不育的严峻问题，而没有得到支持。

我们在 2012 年成立了日本生育力保存协会［the Japan Society for Fertility Preservation (JSFP)］（主席：Nao Suzuki，MD，PhD），协会旨在改善日本的生育力保存措施。JSFP 每年召开一次年会，促进肿瘤生育学领域医学和非医学专家开展多学科合作。JSFP 组织设立了网站并在网站上发布肿瘤生育学相关的最新信息。JSFP 组织最初在岐阜大学建立了岐阜县政府参与的肿瘤生育力相关医疗合作网——岐阜患者和生育学家（Gifu-Patients and Fertility Specialists，GPOF，Kenichiro Morishige 教授和 Tatsuro Furui 副教授）。随后，在 GPOF 的基础上，日本很多地区建立了区域肿瘤生育学医疗服务协作网，以便在特定区域内提供肿瘤生育力合作和整合医学服务。癌症控制改善委员会是日本制定癌症控制政策及计划的顶级机构，Suzuki 教授在该组织 2014 年 12 月召开的会议中发表了探寻保存儿童及青少年癌症生育力国家计划的讲话。2015 年 5 月，Suzuki 教授和同事递交了给 Shiozaki 部长（卫生劳动福利部部长）的请愿信，请求建立临床实践合作系统，帮助儿童及青少年癌症患者保持未来妊娠分娩的潜力。具体来说，我们提出以下两点建议：①政府应

262

尽早采取措施保存年轻癌症患者的生育功能，减轻患者因生育能力丧失引起的身心痛苦；②政府应采取措施在地方政府、重点医院和社区门诊间建立区域医疗协作组织，在每个地区提供可持续的肿瘤生育学服务。

在 2014 年卫生劳动福利部提供的科学研究基金的资助下，Miyoshi 博士（儿科内分泌学专家，JSFP 成员）与 Suzuki 博士合作建立了工作组，主要负责收集儿童及青少年期患肿瘤且长期生存的患者的生育力信息，并建立了一个生殖医学网络。这项计划引起了中央政府的重视，作为癌症控制改善项目，接到了来自卫生劳动福利部的科研基金支持。这个项目第一年的工作倍受赞赏。儿科肿瘤学、儿科内分泌学、儿童健康发育和生殖医学等领域的重点医院参与了该项目，并成立了由儿科肿瘤学专家、儿科内分泌学专家、妇科医生、产科医生、泌尿科医生、生殖医学专家、医学肿瘤学专家和心理学专家组成的医疗实践小组。我们针对参与儿童/青年肿瘤患者、儿童或青少年肿瘤生存者治疗的医生开展了问卷调查，以便确定当下的问题所在。工作组还参与了其他工作，包括开展妊娠及分娩的实地调查、儿童妇科肿瘤生存者性腺功能及生育力的队列研究，为患者提供咨询台以及其他临床改进，并开展未成熟睾丸组织的冷冻保存的基础研究。此外，2015 年 2 月，工作组与 JSPF 在大阪合作召开了"2015 癌症与生殖专题讨论会：儿童癌症与生育问题研讨"。会议首次为日本医生、护士、心理治疗师、辅导员及患者间开展信息交流提供平台，讨论内容紧扣最新话题，例如卵巢组织冷冻保存、子宫移植、赠卵等。

JSPF 为年轻乳腺癌患者提供信息手册，手册内容包含解释生育力保存的含义，为希望妊娠分娩的年轻乳腺癌患者提供医疗保健及生殖医学方面的指导。我们在网站上公布了提供生殖医学服务的医疗机构名单，还公布了提供生育力保存咨询的儿童医院名单。尽管如此，对儿科癌症患者生育力保存的支持还远远不够。我们在儿科内分泌学专家中开展的问卷调查显示，虽然每个机构都关注生育力保存技术，但仅有很少的机构实施了生育力保存措施。部分机构开展了男性患者精子冷冻保存，而未成熟睾丸组织的冷冻保存仍处在试验阶段。期待着上述基础研究能够提供有益的结果。考虑到取卵过程会增加患者的心理、生理负担，医生常常回避为患肿瘤的女孩保存卵子。截至 2015 年 5 月，仅有 1 家机构获得了伦理委员会的批准并实施了儿童/青年女性的卵巢组织冷冻保存。为了在儿童/青年癌症患者中开展卵子冷冻保存，需要解决下列问题：①向女孩解释并获得同意的方法；②验证长期冷冻保存的安全性；③建立长期保存系统；④在儿童患者的生长发育过程中提供心理支持；⑤协调肿瘤生育学步骤与抗癌治疗。

为了肿瘤生育学在日本获得的更多进展，有必要在医疗保健部门和各领域专家间建立医疗实践协作系统，并大力开展教育活动。现阶段，日本才刚刚开始致力于保存儿童/年轻癌症患者的生育力。

第 21 章 巴西儿童癌症患者生育力保存管理方案

Jhenifer Kliemchen Rodrigues，Bruno Ramalho de Carvalho，Ana Carolina Japur de Sá Rosa e Silva，Simone França Nery，Jacira Ribeiro Campos，Ricardo Mello Marinho，João Pedro Junqueira Caetano，Ricardo Marques de Azambuja，Mariângela Badalotti，Álvaro Petracco，Maurício Barbour Chehin，Joaquim Lopes，Fernando Marcos dos Reis

杨海宁 译 尚 鹊 审校

概述

目前，保持青年和青少年人群生育能力是一个非常重要的问题。对于许多儿童而言，在患病时，有许多心理压力影响着他们，失去生育能力是一个重要问题。保持生育能力可以使他们对疾病有积极的情绪并且对治疗有一定促进作用。对于大多数成年人来说，生育能力是决定他们生活质量的重要因素之一[5,15]。

在美国，14 岁以下的癌症发病率约为每年男孩 17/100 000，女孩 15/100 000[21]。根据巴西国家癌症研究所的数据，从 1983 年到 2005 年，巴西的儿童癌症患者中男性占 54.5%，女性占 45.5%[3]。

尽管儿童癌症发病率在升高，但治疗后生存率显著提高。然而，这些治疗提高儿童和青少年癌症患者长期生存率的同时，可能会导致青春期发育异常性不孕不育和性腺功能衰竭。临床医生了解配子冷冻保存技术的各种可选择的方案非常重要，无论这些方法是成熟技术还是处于试验阶段。

对于年轻的成年癌症患者，在诊断癌症时应对生育力保存问题很有挑战性。儿科患者通常需要父母承担决策权，这个问题更加棘手，但癌症存活率的升高增加了患者日后需要面对不孕不育困扰的可能性。

儿科癌症患者潜在的生育力问题涵盖的范围很难预测。男性与女性的性激素分泌及性腺都很容易受到外界的不良影响。这些影响可能是可逆的，也可能是永久性的。许多儿科临床医生知道放疗和化疗会影响生育能力，但很少有人了解毒性的性别差异，也很少有人向专家咨询生育力保存问题[17]。

本章总结了巴西儿童癌症患者肿瘤生育学概况。

癌症患者的生育力保存

在癌症死亡率下降幅度远大于发病率的情况下，另一种情形也在发生。很多女性由于处于事业上升期或缺乏稳定的两性关系选择推迟生育。美国生育率的统计显示，20～29 岁女性每年下降 1%～2%，30 多岁女性每年上升 3%，而 2013 年 35～39 岁女性生育率达到接近 50/1000（这是该国自 1963 年以来的最高比率）[19]。同样，巴西的生育率在 30～39 岁的女性中较高，而年轻的妇女中则明显下降[24]。

综合这两种情况，并同时考虑到很多癌症的发病率随着年龄的增长而升高，可以假设会有越来越多的女性在诊断癌症时还没有孩子，或是还没有完成生育计划。因此会有越来越多的癌症生存者关注未来的生育问题。

虽然目前此类案例还很少，但随着时间的推移，已经观察到此类案例有所增加。转诊病例的数量增加，已经非常接近巴西一些大型生殖医学中心前几年所有转诊数量的总和。这可能是由于女性越来越容易获得有关抗肿瘤治疗前保留配子可能性的信息，也可能是由于肿瘤生育学在临床肿瘤学专家、肿瘤外科医生、妇科医生、泌尿科医生、乳腺科医生和其他卫生专业人员中的反复传播。

提高肿瘤学专家对探讨肿瘤生育学重要性的认识，最佳方法应该是，从确定哪些患者在化疗或放射之前接受生育力保存策略可能会受益开始。按照大约 10% 的女性癌症病例发生在 45 岁之前，且存活率约为 85% 考虑[21]，根据全球年度癌症统计数据[4,12-13,21]，我们可以和肿瘤学专家分享的推论是，肿瘤生育学策略可以每年使超过 15 000 名巴西女性、66 000 名美国女性、160 000 名欧洲女性和 830 000 名全球女性受益。

正如全球肿瘤生育学联盟创始人 Teresa Woodruff[37] 最近提出的，在不久的将来，肿瘤生育学非常有可能起到改变癌症治疗文化的作用，在带来创新的同时让全世界的目光从生殖的视角看待癌症生存者的生活质量。

儿童癌症和生育力保存

在巴西，各地区因疾病死亡的 1～19 岁儿童和青少年中，癌症是首要原因（占总数的 7%）。据估计，2016 年和 2017 年，巴西每年约有 12 600 例新发儿童和青少年癌症病例。巴西东南和东北地区的新病例数最多，分别为 6050 例和 2750 例，其次是南方地区（1320 例）、中西部地区（1270 例）和北部地区（1210 例）[4]。

在巴西，最常见的儿童癌症类型是上皮来源恶性肿瘤（占 28%）、白血病（占 15%）、骨肿瘤（14%）、淋巴瘤和其他网状内皮肿瘤（10%）、软组织肉瘤（7%）、肾肿瘤（6%），中枢神经系统和各种颅内肿瘤以及椎管内肿瘤（6%）[3]。

在 2005 年至 2009 年期间，14 岁以下儿童的总体癌症发病率每年增加约 0.5%，这是巴西自 20 世纪 70 年代中期以来的一贯趋势。然而，儿童癌症的死亡率在过去 30 年中降低了一半以上，从 1975 年的每 10 万人死亡 4.9 人减少到 2009 年每 10 万人死亡 2.1 人[35]。可以通过近 5 年内的平均累积生存率来衡量儿童抗癌治疗的良好效果，目前这一数值已经超过 80%[3,21]。每年成千上万的儿童（译者注：原文为 "girl"，根据上下文改为 "儿童"）和青少年癌症患者接受成功的抗癌治疗，这样，每 570 名生育年龄成人中，就至少有一名儿童或青少年期癌症生存者[20]。

卵巢皮质冷冻保存这一生育能力保存技术与儿童肿瘤患者关系更为密切。文献[11] 中已经有 60 例原位或异位移植后分娩的记录，更一步促进该策略在全世界成为生殖医学专业服务中的常规应用。虽然目前仍然认为该方法处于试验阶段[23]，但这种方法具有可以在不激活下丘脑-垂体-卵巢轴的情况下保留数千个可存活的原始卵泡的优势[6,27]，并且它应该能够提供给特定患者，例如青春期前的女孩[7,28]。

卵巢冷冻保存的主要限制因素是可能存在的癌症复发风险，其源自于冷冻复苏的卵巢组织中的癌症转移灶。尽管目前还没有人类病例报道，但仍应向患者及其照护人员强调这一假说，并且必须阐明这种风险可能因肿瘤类型而异，因为并非所有肿瘤都会在卵巢中形成转移病灶[29,36]。

文献报道了尝试开发有效分离原始、初级和次级卵泡并使其在体外成熟的技术。虽然只有小鼠培养次级卵泡后出生的报道[40]，但在灵长类和人类卵泡的研究中也显示出乐观的结果[2,30,38-39,41]。

生育力保存方案要根据年龄和青春期发育阶段选择。卵巢组织冷冻保存是适用于各种情况的一种选择，特别是很可能出现卵巢功能衰竭的情况。对于那些处于青春期后的患者，可以采用随机开始排卵诱导，进行卵母细胞冷冻保存。一般来说，青春期后的女孩及其父母更有可能同意保存生育力；年龄较小的孩子和他们的父母不常接触到生育问题相关资料并且经常拒绝接受生育力保存，要用腹腔镜进行卵巢活检时尤其如此。

转诊的早晚也会影响流程。促排卵过程中，患者需要大约 9～12 天才能获得成熟卵母细胞，根据卵巢反应不同，有时需要多次取卵。如果结合卵母细胞冷冻保存和卵巢组织冷冻保存，理想的情况是先进行卵巢活组织检查，然后进行排卵诱导和取卵，因为穿刺和血肿使得组织不能进行存储。对非肿瘤患者骨髓移植（bone marrow transplantation，BMT）前预处理化疗的病例，我们有 2 个月或更长的时间，可以在卵巢活检之前进行卵母细胞采集而不损害组织。

获得儿童和残障人士生育力保存的知情同意是一个重要而敏感的过程。这是因为接受治疗的主体处于弱势年龄组或缺乏对这种决定的认识。尽管认为这种技术最适合应用于未达到性成熟的个体，但如文章前面所述，它在年轻人群中仍然处于试验阶段[26]。

在这种情况下，父母或法定监护人经常在多学科团队的协助下代表患者做出决定。通常是患者被排除在抗肿瘤治疗所做的决定之外。其原因是只专注于治愈，而不重视生存后的生活质量；父母在处理儿童成年后性生活相关问题时感觉不适；以及希望保护儿童和青少年免受性和生殖等敏感问题所引起的焦虑[18]。需要指出的是，美国儿科学会建议应该给 7 岁以上的孩子提供讨论问题，甚至拒绝保存生育力的机会，即使保存生育力是父母的愿望。

巴西肿瘤生育学联盟中心成员的经验

巴西是一个拥有公共卫生系统的新兴经济体，能为所有癌症患者提供全面的保健，当然许多方面仍需要改进。目前，有 276 家医院有能力开展癌症治疗。所有州都至少有一家医院开设了肿瘤科，癌症患者可以在那里进行复杂的外科手术和治疗。

　　然而，在巴西进行生育力保存，治疗费用是一个重要的阻碍。在巴西公共卫生系统中，不育一般不被视为一种疾病。因此，患者必须为诱导排卵药物和治疗付费。很少有医疗中心免费提供辅助生殖技术。

　　即使在私人诊所，对于癌症患者生育力保存也仍在发展完善中。没有多少医生知道配子保存可以选择的方法，很少有人知道该程序应该在治疗开始前完成。在较发达地区医院和大学了解肿瘤生育学的概念，才会更多地讨论生育力保存的问题。

　　通过癌症和生育有关的会议，巴西越来越多地讨论了肿瘤生育学，并且也通过互联网广泛传播了相关信息。巴西肿瘤生育学联盟当前的 8 个中心成员在许多关于肿瘤生育学和生育力保存的讨论、参与和推广活动中做出了重要贡献。

　　位于巴西米纳斯吉拉斯州州府贝洛奥里藏特市的创造生殖医学诊所（Pró-Criar Medicina Reprodutiva）接收了越来越多的年轻男性和女性癌症患者来进行生育力保存的探讨。他们中的大多数会选择冷冻保存卵母细胞和精子，少数选择冷冻保存卵巢组织。该诊所将这项技术作为针对儿童和青少年的试验性治疗，经研究伦理委员会批准后，作为与米纳斯吉拉斯医学科学院合作的研究项目，不收取费用。寻求配子保存的患者数量的增加并未发生在儿童或青春期前和接近青春期的少年。该诊所已经见到接受过癌症治疗，包括化疗和放疗甚至骨髓移植治疗的患者，他们的父母没有机会在开始治疗前讨论选择生育力保存。罕有病例在癌症治疗前得到相关信息。仅一例围青春期的病例接受了卵巢组织取样冷冻。在其他一些病例中，患者通过肿瘤科医生来到了生殖诊所，但是儿童没有腹腔镜检查的医学情况。该中心的目的是在 24h 内给癌症患者提供咨询，如果是男性患者，可以为其保存精子。

　　位于巴西利亚联邦区的创世纪人类辅助生殖中心（Genesis-Centro de Assistência em Reprodução Humana），在 2010 年进行了用于肿瘤患者卵母细胞冷冻保存的前两个卵巢刺激周期。从那时起，2012 年至 2014 年有 8 个病例，2015 年截至 7 月有 7 个病例。在已经进行的 17 个周期中，一名乳腺癌患者出现了空卵泡综合征，因此没有卵母细胞冷冻。分析其他患者，每位女性平均冷冻保存了 11.6 个有丝分裂中期 Ⅱ 卵母细胞（未发表数据）。

　　位于巴西圣保罗州圣保罗市的亨廷顿生殖医学诊所（Huntington Medicina Reprodutiva）已经进行了 10 多年癌症患者的生育力保存研究，最初是冻存胚胎和精子。8 年前开始冷冻卵母细胞，目前他们正在把卵巢组织的冷冻推行为常规方法。他们认为在充分尊重有关的伦理和医学难题的前提下，可以为青春期前的女孩保存配子。2014 年，该中心尝试为 2 名诊断为双侧卵巢交界性肿瘤，年龄分别为 8 岁和 10 岁的女孩进行卵巢组织冷冻保存，但没有成功，在手术过程中发现肿瘤布满卵巢，无法保存组织。该诊所创建了一个快速而完整的诊疗系统，任何癌症患者都可以在 48 h 内得到医生接诊，并可以同时开始任何类型的诊疗。此外，整个团队都接受过帮助这类患者的培训。护士们接受特殊培训，担任部分患者引导员的角色，促进多学科保健，为患者提供更加人性化和全面的护理。

位于巴西南里奥格兰德州阿雷格里港市的生育生殖医学中心（Fertilitat Centro de Medicina Reprodutiva）常规为需要接受放疗或化疗的年轻男性患者在治疗开始前冻存精液标本。对女性患者，该中心提供成熟卵母细胞和卵巢组织冷冻保存。到目前为止，因为诊所没有开展，所以没给有男性或女性儿童冷冻保存配子样本。该诊所也没有儿童生育力保存的相关经验。冷冻卵母细胞的最年轻患者 19 岁，是 Turner 综合征患者，因而接受了该技术。最年轻的女性癌症患者 23 岁，为卵巢癌患者。冷冻精液样本男孩更小，14 岁，患有睾丸肿瘤。

位于巴西巴伊亚州萨尔瓦多市的塞纳费生殖医学中心（Cenafert-Centro de Medicina Reprodutiva）也没有为儿童癌症患者冻存配子的经验。他们专门针对成年人。最近的一个病例是一名淋巴瘤患者，尽管医生建议这对夫妇冷冻保存卵母细胞，她还是选择了冻存胚胎。她同时还使用了 GnRH 激动剂。化疗后，她保持良好的卵巢储备并自然怀孕。

位于巴西圣保罗州 Ribeirão Preto 市的圣保罗大学 Ribeirão Preto 医学院与公共卫生系统合作。Ribeirão Preto 医学院临床医院是患者不需要为生育治疗支付费用的医疗中心之一，不过患者必须支付药费。虽然这里可以为肿瘤患者、成人和儿童提供所有生育力保存方案，但并非每名患者都能负担得起这些费用。

在这项生育力保存计划开始时，儿童肿瘤医生更频繁地转诊儿童患者进行生育力保存咨询。Ribeirão Preto 医学院为幼儿和青少年提供了和成人相同的生育力保存计划。但是，肿瘤治疗后卵巢衰竭的一个更重要因素是年龄，而这些患者的年龄起到了保护性作用。因此，这些患者在化疗后更有可能维持其自然生育能力。此外，除了技术的试验性特征外，为冷冻保存组织进行卵巢活检对卵巢储备可能具有负面影响。因此，对儿童或青少年生育力保存进行个体化评估非常重要，所有这些关键信息都应该提交给利益相关人员，以指导他们的决定。

米纳斯吉拉斯州联邦大学辅助生殖实验室为成年人和已经能够射精的年轻人提供精液冷冻保存，无论年龄大小都可以收集标本（需经过本人知情同意，年龄在 18 岁以下需要法定监护人同意）。如果不能收集精液，可以从尿液（逆行射精时）或通过附睾穿刺和（或）睾丸活检获得精子。这项工作中，医院的泌尿科是他们的合作伙伴。他们正在努力将这种合作关系扩展到其他科室，如肿瘤科、血液科和儿科。该实验室还为女性提供胚胎和成熟卵母细胞的冷冻保存。

所有的中心都认为肿瘤学专家缺乏现有生育力保存技术的信息，即使有些信息仍被认为处于试验阶段，也需要肿瘤学专家了解。在患者家庭非常困难的时候讨论这个问题，对专业人员也是难题。巴西肿瘤生育学联盟中心的成员通过向各类专业医生、其他卫生专业人员，以及在会议和课程、电台采访、报纸和电视中演讲的非专业人士传播最新信息，共同努力改变这一现实，也包括最近在肿瘤生育学联盟的大力支持下以葡萄牙语出版的《生育力保存——生殖医学和肿瘤学的新领域》一书。

结论

青春期前儿童保存生育力尚未成为巴西临床的实践。全国青年人口对此的需求仍然很小。有时，患者家庭直接寻找到生育力保存服务，而没有经过医生转诊，这也表明了患者/家属对此问题的理解和认识。然而，这种知识并不普遍，经常是含糊的，有时通过非专业媒体获得的信息甚至有误导性。此外，由于疾病常代表死亡，许多病例根本没有考虑保存生育力。患者家庭关注的通常是治愈疾病。在患者做出保障生育力的决定之前，医生的角色应该是只要有可能，就在适当的时间与患者及其家人讨论这个问题。

尽管美国临床肿瘤学会提出了建议，但并非所有医生都会指导患者寻求生育力保存。如何解释这个事实？对这组患者生育力保存问题的敏感性不够？为什么不作为常规？或者仅仅是在应当保存生育力的时候不记得这种可能性？也或许是未成年人生育力保存更加复杂的伦理问题成为限制一些专业人士的因素。这些困难不仅有伦理和社会问题，也有技术问题，特别是难以对儿童实施侵入性和试验性操作。

应鼓励医生在整个诊断和治疗过程中努力提高患者的生活质量。在涉及此目的的诸多行动中，其一应该是，只要有可能，就对所有生育力面临风险的患者都采取可行的生育力保存方法[5,14,31]。

医学界和科学界都意识到并致力于研究这一问题的解决方案。迄今为止，文献报道了一些方法的结果，这些方法包括采用非性腺毒性治疗（改进部分治疗方案，例如不使用环磷酰胺和其他烷化剂的急性淋巴细胞白血病化疗）、性腺激素保护剂（仍处于试验阶段）、生殖细胞移植（未来可能是一种选择）、睾丸组织异种移植（各种策略尚未成功）、生殖细胞自体移植（在灵长类动物中的研究已获成功）、睾丸组织自体移植（发育不充分的患者，包括不育症高风险的癌症患者，似乎是一个很有前景的选择，特别是对于非癌症患者）、生殖细胞和卵泡的体外成熟（未来可能是一种选择，目前已显示出理想的结果）、胚胎干细胞的体外分化（已经证明精子发生可以在体外进行，且可以成为未来的选择，尤其是对于患有 Klinefelter 综合征和支持细胞综合征的患者），以及未成熟睾丸三维培养体系（在小鼠成功分化到精细胞阶段）。简而言之，迄今为止，最有希望能对青春期前的男孩实施的保存生育力的方法似乎是通过睾丸活检获得的睾丸组织的冷冻保存（"睾丸组织库"），而女孩可以采用的方法是卵巢组织冷冻保存。然而，这些方法仍处于试验阶段，因为冷冻保存的睾丸组织移植技术尚未在人类中建立，卵巢的移植技术也尚在试验阶段。两者都需要在临床常规中进行更多的研究。与这些病例相关的一个伦理问题是：可以给未成年人提供具有潜在利益和潜在风险的试验性技术吗？这和其他许多问题都尚未得到解答。什么是进行睾丸和卵巢活检的临床适应证和理想时间？监测恶性细胞污染的最佳策略是什么？什么是体外分化男性和女性生殖细胞的最佳冷冻保存方案？人体精子发生和体外卵泡发生的最佳策略和培养条件是什么[5,8,16,22,34]？

只有当肿瘤学医生的知识使他们能够恰当地识别处于风险的患者并且有适当的资源来支持他们的患者做出生育力保存决定时，医生才会向患者提供保存生育力的选择。

接受性腺毒症治疗的儿科癌症患者最理想的照护应包括，进入现有的临床试验，这些试验可以继续提高治疗对男性和女性患者生育力影响的认识。患者及其家庭在诊断时就需要了解治疗对生育能力潜在影响的有关信息，还要在有需求时转诊给适当的专家进行生育力保存。对潜在的生育力保存干预措施（如卵巢冷冻保存）不仅需要扩大，而且对筛查危险患者的肿瘤学服务提供者的充分教育和支持将是重中之重。对于在治疗前没有接受过保存生育力操作的患者，需要仔细监测其生殖功能，目前的技术仍能使许多患者养育自己的生物学后代。

目前，似乎存在的问题多于答案。但我们相信，在不久的将来，将实施有效和安全的策略，使面临生育力减弱风险的儿童受益。这也必将是我国（巴西）的公共卫生服务目标之一。

参考文献

1. American Academy of Pediatrics, Committee on Bioethics. Informed consent, parental permission, and assent in pediatric practice. Pediatrics. 1995;95:314–17.
2. Amorim CA, Van Langendonckt A, David A, Dolmans MM, Donnez J. Survival of human pre-antral follicles after cryopreservation of ovarian tissue, follicular isolation and in vitro culture in a calcium alginate matrix. Hum Reprod. 2009;24:92–9.
3. Brasil. Instituto Nacional de Câncer. Coordenação de Prevenção e Vigilância de Câncer. Câncer da criança e adolescente no Brasil: dados dos registros de base populacional e de mortalidade. / Instituto Nacional de Câncer. Rio de Janeiro: INCA; 2008.
4. Brasil. Ministério da Saúde. Instituto Nacional de Câncer José de Alencar Gomes da Silva (INCA) [Internet]. Estimativa 2014: incidência de câncer no Brasil. Rio de Janeiro: INCA; 2014. http://www2.inca.gov.br/wps/wcm/connect/inca/portal/home. Acesso em 30 de abril de 2015.
5. Camargos AF, et al. Anticoncepção, endocrinologia e infertilidade: soluções para as questões da ciclicidade feminina. Belo Horizonte: Coopmed; 2011. p. 941–7.
6. Campos JR, Rosa-e-Silva JC, Carvalho BR, Vireque AA, Silva-de-Sá MF, Rosa-e-Silva AC. Cryopreservation time does not decrease follicular viability in ovarian tissue frozen for fertility preservation. Clinics (Sao Paulo). 2011;66:2093–7.
7. Carvalho BR, Rodrigues JK, Campos JR, Silva AA, Marinho RM, Rosa e Silva ACJS. Strategies to preserve the reproductive future of women after cancer. JBRA Assist Reprod. 2014;18(1):16–23.
8. Di Pietro ML, Teleman AA. Cryopreservation of testicular tissue in pediatrics: practical and ethical issues. J Matern Fetal Neonatal Med. 2013;26(15):1524–7.
9. Donnez J, Dalmans MM, Demylle D, Jadoul P, Pirard C, Squifflet J, Martinez-Madrid B, Van Langendonckt A. Livebirth after orthotopic transplantation of cryopreserved ovarian tissue. Lancet. 2004;364:1405–10.
10. Donnez J, Dolmans MM, Pellicer A, Diaz-Garcia C, Sanchez Serrano M, Schmidt KT, Ernst E, Luyckx V, Andersen CY. Restoration of ovarian activity and pregnancy after transplantation of cryopreserved ovarian tissue: a review of 60 cases of reimplantation. Fertil Steril. 2013;99(6):1503–13.
11. Donnez J, Dolmans MM. Ovarian cortex transplantation: 60 reported live births brings the success and worldwide expansion of the technique towards routine clinical practice. J Assist Reprod Genet. 2015;32(8):1167–70.
12. Ferlay J, Shin H, Bray F, Forman D, Mathers C, Parkin DM. Estimates of worldwide burden of cancer in 2008: GLOBOCAN 2008. Int J Cancer. 2010;127:2893–917.
13. Ferlay J, Steliarova-Foucher E, Lortet-Tieulent J, Rosso S, Coebergh JWW, Comber H, Forman D, Bray F. Cancer incidence and mortality patterns in Europe: estimates for 40 countries in 2012. Eur J Cancer. 2013;49:1374–403.
14. Fernbach A, Lockart B, Armus CL, Bashore LM, Levine J, Kroon L, Sylvain G, Rodgers C. Evidence-based recommendations for fertility preservation options for inclusion in treatment protocols for pediatric and adolescent patients diagnosed with cancer. J Pediatr Oncol Nurs. 2014;31(4):211–22.

15. García A, Herrero MB, Holzer H, Tulandi T, Chan P. Assisted reproductive outcomes of male cancer survivors. J Cancer Surviv. 2015;9:208–14.

16. Goossens E, Tournaye H. Male fertility preservation, where are we in 2014? Ann Endocrinol. 2014;75:115–7.

17. Goodwin T, Oosterhuis BE, Kiernan M, et al. Attitudes and practices of pediatric oncology providers regarding fertility issues. Pediatr Blood Cancer. 2007;48:80–5. In: Woodruff TK, Snyder KA. Oncofertility: fertility preservation for cancer survivors. Springer; 2007.

18. Gracia CR, Gracia JJE, Chen S. Ethical dilemmas in oncofertility: an exploration of three clinical scenarios. Cancer Treat Res. 2010;156:195–208.

19. Hamilton BE, Martin JA, Osterman MJK, Curtin SC. Births: preliminary data for 2013. Natl Vital Stat Rep. 2014;63(2). http://www.cdc.gov/nchs/data/nvsr/nvsr63/nvsr63_02.pdf.

20. Henderson TO, Friedman DL, Meadows AT. Childhood cancer survivors: transition to adult-focused risk-based care. Pediatrics. 2010;126:129–36.

21. Howlader N, Noone AM, Krapcho M, Garshell J, Miller D, Altekruse SF, Kosary CL, Yu M, Ruhl J, Tatalovich Z, Mariotto A, Lewis DR, Chen HS, Feuer EJ, Cronin KA, editors. SEER Cancer Statistics Review, 1975–2012, National Cancer Institute. Bethesda. http://seer.cancer.gov/csr/1975_2012/. Acesso em 15 de setembro de 2015.

22. Jahnukainen K, Stukenborg J-B. Present and future prospects of male fertility preservation for children and adolescents. J Clin Endocrinol Metab. 2012;97(12):4341–51.

23. Loren AW, Mangu PB, Beck LN, Brennan L, Magdalinski AJ, Partridge AH, et al. Fertility Preservation for Patients With Cancer: American Society of Clinical Oncology Clinical Practice Guideline Update. J Clin Oncol. 2013;31(19):2500–10.

24. MS/SVS/DASIS/SINASC – Sistema de Informações sobre Nascidos Vivos. Disponível em: http://tabnet.datasus.gov.br/cgi/deftohtm.exe?sinasc/cnv/nvuf.def. Acesso em 15 de setembro de 2015.

25. Oehninger S. Strategies for fertility preservation in female and male cancer survivors. J Soc Gynecol Investig. 2005;12:222–31.

26. Patrizio P, Caplan AL. Ethical issues surrounding fertility preservation in cancer patients. Clin Obstet Gynecol. 2010;53:717–26.

27. Poirot CJ, Vacher-Lavenu MC, Helardot P, Guibert J, Brugières L, Jouannet P. Human ovarian tissue cryopreservation: indications and feasibility. Hum Reprod. 2002;17:1447–52.

28. Rosa e Silva ACJS, Carvalho BR, Rosa e Silva JC, Sá MFS. Ovarian function preservation after cancer. In: Moorland MT, editor. Cancer in female adolescents. 1st ed. New York: Nova Science Publishers; 2008. p. 139–53.

29. Rosendahl M, Greve T, Andersen CY. The safety of transplanting cryopreserved ovarian tissue in cancer patients: a review of the literature. J Assist Reprod Genet. 2013 Jan;30(1):11–24.

30. Rodrigues JK, Navarro PA, Zelinski MB, Stouffer RL, Xu J. Direct actions of androgens on the survival, growth and secretion of steroids and anti-Müllerian hormone by individual macaque follicles during three-dimensional culture. Hum Reprod. 2015;30(3):664–74.

31. Saias-Magnan J, et al. Préservation de la fertilité masculine. Oncologie. 2013;15:225–30.

32. Shah DK, Goldman E, Fisseha S. Medical, ethical, and legal considerations in fertility preservation. Int J Gynecol Obstet. 2011;115:11–5.

33. Shaw JM, Bowles J, Koopman P, Wood EC, Trounson AO. Fresh and cryopreserved ovarian tissue samples from donors with lymphoma transmit the cancer to graft recipients. Hum Reprod. 1996;11:1668–73.

34. Shirazi MS, Heidari B, Shirazi A, Zarnani AH, Jeddi-Tehrani M, Rahmati-Ahmadabadi M, Naderi MM, Behzadi B, Farab M, Sarvari A, Borjian-Boroujeni S, Akhondi MM. Morphologic and proliferative characteristics of goat type a spermatogonia in the presence of different sets of growth factors. J Assist Reprod Genet. 2014;31:1519–31.

35. Siegel R, Naishadham D, Jemal A. Cancer statistics, 2013. CA Cancer J Clin. 2013;63(1):11–30.

36. Sonmezer M, Shamonki M, Oktay K. Ovarian tissue cryopreservation: benefits and risks. Cell Tissue Res. 2005;322:125–32.

37. Woodruff TK. Oncofertility: a grand collaboration between reproductive medicine and oncology. Reproduction. 2015;150(3):S1–10.
38. Xu J, Lawson MS, Yeoman RR, Pau KY, Barrett SL, Zelinski MB, Stouffer RL. Secondary follicle growth and oocyte maturation during encapsulated three-dimensional culture in rhesus monkeys: effects of gonadotrophins, oxygen and fetuin. Hum Reprod. 2011;26:1061–72.
39. Xu M, Barrett SL, West-Farrell E, Kondapalli LA, Kiesewetter SE, Shea LD, Woodruff TK. In vitro grown human ovarian follicles from cancer patients support oocyte growth. Hum Reprod. 2009;24:2531–40.
40. Xu M, Kreeger PK, Shea LD, Woodruff TK. Tissue-engineered follicles produce live, fertile offspring. Tissue Eng. 2006;12:2739–46.
41. Xu M, West-Farrell ER, Stouffer RL, Shea LD, Woodruff TK, Zelinski MB. Encapsulated three-dimensional culture supports development of nonhuman primate secondary follicles. Biol Reprod. 2009;81:587–94.

索　引

彩　图

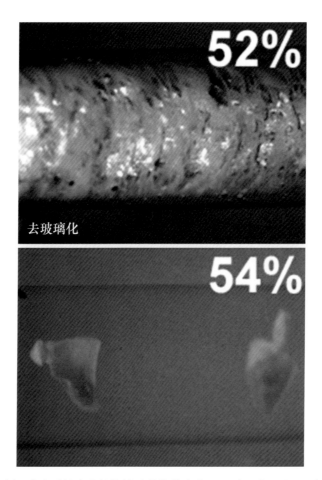

图 6.2　上图：当渗透性冷冻保护剂不是最佳浓度（52%）时，可以观察到装在一个热封闭的高安全性塑料载杆内的恒河猴卵巢组织发生去玻璃化。下图：当渗透性冷冻保护剂浓度（54%）达到最佳时，在封闭系统内的恒河猴卵巢组织降温和升温都成功玻璃化（详见 Ting 等[38]）

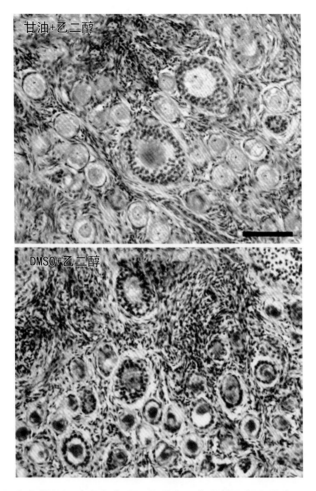

图 6.4 恒河猴卵巢组织玻璃化冻融后的形态（苏木精和伊红染色）。上图：使用 27％乙二醇（3.2 mol/L）和 27％甘油（4.7 mol/L）玻璃化冷冻的卵巢组织。下图：使用 25.5％乙二醇（3 mol/L）和 25.5％DMSO（4.5 mol/L）玻璃化冷冻的卵巢组织。使用 DMSO 玻璃化的卵巢组织中异常的原始卵泡和初级卵泡的比例以及次级卵泡中异常卵母细胞的比例更高。冷冻损伤包括卵母细胞的萎缩和空泡化，以及卵泡和基质之间出现异常空隙。无论是否使用 DMSO 进行玻璃化冷冻，卵巢组织中次级卵泡内的颗粒细胞形态，以及基质的完整性相似（Adapted from Ting et al.[38]）

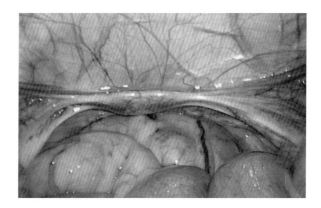

图 16.2　腹腔镜下 7 岁女孩的卵巢和子宫

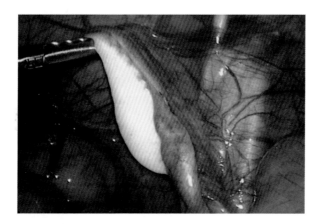

图 16.4　女童卵巢韧带长，卵巢系膜狭窄

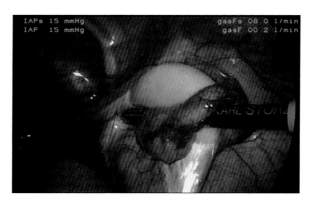

图 16.7　2 岁女孩的卵巢系膜和小卵巢的术中照片。红色箭头表示卵巢系膜的切口平面。这个卵巢尺寸为 2 cm

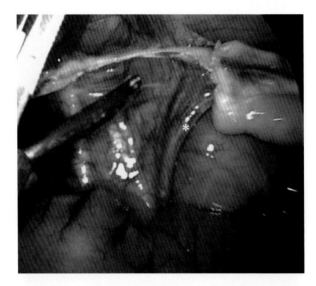

图 16.8 卵巢动脉（星号标出）是最后分离的结构

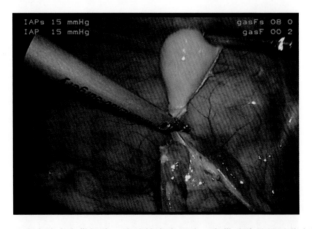

图 16.9 2 岁女孩小卵巢切除，腹腔镜术中照片。卵巢动脉是最后分离的结构